流行病学
常识与解读

主 编 徐望红

编 者（按姓氏笔画排序）

王 娜　王 蕾　王梦妍　叶尔扎提·叶尔江

付炯兴　刘 星　杨一晖　肖千一

吴维妙　张志杰　张铁军　陆一涵

姚伟元　徐望红　黄国宝　蒋惠如

裴剑锋　谭松松

复旦大学出版社

内容简介

　　《流行病学常识与解读》是流行病学领域的通识教育教材。全书共17 章,分别从流行病学的定义、率、比、抽样、对照、暴露、偏倚、混杂、生态学谬误、伦理学等基本概念出发,配以浅显易懂、生动有趣的案例,对流行病学的基本概念、研究设计、因果推导、结果解读和调查报告的撰写等进行了深入浅出的系统讲解。

　　该教材不仅适用于高等院校通识教育课程的教学,而且还可作为流行病学入门书籍,供所有感兴趣的专业或非专业人士阅读和参考。

前　言

　　正值新型冠状病毒肺炎阻击战最酣之际,深感掌握流行病学常识对提高国民健康水平及健康素养的重要性。1个月前,全国人民怎么也不会料想到2020年的春节会过得如此沉闷却又如此精彩。一方面,为响应政府抗击新型冠状病毒肺炎的号召,全国人民"宅"在家中自娱自乐,没有了往年觥筹交错、车水马龙的热闹;另一方面,新型冠状病毒肺炎的暴发,如同一面镜子映照出各色众生,为全国人民实况演播了一部活色生香、精彩绝伦的网络连续剧。通过各色媒体,我们既见证了医护人员坚守岗位连续奋战甚至牺牲生命,防疫卫士们进行流行病学调查追溯病毒传播链的细致缜密,囊中羞涩的农民和拾荒者倾其所有捐钱、捐物,以及广大民众响应号召坚持"闭关"期间奇葩的自娱自乐;也看到了在其位不谋其政渎职"甩锅"的个别公职人员、哄抬物价大发国难财的不法商家、唯恐天下不乱的谣言制造和传播者、隐瞒旅行史甚至故意将病毒传播给他人的"毒人"。这部由新型冠状病毒导演、全国人民上演的在播连续剧,其根源除了部分政府官员对疫情的轻慢,还有普通民众对传染病流行病学知识的匮乏。

　　流行病学一词来源于希腊词"epidemiology",意思是关于人群的研究(epi＝upon,demos＝people,ology＝study)。流行病学的原意是公共事件学,研究人群中某公共事件的分布及其影响因素,探索和确定公共事件发生的原因,并研究防制策略和措施。流行病学在医学领域首先得到应用,通过探索人群疾病模式的不同和相似,掌握影响疾病变化的因素,从而促进人群和个体健康,因而称之为流行病学。具体来说,流行病学是研究人群中疾病或健康状况的分布及其影响因素,探索并确定病因,研究并评估防制策略和措施的一门科学。以此次发生于2019年12月的新型冠状病毒肺炎为例,即使有2003年SARS暴发的前车之鉴,且人际传播证据充分,但湖北省直至1月24日才启动重大突发公共卫生事件一级响应;且因正值春运,政府的迟缓应对错失了控制疾病的良机,致使新型冠状病毒随返乡人员扩散至全国各地。要正确评估此次防控策略和措施是否及时、准确、到位,需懂得潜伏期、病原体传染力、致病力和侵袭力等的公共卫生意义,明白消灭传染源、切断传播途径、保护易感人群这一古老而又最行之有效的传染病防控策略;要探究疫情严重程度及发展趋势,需了解暴发、流行、大流行、传染率、罹患率、病死率、新增病例等流行病学基本概念。此外,在此次抗击新型冠状病毒肺炎过程中,各类媒体和自媒体发布了成千上万的相关消息,让人真假难辨。最典型的例子莫过于一则"中成药双黄连口服液可抑制新型冠状病毒"的报道,让民众旁观了一出"双黄连口服液争抢战"闹剧。只要略具流行病学随机干预试验的概念,人们就不会一次又一次地上交"智商税"。

可见,了解流行病学知识有助于提高国民健康水平,培养国民的思辨能力和素质。然而,流行病学作为一门基础学科和系统的方法学,其艰涩的专业性使非医学背景人士望而却步。为此,我们特编写本教材,用于高等院校尚无任何专业知识背景的低年级本科生的通识教育。在撰写各个理论和知识点时,我们秉承了"化繁为简"的原则,在不影响科学性的前提下尽量"去专业化",采用简洁易懂的语言,配以浅显生动的案例,对流行病学的基本理论和概念进行了深入浅出的解读,目的是促进学生理解和应用流行病学的基本概念和原理,帮助其建立"人群"观念,培养批判性的思维方式。

本书编者均为复旦大学公共卫生学院流行病学专业的教师和研究生。本书的编写还得到刘春楠、常皓、贺定贤和陈佳欣同学的大力支持,第十七章调查报告案例就是在 4 位同学共同提交的报告基础上修改而成,在此表示感谢!我们还特别感谢复旦大学出版社编辑对本书提出的有益改进建议,使本书增色不少。

因时间和水平有限,本书中错误在所难免,敬请读者谅解并提出宝贵意见。本书也将在使用过程中不断完善和修订。

徐望红

2020 年 2 月 7 日

Contents

目　录

第一章

什么是流行病学

第一节 流行病学的定义

提到流行病,多数人的第一反应是传染病,认为流行病学就是研究传染病的学科。然而,虽然传染病学与流行病学都可对传染病进行研究,却是两门独立的学科。以流行性感冒(简称流感)为例,传染病学作为一门临床学科,主要研究流感在人体发生、发展、转归的原因与规律,探索正确的诊断方法和治疗措施,涉及流感病毒的病原学、发病机制与病理、临床表现、诊断和治疗等;而流行病学则是一门基础应用学科,主要研究流感在人群中的流行特征、过程、影响因素及预防策略和措施,获得诸如"流感发病有明显的季节性,北方冬季高发,南方冬夏两季高发;常呈流行或大流行,沿交通线蔓延;传播迅速,短时间内突然出现大量病人,2~3周达高峰;主要发生于学校、单位、工厂及公共娱乐场所等人群聚集地;后期呼吸道并发症增多,儿童及老年人常并发肺炎,病死率高;一次流行6~8周,流行后人群重新获得一定的免疫力"等信息。可见,流行病学是一门描述和解释人群疾病模式,探讨和评估预防与控制措施的科学。

流行病学一词来源于希腊词"epidemiology",意思是关于人群的研究(epi=upon;demos=people;ology=study)。流行病学的原意是公共事件学,研究人群中某公共事件的分布及其影响因素,探索和确定公共事件发生的原因,并研究防制策略和措施的科学。因其首先在医学领域得到应用而以"病"命名之。具体来说,流行病学是研究人群中某疾病或健康状况的分布及其影响因素,探索和确定病因,并研究防制策略和措施的科学。流行病学是人类长期与疾病斗争过程中形成的一门学科,在传染病流行肆虐时期主要为控制传染病服务。随着慢性病的流行,流行病学也用于慢性病研究。到20世纪末,人们不仅关心疾病,而且还关注健康状况,流行病学在医学中的应用也更为广泛。

第二节 流行病学的理论基础

流行病学之所以能发展成一门学科,有坚实的理论基础,主要包括分布论、病因论、健康-疾病连续带理论、预防控制理论和数理模型理论。

一、分布论

事件的发生在人群中并非随机分布。这种现象在日常生活中随处可见。例如,高考录取率在全国各个高级中学相差很大,每年高考结束后都会有人制作高考录取率排行榜。若干年来,华中师范大学第一附属中学、河北衡水中学、北京人大附中、上海中学、湖北黄冈中学等名校的高考录取率总是遥遥领先于其他学校。梁启超是中国近代著名思想家、政治家、文学家、史学家、教育家。他的孩子个个成才:长子梁思成是众所周知的建筑学家,次子梁思永是考古学家,梁思礼则是火箭控制系统专家,9 个子女中有 3 位是中国科学院院士。肯尼迪家族堪称美国历史上最显赫、最古老、最有影响的政治家族。除了无与伦比的声望和地位,这个家族身上还笼罩着一个世界性的谜团:肯尼迪诅咒。媒体用这样的描述评述肯尼迪家族的悲惨史:"肯尼迪家族的故事就是一长串讣告……生为肯尼迪家族的一员,就不要指望躺在床上平静地死去。"1941~1999 年期间有 10 位"肯尼迪"死于非命。

疾病或健康状况在人群中的分布也不是随机的。流行病学从研究事件在人群中的分布入手,了解和描述事件在时间、地区和人群中的分布状况,即所谓的三间分布,回答"事件在什么时间发生?""在什么地区发生?""在哪些人群中发生?""发生率是多少?"等问题。对疾病或健康状况三间分布的描述包括人群分布的描述,如性别、年龄、民族、职业分布等;时间分布的描述,如季节性、各年份分布等;地区分布的描述,如沿海与内陆、山区与平原、农村与城市分布等。分布论是流行病学最基本的理论。

二、病因论

某个事件在不同人群、地区及时间之间之所以如此分布,肯定有其原因。高考录取率高的高级中学一般具备生源好、教学质量高、学习氛围浓等特点。梁启超的子女个个成才,创造了"一门三院士,九子皆才俊"的佳话,主要得益于他的家庭教育。据研究,梁启超不但具有以人为本和中西合璧为核心的家庭教育思想,而且实施了以关爱、引导和尊重为主要特征的家庭教育实践,对现代家庭教育具有极大的启迪性。肯尼迪家族所遭遇的"诅咒",最大的可能原因是整个家族追求冒险、争强好胜的性格,也可能与该家族具有某种冒险基因遗传有关。

所有能引起某个事件发生概率增高的因素都可以称为该事件的原因或影响因素。对疾病而言,能引起其发生概率增高的因素称之为该病的病因或危险因素。人体疾病的发生发展是由多种原因造成的,按病因的自然社会属性大致可以分为自然因素(生物、物理、化学因素,如空气、水、土壤等)、社会因素(如交通运输、人员流动、医疗卫生条件、医疗制度等)、饮食行为因素(吸烟、饮酒、高脂饮食等)和机体因素(机体易感状态、营养状况、心理因素等)。探讨疾病的病因时,可从以上几个方面着手。

三、健康-疾病连续带理论

机体由健康到疾病是一个连续的过程。这个过程受许多因素的影响,有一系列相互联系、相互依赖的疾病或健康标志发生。对个体而言,无论从主观感受还是客观测量指标来看,健康和疾病都并非黑白分明,非此即彼,而是呈现一个连续的过程。例如,从病毒感染到死亡,其间要经历急性感染期、无症状期和有症状期;对群体来说,疾病或健康分布的变化也是一个连续的过程,如传染病在人群中从开始流行到流行高峰,再至低流行或散发,甚至停止流行,表现出疾病或健康状况分布的连续性(图1-1)。

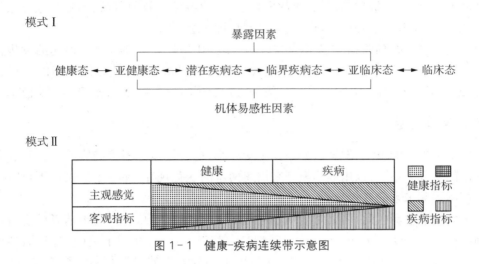

图 1-1 健康-疾病连续带示意图

基于健康-疾病连续带理论,流行病学揭示了疾病的"冰山现象",即在人群中,能发现的典型病人仅占某疾病或健康问题所有形式的很少一部分,犹如海水中的冰山,大部分淹没在水面以下(图1-2)。只关注"冰山"部分,对防治疾病和促进健康是不全面的,有时甚至是危险的。一些传染病的隐性感染者和病原携带者对传染病的传播和流行具有无法估量的作用。以脊髓灰质炎为例,隐性感染者占所有感染者的99%,是脊髓灰质炎的主要传染源。

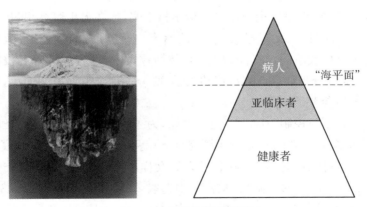

图 1-2 疾病的"冰山现象"

四、预防控制理论

根据事件发生、发展的变化规律,可以采取三级预防理论进行预防,防止事件的发生(一级预防)、早发现、早处理事故(二级预防)、减轻事件发生的后果(三级预防)。例如,为了对中小学学生体育伤害事故进行预防和控制,可采取三级预防控制策略。事故尚未发生前,对体育伤害事故危险因素进行识别与控制,消除可能的危险因素,防止学生出现伤害事故,此为一级预防;伤害事故发生早期,采取早发现、早诊断、早处理的"三早"措施,加强学生体育活动中的医学观察,尤其加强身体表现异常者的补充医学检查,防止体育伤害进一步发展和恶化,此为二级预防;伤害事故发生后,采取各种有效的急救、治疗和康复措施,预防病情恶化,防止并发症和伤残,促进损伤康复,即三级预防。

对疾病采取三级预防措施已成为共识。一级预防即病因预防,防止疾病的发生;二级预防是指针对慢性非传染病的三早(早发现、早诊断、早治疗)和针对传染病的五早(早发现、早诊断、早报告、早隔离、早治疗);三级预防指合理治疗疾病,防止伤残、延长生命。

五、数理模型

人群中某事件的发生、发展及分布变化受环境、社会等多种因素的影响,它们之间可能具有一定的函数关系,可以用数学模型来描述两者的变化规律,在一定的条件下,还可以通过数学模型预测未来的变化趋势。

美国大学录取新生时,需要对申请者进行多方面的评估,从众多的申请者中进行挑选。搜狐网(https://www.sohu.com/a/217643618_479577)全文介绍了美国《普林斯顿评论》公布的美国大学"录取指数"计算方法,并列出了部分大学的录取指数。标准录取公式如下:学生"录取指数"=就读高中(0~4分)+课程难度(0~21分)+年级排名(0~3分)+平均成绩(0~16分)+SAT成绩(6~25分)+国家荣誉学者决赛者(0~3分)+文书(-3~5分)+推荐信(-2~4分)+课外活动(-5~30分)+种族多元化(-3~5分)+体育活动(8~40分)+超级录取(40分)+红包项目[父母(3~8分)+家住远处(3分)+教练征召(5~10分)+极其特殊(3~5分)]。各因素的评分标准有明确规定,以SAT成绩为例,录取指数的评分方法是将SAT成绩除以63,如1200分可折算为1200/63=19分,1450分折算为1450/63=23分;超级录取指获得过英特尔科学奖,或在大出版社出过书,或是著名影片或者电视系列片的演员,或父母是大名人、政治家、备受尊敬的教育家、学校的巨额捐款人。不同大学的录取指数不同,如哈佛大学、普林斯顿大学、耶鲁大学等名校的录取指数达99分,加州大学伯克利分校要求91分,纽约大学89分。这个模型虽然简单,但可为学生申请学校时提供一定的参考。

预测模型在疾病预防控制中应用广泛。例如,为了科学评估特定年龄女性发生乳腺癌的概率,为临床咨询提供有效的协助,美国学者Gail等1989年提出了Gail模型。该模型基于乳腺癌监测示范项目收集的284 780名白人妇女样本,对其流行病学调查资料进行统计分析,得到相应的风险评价结果;随后,从样本中选取2 852例乳腺癌病人和3 146例健康对照,采用非条件logistic回归分析方法,针对选定的几个危险因素计算乳腺癌的危险度。模型最终纳入了年龄、种族、初潮年龄、初产年龄、个人乳腺疾病史、乳腺癌家族史和乳腺活检次数共7个风险评估因子。Gail模型广泛应用于临床,可评估个体5年内甚至终身的乳腺癌发病风险。如果受试者5年内发病风险≥1.67%,则被认为是高危个体。任何人都可登录网站https://bcrisktool.cancer.gov进行在线评估,但评估结果的准确性有种族差异。

第三节 流行病学的基本原则

一、群体原则

流行病学的研究对象不是细胞、动物或人类个体,而是由人组成的人群。流行病学最基本的任务是描述人群中事件(疾病或健康状况)的三间分布,即哪种类型的人群(不同性别、年龄、社会阶层、职业等)发生事件的风险高? 事件的发生如何随时间而变化? 不同国家和地区有何差别? 这种描述是流行病学研究的起点。离开了群体及群体间的比较,就无法从分布及分布的差异中找到或推断出有价值的病因学线索。

流行病学的另一个研究内容是探讨为什么一些人发生某事件的风险比其他人高。为了寻求这一基本问题的答案,需要检验某个因素与事件发生的关系。可比较发生与未发生该事件的人群过去某个因素暴露比例的不同;也可比较暴露与未暴露于某个因素的人群间将来某事件发生频率的差别,从而对病因学假设进行检验。无论采用何种方法,都是在人群研究的基础上所进行的比较。

实验流行病学还通过设计科学的干预试验,在干预人群中人为地去除某事件危险因素的暴露,以具有可比性的对照人群为参比,评估干预效果,不但可验证病因,还有助于形成有效的防控策略和措施。很显然,干预试验也需要在一定数量的人群中开展。

二、现场原则

深入现场,开展缜密调查是了解事实真相的唯一途径。庞蒂亚克轿车与香草冰激凌的故事生动地揭示了现场调查的重要性。

美国通用汽车公司客户服务部收到一封信,信中说:"这是我为同一件事第二次写信,我不责怪你们没有回信给我,因为我信中的投诉可能会让人认为我疯了,但这的确是事实。我家有个习惯,每天晚餐后以冰激凌当甜点。冰激凌的口味很多,所以每天饭后全家人投票决定吃哪一种口味,然后由我开车去买。最近我购置了一部新的庞蒂亚克轿车,从此,我每次去买冰激凌就会发生一件怪事。每当我买香草口味,车就启动不了;而买其他任何口味的冰激凌,车都会很顺利地发动。我不是没事找事,也不是开玩笑,这件事是真的。我想请教:庞蒂亚克轿车里有什么东西造成我买香草味冰激凌时它就罢工? 难道庞蒂亚克轿车对香草冰激凌'过敏'?"

客服部总经理对这封信心存怀疑,但还是派了一位工程师前去查看究竟。工程师很惊讶地发现写信人是一位受过高等教育的成功人士。他晚饭后陪同车主人买冰激凌,那天晚上买的是香草口味,车果然发动不起来。之后这位工程师又陪同了3个晚上,第一晚买的是巧克力冰激凌,车子顺利发动;第二晚买的是草莓冰激凌,车子也没事;第三晚又买香草冰激凌了,车又发动不了。工程师是个理性的人,不相信轿车会对香草味"过敏",他决定每晚都跟车观察,直到解决问题。他开始记录所有观察过程:时间、汽油型号、来回所需时间等。几天后,他发现了一个规律,买香草冰激凌所花的时间比买其他口味的要短。这是因为香草冰激凌是所有口味中最畅销的,店家为了让顾客每次都能快速取拿,将香草口味特别放置在店的前端,其他口味则放置在后端。现在,问题就变成了"为什么停车时间短车就难发动?"工程师很快就有了答案:雾化装置需要足够时间冷却才能重新发动,是"蒸气锁"引起的。问题就这样解决了,由此可见现场调查的重要性。

在疾病预防控制上,现场调查通常会发挥至关重要的作用。在启东的肝癌防控实践中,现场调查不但明确了启东是肝癌的高发区,而且找到了该地区肝癌高发的主要原因。20世纪70年代,受医疗条件所限,启东大多数癌症病人往上海转诊。上海第一医学院附属中山医院发现来自启东的肝癌病人特别多,就提请了上海卫生当局的注意。1973年,上海科研小分队兵分四路奔赴启东,与启东卫生局工作人员共同下乡,分别以肝癌诊断组、流行病学调查组、病例诊断组和治疗组开展工作,初步发现启东肝癌发病确实多见。1973年3～4月间对南通地区6个县661万人口进行了癌情调查,发现1968～1972年间南通地区肝癌死亡率呈南高北低分布,而食管癌死亡率则为南低北高。HBsAg阳性及饮食上的差别无法解释这种地区差异。为此,苏德隆教授深入现场调研,走出一条"苏德隆小道",提出了"H_2O+Xi"假说,认为居民饮用的沟塘水中藻类毒素污染可能是导致肝癌高发的原因之一。对沟塘水进行浓缩后找到微囊藻毒素,并发现这种毒素可致肝损害且有致癌效应。据此,启东采用"管水、改粮、防肝炎"的肝癌预防七字方针,取得了良好的防控效果。

现场调查对传染病防控尤其重要。2020年上海市黄浦区曾报告2例新型冠状病毒感染病例,病人自述均未有接触史,也无湖北等重点地区旅游居住史。经过细致的流行病学调查,发现黄浦区2例病例中有1人曾与宝山区3名确诊病例聚餐;继续排摸发现,宝山区3例病例去过安徽蚌埠参加婚礼,其中2人曾多次到蚌埠某健身房健身。2月5日,蚌埠当地在这一健身房发现了5例病例,并启动了全面的流行病学调查。可见,没有这种深入细致的现场调查,就不可能追溯到感染的源头,也难以找到密切接触者。

三、对比原则

如前所述,流行病学研究,无论是三间分布的描述还是病因假设的检验和验证,均需基于人群内或人群间的比较,有时还需根据一定的要求设置对照组。可以说,没有比较就无法提供病因学线索、无法检验和验证病因。例如,我们想知道服用大剂量维生素C能否治好感冒,最简单的方法就是感冒后服用大剂量维生素C,看感冒是否会好。但是,感冒是一种自限性疾病,即使不用药,一般1周左右也会恢复。因此,如果不设置对照组,很难判断大剂量维生素C对感冒是否有疗效。如果设置了对照组,将100名感冒病人随机分为2组,一组不用药,一组服用大剂量维生素C,看哪一组恢复得快,从而判断疗效。

四、代表性原则

流行病学研究中,由于人力、物力及时间方面的限制,通常不能对所有目标人群进行研究,只能选取其中一部分对象作为样本,对样本人群进行调查或实验,以样本结果推断总体参数。实现这一推断的前提条件是所选取的样本能代表目标人群。例如,调查上海市大学本科新生入学时的超重肥胖率,一个方法是测量上海市各高校当年所有新入学本科生的身高和体重,转换成体质指数(body mass index, BMI),计算BMI $\geqslant 24 \text{ kg/m}^2$学生所占的比例,获得新生总体的超重肥胖率。上海市每年入学本科新生数量达5万之多,可以想象工作量之大。另一个方法就是采用合适的随机抽样技术,抽取一定数量有代表性的样本,例如500人,只需测量这500人的身高和体重,获得超重肥胖率信息,推断新生的总体情况。这种随机抽样调查方法不但可节省大量的人力、物力,快速得到结果,而且可以估计抽样误差的大小。获得一个有代表性的样本,需采用随机抽样方法从目标人群中选取研究对象,使目标人群中每个个体有同等被抽中的概率。

第四节　流行病学经典案例

　　1854年秋,英国伦敦某些地区暴发霍乱,其中苏荷区最严重,仅3天就有127人死亡,10天内死亡500余人。当时人们普遍认为霍乱是由夜间从土壤升起的污浊空气所致,即盛行一时的"瘴气学说"。John Snow是英国著名的内科医师,早在5年前就发表论文否认"瘴气学说",认为霍乱是由于人们接触了病人的排泄物或被排泄物污染过的水所致,但却一直没有强有力的证据来证明自己的结论,因此他对伦敦此次的霍乱暴发进行了详细的调查。

　　Snow怀疑疫情的发生可能与宽街水井被污染有关,那里的病人最多。8月27日～9月2日宽街附近共登记89例霍乱病人死亡,6例发生在8月27～30日,4例发生于8月31日,其余79例发生于9月1～2日,可以确定霍乱暴发从8月31日开始。Snow医师调查了8月31日到9月2日期间的83例死亡病例。他收集了每个死亡病例生前的地址,并用黑色圆点将每一个死亡病例标记在伦敦地图上,同时还标记了伦敦地区水泵的位置,首创了标点地图法(图1-3)。

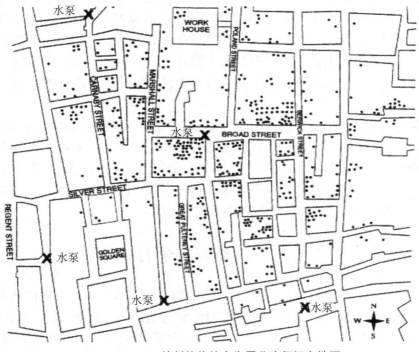

图1-3　Snow首创的伦敦宽街霍乱流行标点地图

从地图中可以看出,大部分死亡病例都集中在宽街水井的周围,只有 10 例居住在其他水泵附近。而这 10 例中,5 人的家属说他们经常饮用宽街井水,3 人为儿童,在宽街水井附近上学,2 人死于暴发前。其他 73 例中有 61 人经常饮用宽街井水,6 例饮水史不详,6 例在病前未直接饮用该井水,但这些人可能也通过其他途径喝过,如附近的饭馆和咖啡店用该水作饮料,一些小店用宽街井水做冰冻果子露。9 月 6 日咖啡店女主人告诉 Snow,她的顾客中已有 9 人死于霍乱(图 1-4)。

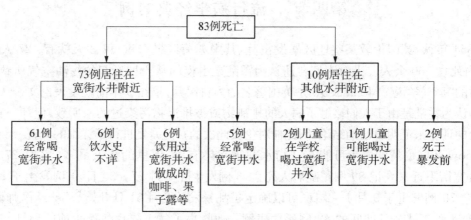

图 1-4　宽街霍乱调查结果示意图

令他困惑的是,宽街附近有一家工厂共有 535 名工人,但只有 5 人发病死亡。调查发现该厂用自来水并有自备水井。另一家有 70 名工人的啤酒厂竟然无一人感染霍乱,经过实地走访后,Snow 医师发现啤酒厂的工人平时喝厂内供应的啤酒,而非从水井汲水喝。与此相反,凡是饮用宽街水泵水源的工厂,死亡病例明显增加。例如位于宽街 37 号的制雷管工厂,200 名工人中有 18 名死于霍乱,该工厂的饮水即取自宽街水井。经过上述调查,Snow 医师坚信正是宽街水井导致了霍乱的传播,并向政府建议拆掉宽街水泵的把手,成功地终结了伦敦霍乱的暴发。

后来推测,宽街水井边有阴沟,附近 40 号住宅曾居住过 4 名霍乱病人,病人的排泄物可能随阴沟水污染了井水。Snow 的推论:"霍乱病人的粪便含有能繁殖的'病毒',霍乱在人群中的传播途径主要是被病人粪便污染的水源"。值得注意的是,直到 1883 年,德国科学家 Robert Koch 才通过显微镜正式观察到霍乱弧菌的存在。该案例充分说明,在病因不明确的情况下,可开展流行病学现场调查并实施有效的干预。

第五节　流行病学的应用

流行病学既是一门基础学科,也是一门方法学,其描述和分析的"事件"既可以是疾病或健康状况,也可以是任何我们感兴趣的事件、状态或观点。例如,调查大学生的"婚恋观"、某个电影观影人群的特征、减肥人群的便秘情况等,均可基于流行病学原理,采用流行病学方法进行调查或研究,因此其应用非常广泛。

　　流行病学研究的基本脉络是通过描述事件的分布,寻找病因学线索;通过分析流行病学研究,检验某个或某些可能的危险因素与事件发生的关联,进行病因推导;实施干预试验,验证某个或某些危险因素是事件发生的原因,评估干预措施在预防和控制不良事件发生中的效果。

一、描述事件的分布

(一) 三间分布:时间、地区、人群

　　事件(如疾病)的发生发展会随着时间的变化而发生改变。对事件的时间分布进行描述,用图或表的形式展现出来,可以使我们直观地了解事件的发展趋势,找到规律。此外,随着社会和经济的发展,人类的生活习惯、行为方式、生活环境、健康状况等都会发生改变,对事件可能危险因素的暴露情况进行时间动态描述,结合事件的发生轨迹,有助于我们思考和探索事件发生可能的驱动因素。

　　2019年12月湖北省武汉市暴发了新型冠状病毒肺炎,导致武汉封城,全国各地推迟上班和开学时间。全国人民迫切期待疫情结束,恢复正常的工作和生活。然而,在最初阶段,根据疫情播报信息,肺炎确诊人数持续升高,似乎看不到希望。图1-5所示为全国(除湖北省外)新型冠状病毒肺炎新增病人数量的时间变化趋势。可见,自2020年2月5日起,新增确诊和疑似病例人数开始双双持续下降,给新型冠状病毒肺炎的控制带来希望和曙光。

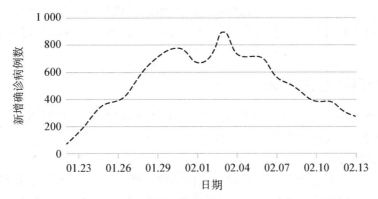

图1-5　全国新型冠状病毒肺炎新增确诊病例数量的时间趋势

　　对事件在人群中的分布特征进行描述也有助于我们发现规律。根据我国癌症登记报告系统数据,绘制了如图1-6所示的肿瘤性别、年龄别发病情况表。可见0～30岁人群癌症发病率均较低。30岁以后发病率快速增高,80岁达高峰,随后下降。60～64岁发病人数最多。

　　地区分布特征的描述也有多种方法,包括国家间的比较、国家内不同地区的比较,城乡比较等。地区分布的描述常常采用地图的形式进行直观地展现。例如,新型冠状病毒肺炎疫情期间国家卫生健康委员会每日发布的全国各省、市、自治区新型冠状病毒肺炎确诊人数分布图,就非常直观地描述了各地区新型冠状病毒肺炎流行的严重程度。

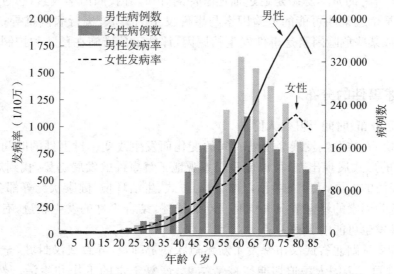

图 1-6　2014 年中国男女性人群肿瘤年龄别发病率及发病人数

（二）事件分布的不同可提示原因

根据流行病学的分布论和病因论,事件的分布之所以不是随机分布,背后必有其决定因素。以食管癌为例,之所以存在食管癌高发区,与当地的自然、社会及人文环境密切相关。据调查,食管癌高发区土壤中硒含量较低,当地人喜热饮和高盐饮食,维生素摄入水平低。这些因素均可能与当地食管癌高发有关。实际上,许多分析性和实验流行病学研究均证实这些因素是食管癌的危险因素。

二、探讨事件发生的原因

流行病学研究在探讨不明原因疾病的病因上屡立战功,是找到察布查尔病、海豹肢畸形、少女阴道腺癌、先天性白内障发生原因的主要方法。

（一）察布查尔病

察布查尔病与连志浩的名字一起载入流行病学史册。20 世纪四五十年代,新疆察布查尔县流行着一种类似神经毒性的怪病,病死率很高,引起了恐慌。由于病因不明,因此也没有有效的治疗方法。连志浩和工作小组人员深入现场,描述了察布查尔病的三间分布,成功地寻找到锡伯族人群,特别是儿童、妇女喜爱的特殊食物——晒干的发酵馒头"米送乎乎"中存在的肉毒杆菌是察布查尔病的元凶,即肉毒毒素中毒。

（二）海豹肢畸形

海豹肢畸形是一种罕见的先天性畸形,畸形婴儿大多没有臂和腿,手和脚直接连在身体上,像海豹的肢体。这种先天性畸形最初出现在几家诊所的时候,并未引起足够重视。直至这种畸形日益增多,仅原西德一国就出现了 5 000 例,才立即从市场撤回反应停。反应停是原西德和日本等国生产的一种具有镇静、催眠作用的药物,能抑制孕妇呕吐。流行病学证据追溯,凡是有孕妇在孕期第 1～3 个月内服用过"反应停"的地区,就发生了海豹肢畸形；而没有上述情况的地区就没有发生，畸形发生率高低与反应停市场销售量紧密相关。流行病学回顾性研究和动物实验进一步确证了海豹肢畸形由反应停引起。

（三）少女阴道腺癌

阴道腺癌是一种罕见的女性生殖系统癌症，多发生于50岁以上的中老年妇女中。美国Boston Vincent纪念医院妇产科医师Herbst注意到，1966～1969年间该院诊断了7例年轻女性阴道腺癌病例。Herbst将1969年Boston另一所医院确诊的1例阴道透明细胞癌的20岁女子也包括在内，共收集8个病例，每个病例配4名其他病例作对照，详细了解这些女性从胚胎期至发病前的情况，以及她们的母亲在妊娠期的情况。病例-对照研究结果显示，母亲早孕期服用己烯雌酚可能使生下的女婴时隔十多年后患上阴道腺癌。

（四）先天性白内障

1941年，澳大利亚眼科医师Gregg发现新生儿先天性白内障的病例突然增多，并发现这些婴儿的母亲大多感染过风疹，由此提出该病与孕妇妊娠早期患风疹有关的假设。后来证实，孕妇感染风疹后会导致胎儿先天性损害，包括白内障、视网膜病、青光眼、失明、肺动脉狭窄、头颅畸形、智力发育迟缓、机体发育不全等先天性风疹综合征。1964年，美国发生过一次风疹大流行，在此后的2年中，共出生了3万多名畸形儿。

三、预防控制及效果评价

找到了疾病或事件发生的原因，就能通过阻断危险因素的暴露或提高保护因素的水平，预防和控制疾病的发生，并对防控效果进行评价。

图1-7直观地显示了接种疫苗预防麻疹发生的效果。可见，在接种麻疹疫苗前，麻疹呈周期性暴发，接种后其发病周期被打破，长期处于散发状态。

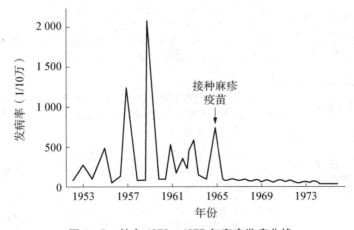

图1-7 某市1953～1975年麻疹发病曲线

四、有助于形成批判性思维方式

中国人群的医疗素养水平普遍不高，许多人相信保健品，迷信神医，一些媒体为了利益也推波助澜，给骗子以可乘之机。2019年武汉市新型冠状病毒肺炎暴发期间，一篇短小的新闻"上海药物所、武汉病毒所联合发现：双黄连可抑制新型冠状病毒"导致全国所有药房的双黄连口服液卖断货。实际上，双黄连的这种效果尚无临床研究证据。

其实类似事件时有发生。以张悟本的骗局为例，张悟本自称神医、中医食疗"第一人"，在某一时期是京城最贵中医，其撰写出版的畅销书《把吃出来的病吃回去》在社会上引起了广泛关注，书中宣扬的"绿豆治百病大法"引发市场绿豆涨价。2010 年 2～4 月做客湖南卫视《百科全说》节目，介绍"养生理念"，知名度迅速提高，自称用自己的食疗方法治愈了糖尿病、高血压、心脏病甚至红斑狼疮等疑难杂症，还出示了所谓的"中国中医科学院中医药科技合作中心"对其疗效进行的抽样调查和分析报告。这些子虚乌有的报告及自诩的疗效蒙骗了许多缺乏科学思维的中老年人群。表 1-1 所列为张悟本的部分言论、相关科学论述及流行病学验证方法。很显然，只要略具流行病学基本常识和思维方法，识破张悟本的骗局并不困难，然而其欺骗的时间之久、范围之广、影响之大令人匪夷所思。

表 1-1　张悟本的部分谬论及科学解析

张氏观点	科学论述	如何验证
1. 绿豆汤可治疗肺癌、糖尿病、心脑血管病、肺炎等常见疑难病症	绿豆含有的类黄酮可能有保健作用，但没有治疗疑难病症的效果	开展随机对照试验(RCT)
2. 国内肺癌比例升高是因为"过辣伤肺"	没有可靠证据显示辣椒对人体有危害	已有队列研究证据表明辣椒所含辣椒素有抗癌作用(BMJ. 2015;351:h3942)
3. 超过 40℃，维生素就要分解。所以蔬菜要生吃	维生素 A 具有耐热特性，40℃不会分解，部分不耐热的维生素有一部分会损失	队列研究、随机对照试验
4. 没事儿，放这点儿血不会有事儿的，你不是说头晕、手脚无力吗？这就是气滞血瘀，就得放血	美国总统华盛顿死于"放血疗法"导致的失血性休克。此后法国人经过 7 年时间对 2 000 例病人临床观察，证明"放血疗法"明显增加病人的死亡率。这一疗法已退出历史舞台	病例随访研究
5. 不要喝酸奶，里面的增稠剂会让血管堵塞	不是所有的酸奶都加增稠剂［一般用羧甲基纤维素钠(CMC)］，按照国家标准使用，不会对人体产生危害	病例-对照研究、队列研究
6. 高血压病人应大力补钙：女性 3 000 mg，男性 4 000 mg	钙的推荐摄入量为成人 800 mg/d，老年人 1 000 mg/d；钙片吃多了，容易导致泌尿系结石、便秘等	队列研究、随机对照试验
7. 万能"食疗方"	饮食就是饮食，"降低风险"并非"不生病"，饮食无法代替药物，也无法代替治疗	随机对照试验

掌握流行病学常识，具备"人群"思维方式还有助于我们独立思考，不迷信权威，透过现象看本质。一些著名专业期刊发表的研究结果有时会夸大其意义，需要应用流行病学知识对其科学性进行客观评估和判断。例如，《美国科学院院刊》发表的一篇论文搜集了 1981～2001 年的健康和污染数据，采用断点回归方法，分析了总悬浮颗粒物浓度与人群预期寿命

的关系,断定中国北方的取暖政策会导致北方人比南方人短命 5.5 年,居住在淮河以北的 5 亿中国人将因为室外空气污染损失 25 亿年寿命,矛头直指中国政府多年来给淮河以北烧煤供暖气的政策。该研究属于生态学研究,因其易受生态学谬误及混杂因素的影响,并不能进行病因推导。中国环保部有官员就此回应说,由于缺乏大量样本,该研究所得结论不可信。指出该研究为人群水平的研究,不适用于个体;空气污染物"总悬浮颗粒物"并不都是由燃煤引起;使用 $PM_{2.5}$ 作为分析指标更好;需要队列研究证据;忽略了断点回归方法的局部有效性。可见,用流行病学常识武装头脑,有助于形成批评性思维,具备鉴别真伪的能力。

(徐望红)

思考题

1. 如何理解流行病学的定义?
2. 举例说明流行病学在探索不明原因疾病病因中的作用。

主要参考文献

1. Chen W, Sun K, Zheng R, et al. Cancer incidence and mortality in China, 2014[J]. Chin J Cancer Res, 2018,30(1):1-12.

2. 韦盖利. 汽车"奇案"[J]. 阅读与鉴赏(高中),2010(9):24.

3. Chen Y, Ebenstein A, Greenstone M, et al. Evidence on the impact of sustained exposure to air pollution on life expectancy from China's Huai River policy [J]. Proc Natl Acad Sci USA, 2013,110(32):12936-12941.

4. 詹思延. 流行病学[M]. 第 8 版. 北京:人民卫生出版社,2017.

5. 傅华. 预防医学[M]. 第 7 版. 北京:人民卫生出版社,2018.

6. Gail MH, Brinton LA, Byar DP, et al. Projecting individualized probabilities of developing breast cancer for white females who are being examined annually [J]. J Natl Cancer Inst, 1989,81(24):1879-1886.

第二章

率、比和比例之"争"

流行病学常常采用各种指标对事件及相关因素在人群的分布进行描述。这些指标的计算常常涉及率、比和比例等数学概念,产生发病率、患病率、死亡率等常用指标。这些指标到底有什么意义? 不同情况下应该使用何种指标呢? 本章将进行详细解说。

第一节 基 本 概 念

一、绝对数

绝对数(absolute number)指统计中常用的总量指标,如某医院的出院人数、治愈人数、死亡人数等。值得注意的是,流行病学中极少用绝对数表示各种分布情况,多使用频率指标,因为绝对数不能显示人群中发病的强度或死亡的危险度。

二、相对数

分类资料常用比、比例和率等统计量描述。由于这类统计量的表达式均由分子和分母构成,因此常称为相对数统计量,简称相对数(relative number),如发病率、死亡率、患病率等。相对数有时比绝对数更能反映真实情况。例如,据某高速公路交通事故统计,蓝色车辆较其他颜色的车辆出事故更多,由此推论,驾驶蓝色车比其他颜色的车发生事故的危险性更高。该推论是否正确呢? 很显然,该推论不正确,因为这种推论并非基于率的比较,推导时并不知道蓝色车辆的总数,忽略了蓝色车辆所占的比例,只是对发生事故车辆的数量进行了比较。

相对数包括比、比例和率,三者的计算方法和意义均不相同,如表 2-1 所示。

表 2-1 常用相对数的公式和意义汇总

相对数	公 式	意 义
比	比 = A/B	又称相对比,两个指标 A、B 之比
比例	比例 = $\dfrac{\text{事物内部某一组成部分的观察单位数}}{\text{事物内部各组成部分的观察单位总数}} \times 100\%$	又称百分比,某个时点事物内部各组成部分所占的比重

续 表

相对数	公 式	意 义
率	(1) 描述某事件在某时期内的发生频率 率 = $\dfrac{\text{该时期内发生某事件的观察单位数}}{\text{某时期开始时暴露的观察单位数}}$ (2) 描述某现象在观察单位时间内发生的速率或强度 率 = $\dfrac{\text{发生事件的观察单位数}}{\sum(\text{观察单位} \times \text{观察时间})}$	一个具有时期概念的指标,用于说明在某一时段内某现象发生的频率或强度

(一) 比

比(ratio)又称相对比,是两个相关指标 A、B 之比。计算公式为:比 = $\dfrac{A}{B}$。

A、B 可以性质相同,如新生儿的性别比;也可以性质不同,如变异系数(CV)、人口密度(人口数与土地面积之比)等。A、B 两个指标既可以是绝对数、也可以是相对数或平均数。A、B 的比值应该有其专业意义,可以求任意两个指标之比值,但往往没有意义。

(二) 比例

比例(proportion)又称构成比、百分比,说明在某个时点事物内部各组成部分所占的比重,常用百分数表示,计算公式为:

$$\text{比例} = \frac{\text{事物内部某一组成部分的观察单位数}}{\text{事物内部组成部分的观察单位总数}} \times 100\%$$

由上式可知,计算百分比时,分子中的观察单位数必须是分母中观察单位的一部分,因此百分比的数值介于 0~1 之间。

如果事物内部各组成部分中的每个观察单位均为随机事件 A 是否发生,上述定义的比例就是随机事件 A 发生的频率,即

$$\text{比例} = \text{频率} = \frac{\text{事件 } A \text{ 发生的次数}}{\text{事件 } A \text{ 发生的次数} + \text{事件 } A \text{ 未发生的次数}} \times 100\%$$

如果事物有多个组成部分,各个组成部分所对应的比例称为构成比,并且构成比之和为 1,如人群中血型的构成。当随机现象有多种结果时,其对应的各个比例就是相应的频率分布,当样本量非常大时,每个比例都趋向相应的概率,即频率分布趋向概率分布。

如果观察单位总数是随机的,则描述其中一个随机事件 A 发生次数所占的比例要非常谨慎,有时这种比例的意义容易被误解。例如,2005 年某地区总共死亡 1 000 人,其中因疾病 A 和疾病 B 死亡的人数均为 200 人,故因疾病 A 和 B 而死亡人数占全体死亡人数的比例均为 20%。假定 2006 年因疾病 B 死亡的人数变为 400 人,而因其他疾病而死亡的人数未变。那么 2006 年总共死亡人数为 1 200 人,因疾病 A 死亡的人数仍为 200 人,则 2006 年因疾病 A 死亡的人数占全体死亡人数的比例为 200/1 200 = 16.67%,与 2005 年相比有所下降。此时能说明疾病 A 的死亡情况缓解了吗?答案是否定的,因为因疾病 A 死亡的人数并没有变化,不能仅仅因为构成比下降了就认为疾病 A 的死亡情况缓解。

(三) 率

率(rate)是一个具有时期概念的指标,用于说明在某一时段内某现象发生的频率或强度。因此应用率时,应注明观察时期的时间单位(如年、月和周等),但常常简单地记为百分率(%)、千分率(‰)、万分率(1/万)、十万分率(1/10万)等。

(1) 描述某事件在某时期内的发生频率,其计算公式为:

$$率 = \frac{该时期内发生某事件的观察单位数}{某时期开始时暴露的观察单位数}$$

常用的有死亡率、生存率等,上述定义的率为累积发生率。

(2) 描述某现象在观察单位时间内发生的速率或强度的率,定义为:

$$率 = \frac{发生事件的观察单位数}{\sum (观察单位 \times 观察时间)}$$

上述的率实际为速率,其倒数就是平均观察多少时间该事件发生一次。常常用于随访某个暴露人群的发病率等。

第二节　率、比和比例的计算

一、相对数的计算

例1 某疾病预防控制(简称疾控)中心慢病科对当地居民心血管病死亡人数进行调查,共调查了男性13 697 600人,女性13 194 142人,调查结果如表2-2所示。试计算肺心病死亡率的性别比、男性肺心病死因构成比和男性肺心病死亡率。

表2-2　某地某年居民因心血管病死亡的资料

死亡原因 (1)	男			女			死亡率性别比 (男∶女)(8)
	死亡数 (2)	死亡率 (3)	死因构成比 (4)	死亡数 (5)	死亡率 (6)	死因构成比 (7)	
肺心病	13 952	?	?	19 369	146.8	76.5	?
风心病	1 336	9.8	7.3	2 265	17.2	8.9	0.57
高心病	926	6.8	5.1	1 264	9.6	5.0	0.71
冠心病	654	4.8	3.6	862	6.5	3.4	0.74
先心病	516	3.8	2.8	479	3.6	1.9	1.06
克山病	316	2.3	1.7	359	2.7	1.4	0.85
其他	611	4.5	3.3	736	5.6	2.9	0.80
合计	18 311	133.7	100.0	25 334	192.0	100.0	0.70

注:单位:死亡率(1/10万),死因构成比(%)。

解析：肺心病死亡率为率，肺心病死亡率的性别比是比，而肺心病死因构成比是比例。

男性肺心病死亡率＝(13 952/13 697 600)×100 000/10 万＝101.9/10 万，表示当地 1 年内每 10 万男性中平均有 101.9 人死于肺心病。

肺心病死亡率的性别比＝101.9/146.8＝0.69，表示当地 1 年内男性与女性由于肺心病而死亡的频率之比为 0.69：1。

男性中肺心病死亡构成比＝13 952/18 311×100％＝76.2％，表示当地 1 年内每 100 例由于心血管病死亡的男性中，平均有 76.2 例死于肺心病。

例2 有人分析了 852 例心脏病病人，其中 509 例(59.7％)为风湿性心脏瓣膜病，85 例(1.0％)为高血压心脏病，258 例(30.3％)为其他心脏病。因此认为风湿性心脏瓣膜病在人群中发病率最高，发病人数最多。该判断是否正确？为什么？

解析：该判断是错误的，混淆了率与构成比。率是实际病例数与可能发生该病例的总例数之比，构成比是表示病例中各组成部分的比重。上述指标仅仅是 852 例心脏病病人中各种心脏病的构成比，而不能代表各种心脏病在人群中的发病率和发病人数。

例3 某疾控中心为了了解市内居民的高血压患病情况，在某年对该地居民进行了流行病学调查，其调查结果如表 2-3 所示。试计算 60～69 岁组的患病率和构成比以及≥70 岁组的患病率和构成比。

表 2-3 某年某市各年龄组居民高血压患病人数

年龄组(岁)	调查人数	患病人数
＜20	4 046	0
20～29	3 037	15
30～39	4 250	94
40～49	5 332	372
50～59	3 764	726
60～69	4 918	1 329
≥70	2 014	689
合计	27 361	3 225

解析：各年龄组病人的年龄构成比与患病率计算结果见表 2-4。

表 2-4 某年某市各年龄组居民高血压患病情况

年龄组(岁)	调查人数	患病人数	患者年龄构成比(％)	患病率(％)
＜20	4 046	0	0.00	0.00
20～29	3 037	15	0.47	0.49
30～39	4 250	94	2.92	2.21
40～49	5 332	372	11.53	6.98

续　表

年龄组（岁）	调查人数	患病人数	患者年龄构成比（%）	患病率（%）
50～59	3 764	726	22.51	19.29
60～69	4 918	1 329	41.21	27.02
≥70	2 014	689	21.36	34.21
合计	27 361	3 225	100.00	11.79

其中：

$$60\sim69\ 岁组患病率=\frac{60\sim69\ 岁年龄组患病人数}{60\sim69\ 岁年龄组调查人数}\times100\%=\frac{1\ 329}{4\ 918}\times100\%=27.02\%$$

$$\geqslant70\ 岁组患病率=\frac{\geqslant70\ 岁年龄组患病人数}{\geqslant70\ 岁年龄组调查人数}\times100\%=\frac{689}{2\ 014}\times100\%=34.21\%$$

$$60\sim69\ 岁组患者构成比=\frac{60\sim69\ 岁年龄组患病人数}{全年龄组患病人数}\times100\%=\frac{1\ 329}{3\ 225}\times100\%$$
$$=41.21\%$$

$$\geqslant70\ 岁组患者构成比=\frac{\geqslant70\ 岁年龄组患病人数}{全年龄组患病人数}\times100\%=\frac{689}{3\ 225}\times100\%=21.36\%$$

例 4　相对数指标分析中，下列哪项正确？

A. 加权平均率属构成比指标

B. 相对比必须是同类指标之比

C. 构成比反映某事物现象发生的强度

D. 标化率不反映某现象发生的实际水平

E. 率可反映某事物现象内部各组成部分的比重

答案：D。

解析：加权平均率是率加权以后算出的指标，也是属于率，故 A 错；相对比也可以性质不同，如变异系数（CV），故 B 错；构成比反映某事物内部各部分占全部的比重，率反映事物现象发生的强度，故 C、E 错。

例 5　某医院某年住院病人中胃癌病人占 5%，则

A. 5% 是强度指标 　　　　　　　　B. 5% 是频率指标

C. 5% 是相对比指标 　　　　　　　D. 5% 是绝对数

E. 5% 说明胃癌在人群中的严重性

答案：B。

解析：频率也就是构成比，代表某组成部分的观察单位数占同一事物各组成观察单位总数的比重。所有住院病人包括各类疾病病人，该 5% 是胃癌病人在各类疾病病人中的比重，它表示所有住院病人中有 5% 是胃癌病人，所以该 5% 是频率指标。

二、应用相对数的注意事项

1. 计算相对数时分母不宜过小　当观察数太少时，由样本计算相对数指标的抽样误差

较大,此时一般不用相对数,而用绝对数表示。例如,某医师用一中药配方探讨对肺癌的治疗效果。该配方治疗 2 例,2 例均治愈,此时计算的治愈率为 100%。以后其他医师用此配方治疗许多肺癌病人,无一人治愈,此时治愈率则为 0。可见,当观察例数过少时,采用相对数指标并不可靠。

2. 分析时要根据研究设计和研究问题选择相对数指标 率是一个时期的指标,而比例是一个时点的指标。要根据研究设计和实际资料所获得的信息选择合适的相对数指标进行统计描述。有些相对数的名称是率,实际是比例(或频率)。例如,某地某年 40 岁以下、40～59 岁和 60 岁以上的肿瘤死亡人数占全死亡原因的构成比分别为 21.9%、24.4% 和9.4%,不能据此说明 40～59 岁组肿瘤发生情况最严重,有可能 40～59 岁人口数最多。如果调查肿瘤发生率,会发现各个年龄组分别为 12.35/10 万、149.14/10 万和 341.5/10 万,此时才能说 60 岁以上人群的肿瘤发生率最高。由此可见,不能用构成比代替率来说明问题。

3. 不要随意对多个样本率进行合并计算 由于人群的构成差异及随机抽样方式的不同,不要随意将多个样本率的资料进行合并,计算样本率或是简单计算样本率的平均值。例如,某个省疾控中心想调查省内大肠癌的发病率,其中 A 市采用了随机抽样的方法在全市各个区县抽取 10 000 人进行调查结果为 P1,B 市则直接抽取某一社区 10 000 人结果为P2。此时,因为抽样方式不同两者的发病率就不能随意进行合并计算,尤其不能直接用(P1+P2)/2 进行计算。

4. 比较相对数时应注意其可比性 首先,要注意影响因素在各组的内部构成是否相同。比较两地恶性肿瘤总死亡率时,两地居民的性别、年龄构成比要相同或相近,否则需按性别、年龄组分别进行率的比较或进行率的标准化。例如,研究者调查某县城和某乡居民1990 年的粗死亡率,两地居民人口数分别为 7 500 和 5 000 人,死亡人数分别为 63 人和 40人,计算出的粗死亡率分别为 8.4% 和 8.0%,前者高于后者。后经调查发现,两地年龄组构成比相差太大,县城居民 60 岁以上人口比例远远高于乡村,将两地粗死亡率按年龄组构成标准化后发现,某乡的死亡率应该高于县城。

其次,要求比较的各组观察对象同质、研究方法相同、观察时间相等、内外环境条件相近。例如,比较不同疗法的疗效时,须注意各组病例在年龄、性别、病情、病程、病型和疗程等方面要基本相同。

第三节 常用疾病频率测量指标

一、发病频率指标

(一) 发病率

1. 定义 发病率(incidence)表示在一定时期内,一定人群中某病新发病例出现的频率。

$$发病率 = \frac{一定期间内某人群中新发的病例数}{同时期暴露人口数} \times K$$

$K = 100\%，1\,000\text{‰}，或\,10\,000/\,万……$

2. 分子和分母 分子是一定期间内的新发病人数。若在观察期间内一个人可多次发病，则应分别计为新发病例数，如流感、腹泻等。对发病时间难以确定的疾病可将初次诊断的时间作为发病时间，如恶性肿瘤、精神病等。

分母中所规定的暴露人口是指观察地区内可能发生该病的人群，对那些不可能发生该病者，如因已经感染了传染病或因接种疫苗而获得免疫力者，理论上不应计入分母内。当描述某些地区的某病发病率时，分母多用该地区该时间内的平均人口。

$$平均人口＝（年初人口＋年末人口）/2。$$

3. 应用 发病率是疾病流行强度的指标，反映疾病对人群健康影响的程度。可用作描述疾病分布、病因学探讨和防治措施的评价。

4. 发病率分类

（1）累积发病率（cumulative incidence，CI）：如果研究人群的数量较大且比较稳定，则无论其发病强度大小和观察时间长短，均可计算某病的累积发病率。

$$CI = \frac{观察期内新发病（或死亡）人数}{观察开始时人口数} \times 100\%$$

CI 的量值变化范围为 $0 \sim 1$。报告累积发病率时必须说明累积时间的长短，否则，其流行病学意义不明。

（2）发病密度（incidence density，ID）：如果队列研究观察的时间比较长、队列不稳定，研究对象进入队列的时间可能先后不一；在观察截止前，可能由于迁移、竞争性死亡或其他原因退出造成各种失访等，需以观察人时为分母计算发病率。

$$ID = \frac{观察期内新发病（或死亡）人数}{观察人时}$$

以人时为单位计算的率有瞬时频率性质。最常用的单位是人年，量值范围从 $0 \sim \infty$。表 2-5 所列为累积发病率和发病密度的差别。

表 2-5　累积发病率（CI）和发病密度（ID）的比较

发病率	CI	ID
适用人群	数量较大，稳定人群	观察时间长，动态人群
分母	观察开始时人口数	观察人时
单位	1/时间	无
范围	$0 \sim 1$	0 到 ∞
意义	一定时期内某人群中任一个体发生某疾病的危险性	单位时间内人群中某疾病事件瞬时发生率

（二）罹患率

罹患率（attack rate）通常指在某一局限范围，短时间内的发病率，其计算公式与发病率相同,但它的观察时间更短,可以更灵活地使用。

$$罹患率 = \frac{该人群同期某病的新发病例数}{某人群某观察期内的暴露人口数} \times 100\%$$

观察单位时间可以是日、周、旬、月。该指标适用于局部地区疾病的暴发,如食物中毒、传染病及职业中毒等暴发流行情况。其优点是可以根据暴露程度精确地测量发病概率。

(三) 续发率

1. 定义 续发率(secondary attack rate, SAR)也称二代发病率,指在一个家庭、病房、集体宿舍、托儿所、幼儿园班组中第1个病例发生后,在该传染病最短潜伏期到最长潜伏期之间,易感接触者中因受其感染而发病的续发病例占所有易感接触者总数的百分率。

$$续发率 = \frac{潜伏期内易感接触者中发病人数}{易感接触者总人数} \times 100\%$$

在进行续发率计算时,应注意须将原发病例从分子及分母中去除,对那些在同一家庭中来自家庭外感染或短于最短潜伏期或长于最长潜伏期者均不应计入续发病例。

2. 应用 续发率是反映传染病传染力强弱的指标,可用于分析传染病流行因素,包括不同因素对传染病传播的影响(如年龄、性别等);也可用来评价卫生防疫措施的效果(如对免疫接种、隔离、消毒等措施的评价)。

不同发病频率测量指标的比较如表2-6所示。

表2-6 发病频率测量指标比较

指标	公 式	意 义	应 用
发病率	$累积发病率 = \dfrac{观察期内新发病人数}{观察开始时人口数} \times 100\%$ $发病密度 = \dfrac{观察期内新发病人数}{观察人时数}$	一定期间内,一定人群中某病新发生的病例出现的频率	分子是一定期间内的新发病例数,分母为可能发生该病的观察人群数,因已感染或因接种疫苗而获免疫力者不应计入分母
罹患率	$\dfrac{该人群同期某病的新发病例数}{某人群某观察期内的暴露人口数} \times 100\%$	在某一局限范围,在短时间内的发病率	适用于局部地区疾病的暴发,如食物中毒、传染病及职业中毒等
续发率	$\dfrac{潜伏期内易感接触者中发病人数}{易感接触者总人数} \times 100\%$	二代发病率	反映传染病传染力强弱的指标,常用于家庭、病房、集体宿舍、托儿所、幼儿园

二、患病指标

(一) 患病率

1. 定义 患病率(prevalence)又称现患率或流行率,是指某特定时间内一定人群中某病新旧病例所占比例。患病率可以按观察时间的不同分为时点患病率(point prevalence)和期间患病率(period prevalence)。

$$时点患病率 = \frac{某一时点一定人口中现患某病新旧病例数}{该时点人口数} \times K$$

$$期间患病率 = \frac{某观察期间一定人口中现患某病新旧病例数}{同期的平均人口数} \times K$$

K＝100％，1 000‰，10 000/万，100 000/10 万……

时点患病率较为常用，实际调查或检查时一般不超过 1 个月。而期间患病率指的是特定的一段时间，通常超过 1 个月。

2. **患病率与发病率的关系**　当某地某病的发病率和该病的病程在相当长时间内保持稳定时，患病率取决于发病率和病程，即患病率＝发病率×病程。例如，由于治疗的改进，病人免于死亡但并未恢复，这可导致患病率增加。而患病率下降既可能因发病率下降所致，也可能由于病人恢复快或死亡快，病程缩短所致。

3. **应用**　患病率是横断面研究的常用指标，通常用来反映病程较长的慢性病的流行情况及其对人群健康的影响程度，如冠心病、肺结核等。

表 2-7 所示为发病率和患病率的比较，可见，两者在计算方法、应用范围和用途上均有明显的差别，但两者在一定情况下又具有一定的关联。

表 2-7　发病率和患病率比较

指标	发病率	患病率
分子	一定时间内新发病例数	某时点或观察期间内新旧病例数
分母	观察开始时人口数或人时	同时点人口数或同期平均人口数
研究方法	分析性流行病学研究	横断面研究
应用范围	急性病或慢性病	用于慢性病研究
用途	动态指标，用来描述疾病流行情况、探讨发病因素、评价预防措施效果	静态指标，为医疗设施规划、医院床位周转估计、卫生设施需要量等提供科学依据
两者关系	患病率 ＝ 发病率×病程	

例6　如某一新疗法可防止患某疾病者死亡，但不能促使其康复时，那么将发生该病的

A. 发病率增加　　　　　　　　　　B. 患病减少

C. 患病率增加　　　　　　　　　　D. 发病率降低

E. 发病率和患病率均减少

答案：C

解析：当新疗法可防止患某疾病者死亡，但不能促使其康复时，会使患病的人数（分子）持续增加，但总人数（分母）并不会改变，所以会导致患病率增加。

4. **影响患病率的因素**

(1) 患病率升高的因素包括病程延长、未治愈者寿命延长、发病率增高、病例迁入、健康者迁出、易感者迁入、诊断水平提高、报告率提高等。

(2) 患病率降低的因素包括病程缩短、病死率高、发病率下降、健康者迁入、病例迁出、

治愈率提高等。

(二) 感染率

1. 定义 感染率(prevalence of infection)是指在某个时间内能检查的整个人群样本中,某病现有感染者人数所占的比例,通常用百分率表示。

$$感染率 = \frac{受检者阳性人数}{受检人数} \times 100\%$$

感染率分现状感染率和新发感染率,前者与患病率相似,后者类似发病率。

2. 应用 感染率常用于研究某些传染病或寄生虫病的感染情况、流行态势和分析防治工作的效果,特别是对那些隐性感染、病原携带及轻型和不典型病例的调查较为有用。如乙型肝炎、乙型脑炎、脊髓灰质炎、结核病、寄生虫病等。

(三) 残疾率

残疾率(prevalence of disability)也称残疾流行率,是指某一人群中,在一定期间内每百(或千、万、10 万)人中实际存在的残疾人数,即指通过询问调查或健康检查确诊的病残人数与调查人数之比。

$$残疾率 = \frac{残疾人数}{调查人数} \times K$$

K = 100%,1 000‰,10 000/ 万,100 000/10 万……

该指标既可以说明残疾在人群中发生的频率,也可对人群中任何严重危害健康的具体病残进行单项统计。

患病情况各测量指标的比较如表 2-8 所示。

表 2-8 患病情况测量指标

患病指标	公式	意义	应用
患病率	时点患病率 = $\dfrac{某一时点一定人口中现患某病新旧病例数}{该时点人口数} \times K$ 期间患病率 = $\dfrac{某观察期间一定人口中现患某病新旧病例数}{同期的平均人口数} \times K$	某特定时间内一定人群中某病新旧病例所占比例	反映病程较长的慢性病流行情况,如冠心病、肺结核
感染率	$\dfrac{受检者阳性人数}{受检人数} \times 100\%$	某时间内受检人群中某病现有感染者所占的比例	常用于隐性感染、病原携带、不典型病例等,如乙型肝炎、寄生虫病
残疾率	$\dfrac{残疾人数}{调查人数} \times 100\%$	某人群中一定时间内,残疾人数与调查人数之比	说明残疾在人群中发生的频率

注:K = 100%,1 000‰,10 000/ 万……

例 7 在一项研究的最初检查中,人们发现 30～44 岁男女两组人群的冠心病患病率均为 4%,于是认为该年龄组男女两性发生冠心病的危险相同。这个结论_____。

A. 正确

B. 不正确,因为没有区分发病率与患病率

C. 不正确,因为没有可识别的队列现象

D. 不正确,因为用百分比代替率来支持该结论

E. 不正确,因为没有设立对照组

答案:B

解析:发病率是疾病流行强度的指标,反映疾病对人群健康影响的程度。要比较该年龄组男女两性发生冠心病的危险度,应该使用发病率而不是患病率。

例 8 某医师欲采用横断面调查研究的方法,调查高血压病在人群中的分布情况,选择最合适的指标为_____。

A. 病死率
B. 发病率

C. 死亡率
D. 患病率

E. 二代发病率

答案:D

解析:患病率是横断面研究的常用指标,通常用来反映病程较长的慢性病的流行情况及其对人群健康的影响程度,而高血压病就是病程较长的慢性病。

三、死亡与生存频率指标

(一)死亡率

1. 定义　死亡率(mortality)表示在一定期间内,一定人群中,死于某病(或死于某原因)的频率,是测量人群死亡危险最常用的指标。

$$死亡率 = \frac{某期间内(因某病)死亡总数}{同期平均人口数} \times K$$

$K = 100\%, 1\,000\permil, 10\,000/万……$

未经过调整的死亡率称粗死亡率(crude death rate)。死亡率可按不同特征如年龄、性别、职业、民族等分别计算,即死亡专率。对不同地区的人口死亡率进行比较时,为消除年龄构成不同所造成的影响,需将死亡率进行标化后进行比较。

2. 应用　死亡率是用于衡量某一时期某一地区人群死亡危险性大小的一个常用指标。某些病死率高的恶性肿瘤,其死亡率基本上可以代表该病的发病率,因此常用作病因探讨的指标。死亡专率可提供某病死亡在人群、时间、地区的变化信息,可用作探讨病因和评价防治措施。

(二)病死率

1. 定义　病死率(case fatality rate)表示一定时期内患某病的全部病人中因该病死亡者所占的比例,表示某病病人因该病死亡的危险性。

$$病死率 = \frac{某时期内因某病死亡人数}{同期患某病的人数} \times 100\%$$

如果某病的发病和病程处于稳定状态时,病死率可用死亡率和发病率推算。其计算公式为:

$$病死率 = \frac{某病死亡率}{某病发病率} \times 100\%$$

2. 应用 病死率表示确诊疾病的死亡概率,因此可反映疾病的严重程度。多用于急性传染病,较少用于慢性病。需注意的是,在用病死率评价不同医院的医疗水平时,要注意其可比性。因为医疗设备好,规模较大的医院接受危重型病人比小医院多,因而大医院有些疾病的病死率可能高于小医院。

(三) 生存率

1. 定义 生存率(survival rate)又称存活率,是指接受某种治疗的病人或某病病人中,经若干年随访(通常为 1、3、5 年)后,尚存活的病例数所占的比例。

$$生存率 = \frac{随访满 \, n \, 年尚存活的病例数}{开始随访的病例数} \times 100\%$$

2. 应用 生存率反映了疾病对生命的危害程度,也可用于评价某种治疗的远期疗效。在某些慢性病如恶性肿瘤、心血管病、结核病等的研究中常常应用。

各死亡与生存频率相关指标的比较如表 2-9 所示。

表 2-9 死亡与生存频率测量指标

死亡指标	公式	意义	应用
死亡率	$\frac{某期间内(因某病)死亡总数}{同期平均人口数} \times K$	表示在一定期间内,一定人群中死于某病(或死于所有原因)的频率	测量人群的总死亡水平,综合反映政治、经济、文化和卫生水平。可按年龄、性别、职业等分别计算,即死亡专率。对病死率高的恶性肿瘤,死亡率基本可代替发病率
病死率	$\frac{某期间内因某病死亡人数}{同期患某病的人数} \times 100\%$	表示一定时期内,患某病的全部病人中因该病死亡者所占的比例	多用于急性传染病,较少用于慢性病。用于测量疾病的严重程度,反映医生及医院的医疗水平
生存率	$\frac{随访满 \, n \, 年尚存活的病例数}{开始随访时的病例数} \times 100\%$	接受某种治疗的或患某病的病人经 n 年随访后,尚存活病人所占比例	反映疾病对生命的危害程度,评价某种治疗的远期疗效

注:K = 100%,1 000‰,10 000/ 万。

◢◣ 第四节 综合案例分析

例9 1990 年 8 月,某远洋客轮上发生一起军团病暴发流行。船离开港口时载有350

名乘客、50 名船员。8 月 1 日前一周内,在一次风暴中有 1/7 的乘客遇难。8 月份第一周中,船上有 30 人发生军团病,其中一半很快死亡。随后的一周内又有 20 人发病,但无死亡。假设症状持续 1 个月,请分别计算:

(1) 8 月 1~7 日的军团病发病率;

(2) 8 月 1~14 日的军团病发病率;

(3) 8 月 7 日的军团病患病率(时点患病率);

(4) 8 月 14 日的军团病患病率(时点患病率)。

解析:8 月份的总人数:$350 \times (1-1/7) + 50 = 350$

(1) 8 月 1~7 日的军团病人数为 30 人,总人数为 350 人,故发病率$= 30/350 \times 100\% = 8.57\%$

(2) 8 月 1~14 日的军团病发病人数为$(30+20)$人,总人数为 350 人,故发病率为$(30+20)/350 \times 100\% = 14.29\%$

(3) 由于超过一半的人很快死亡,到 8 月 7 日(时点)的军团病患病人数为$(30-15)$人,同时该时点人口数为$(350-15)$,故 8 月 7 日的军团病患病率为$(30-15)/(350-15) \times 100\% = 4.48\%$。

(4) 由于一周内又有 20 人发病,但无死亡,到 8 月 14 日(时点)的军团病患病人数为$(15+20)$,同时该时点人口数$(350-15)$,故 8 月 14 日的军团病患病率为$(350-15)(15+20)/(350-15) \times 100\% = 10.45\%$。

(谭松松　张志杰)

思考题

1. 发病率与患病率有何联系和区别?

2. 发病率与患病率适合在什么情况下使用,使用时应注意些什么?

3. 某地人口及年龄构成、性别构成稳定,经 3 年观察,某病发病率逐年下降而患病率略有升高,可能是什么原因?

主要参考文献

1. 姜庆五,赵根明,徐飚. 流行病学基础[M]. 上海:复旦大学出版社,2003.

2. 叶冬青,姚应水,黄芬. 流行病学实习指导[M]. 第 4 版. 合肥:中国科技大学出版社,2015.

3. 詹思延. 流行病学[M]. 第 8 版. 北京:人民卫生出版社,2017.

第三章

研究设计：只选对的，不选贵的

流行病学研究以人群为研究对象，能从人群水平回答诸如"上海哪所高中高考升学率最高？""近10年来上海大学生就业情况如何？""学习时间长是否能提高考试分数？"等问题。要回答这些问题，需要以不同的研究对象，采用不同的研究设计方法进行。

流行病学研究方法包括观察法、实验法和数理法（图3-1）。因人群研究受伦理学的限制，流行病学研究最常采用观察法。观察法进一步分为描述性研究和分析性研究，其共同的特点是不对研究对象人为施加任何干预措施，仅"旁观"人群在自然状态下某个事件和相关因素的分布及关联。实验法恰恰相反，对研究对象有所"干预"，并且设立干预组和对照组，通过比较，前瞻性地评估干预措施的效果。数理法则是用数学公式定量地表达人群中事件与原因之间的数学关系，预测流行规律，从理论上探讨防制措施的效果。

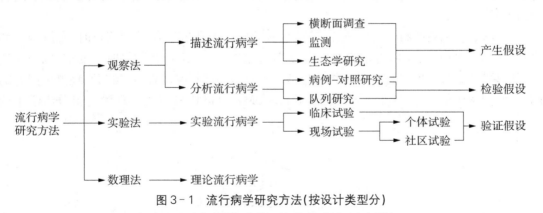

图3-1　流行病学研究方法（按设计类型分）

（引用自：詹思延. 流行病学［M］. 第7版. 北京：人民卫生出版社，2013.）

在实际工作中，我们可以先利用观察和询问等方式调查人群中某事件的发生状况，描述频率和分布，通过归纳、综合和分析产生假设，进而采用分析性研究对假设进行检验，最后通过实验法来验证。对事件的发生、发展规律有了清晰的了解后，还可以上升到理论，建立数学模型预测事件的发生。每种研究方法都有其适用规则和优缺点，需要根据研究目的选择合适的方法。

第一节 观察性研究

观察性研究,顾名思义,仅对研究对象进行观察和询问,而不施加任何人为的干预。观察性研究是流行病学研究的中心内容。根据是否事先设立对照组,可将观察性研究分为描述性研究和分析性研究。描述性研究是流行病学研究方法中最基本的类型,主要用来描述人群中事件(疾病或健康状况)及可能影响因素的分布,进而提出病因假设,为进一步开展分析性研究提供线索。描述性研究主要包括现况研究和生态学研究等,以现况研究最为常用,分析性研究主要包括队列研究和病例-对照研究。

一、现况研究

(一) 概念

现况研究是根据事先设计的要求,在某一特定时间对某一人群,应用普查或抽样调查的方法收集有关变量与疾病的关系,描述该人群中当前疾病的分布及某因素与疾病的关系,为进一步研究提供病因线索。从观察的时间点来说,其所收集的资料是在特定时间点的情况,故又称横断面研究。这种研究一般调查人群的患病率,故也称之为患病率研究。

(二) 特点

1. 在设计阶段一般不设对照组 现况研究首先根据研究目的确定研究人群,然后采用普查或抽样调查的方法确定研究对象后进行调查,而不是先根据研究对象暴露与否或患病与否分组后再进行调查。但获得资料进行数据分析时,可以根据暴露状态和疾病状态进行分组比较。

2. 暴露与疾病的测量同时进行,因果推断受限 对研究对象进行调查时,暴露因素和事件(疾病或健康)发生状态信息是同时收集的(图 3-2),不符合因果时序要求,因而无法进行因果推断。例如,进行中学生体质指数(BMI)与心理状况调查,在填写心理测试问卷的同时,对中学生的身高、体重进行了测量,计算 BMI,可以比较不同心理测量得分组学生的

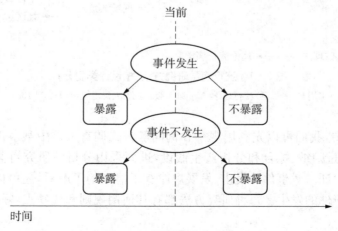

图 3-2 现况研究示意图

BMI，也可比较不同 BMI 组学生的心理测试得分。如果比较组之间有差异，则认为两者具有相关性，但孰"因"、孰"果"并不明确，需要开展进一步的分析性研究加以检验或实验性研究加以验证。

3. 调查表的使用 现况研究通常使用调查表收集数据，可以一次性收集所有数据，费用相对便宜，是流行病学调查最主要的工具。问卷的内容需根据研究目的进行设计，并配备相应的操作手册或指南，便于调查员统一调查。例如，进行糖尿病患病率及危险因素调查时，调查问卷中往往既包括糖尿病确诊信息，也包括吸烟、饮酒、体力活动等可能的危险因素。现况研究获得的是患病率资料，两次调查获得的患病率之差除以时间间隔，可获得该时期的发病率。

（三）应用

1. 描述事件在人群中的分布状况 通过调查，可以获得疾病在不同时间、地区和人群中的频率和分布特征，有利于探索疾病的流行规律和影响因素。例如，虫媒传播的传染病有严格的季节性，发病多集中在夏秋季；城市人口密度大，居住面积狭窄，人口流动性大和交通拥挤，呼吸道传染病在城市较农村更易传播。依据疾病的高发季节及高发人群特征，可以初步判断传染病的传播途径。

2. 描述某些因素或特征与事件之间的联系 收集资料时，同时测量了暴露和事件，后期可以根据暴露与事件状态进行分组分析，比较某一暴露状态下的研究对象的患病率是否高于非暴露对象，或比较发生事件的研究对象某因素的暴露率是否高于没有发生该事件的对象。例如，调查某地区吸烟与肺癌的发生情况，发现吸烟者的肺癌患病率远高于非吸烟者，或肺癌病人的吸烟率远高于非肺癌病人，均提示吸烟可能是肺癌的一个危险因素，从而提出病因假设。

3. 筛查病人，确定高危人群 筛查有利于对那些表面健康而实际有病的患者实施早发现、早诊断、早治疗。确定高危人群也是疾病预防控制的一项重要措施。例如，高血压是冠心病的一个重要危险因素，可通过现况研究检出高血压患者，确定其为冠心病的高危人群，从而达到早期预防和控制冠心病的目的。

（四）优缺点

现况研究在资料收集完成后，可将研究对象按是否暴露或是否患病分组比较，即有来自同一群体自然形成的同期对照，可从相互比较中获得病因学线索。此外，现况研究往往采用问卷调查或实验室检测等手段收集研究资料，一次调查可以同时观察到多种因素，是疾病病因探索中不可或缺的基石。

首先，现况研究往往存在一定的志愿者偏倚，即愿意填写调查问卷的对象通常比较健康，调查所得结果不能代表全部人群的情况。其次，由于暴露和疾病的测量是同时进行的，无法区分暴露因素是因还是果，即因果时序不能确定。最后，现况研究只能提出病因假设，可信度较病例-对照研究和队列研究弱。

（五）实例

近年来，电子产品在日常生活中的应用越来越广泛，我国中学生近视率也逐年递增。为探讨中学生近视率与使用电子产品时间的关系，以某中学初一至初三学生为调查对象，分析该中学学生近视率和电子产品使用现状，以及两者之间的关系，为中学生的用眼健康提供一些指导。

通过问卷调查获得人口统计学因素(年龄、性别、年级等)和个人行为因素(睡眠时间、室外活动时间、使用电子产品类别、时间)等信息。视力检查采用国际标准对数视力表和电脑验光仪,以屈光度≤0.5作为近视的诊断标准。调查发现,在876名研究对象中,患近视眼463名,近视患病率为52.9%;学生平均每天使用电子产品时间约1.5小时。根据是否近视将学生分为两组,发现近视组学生平均每天使用电子产品时间约2小时,远高于非近视组(0.94小时,$P<0.05$);根据电子产品使用时间将学生分为≥1小时/天和<1小时/天两组,发现使用电子产品≥1小时/天的学生近视患病率(68.3%)显著高于<1小时/天(45.7%)的学生($P<0.05$)。

本次调查即为现况研究,在特定时间点同时收集了暴露因素(电子产品使用时间)和事件(近视眼)。资料收集完成后,将研究对象按是否暴露或是否患病分组比较,探索电子产品使用时间的长短是否可能为中学生近视眼的影响因素。本研究的局限性非常明显,由于暴露和疾病信息同时收集,因果时序无法确定,而且学生患近视后可能会减少电子产品的使用,从而改变了暴露因素的程度,使结果趋向无意义。

二、病例-对照研究

(一) 概念

病例-对照研究是以已确诊患有某疾病的一组病人为病例组,以不患有该病但具有可比性的一组个体作为对照组,通过询问、实验室检查等搜集既往某些可能危险因素的暴露史,测量和比较病例组与对照组中各因素的暴露比例,经统计学检验,判断各因素与疾病之间的关联(图3-3)。

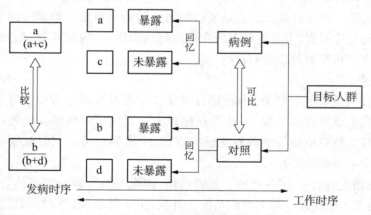

图3-3 病例-对照研究设计原理

例如:在初产年龄和乳腺癌的关联研究中,可通过调查患乳腺癌的妇女与未患乳腺癌妇女的初产年龄,进行比较,来推断初产年龄和乳腺癌之间是否存在关联。类似的案例还有睡眠时间与肥胖、使用电子产品时间与学习成绩好坏等,均可采用病例-对照研究方法进行。

（二）对照的选择

在病例-对照研究中，为了与病例可比，对照的选择往往比病例的选择更复杂更困难。对照最好是产生病例的源人群的无偏样本，或是产生病例的总人群中未患该病者的一个随机样本。实际工作中，对照来源主要有：①同一个或多个医院中诊断的其他病例；②病例的邻居或同一居住小区内的健康人或非该病病人；③病人的配偶、亲戚、同学、同事等；④社会团体人群中的健康人或非该病病人；⑤社区人口中的健康人或非该病病人。其中①最常使用，而⑤是最接近全人群的无偏样本。

（三）优缺点

病例-对照研究特别适用于罕见病的研究；因为其不需要太多的研究对象，相对省时省力省钱，较易组织实施；可以同时研究多个因素与某种疾病的关联，特别适用于病因探索性研究；是观察性研究，对研究对象无损害。

然而，病例-对照研究不适合研究在人群中暴露比例很低的因素，因为这需要很大的样本量才能收集到足够的暴露信息；病例-对照研究的对照较难选择，难以避免选择偏倚；研究对象在回忆既往暴露情况时，往往存在回忆偏倚；暴露与疾病的先后时序常常难以判断，因此在论证因果关联时没有队列研究强；无法计算暴露组与非暴露组的疾病发生率。

（四）实例

一项探讨肺癌危险因素的病例-对照研究中，原发性肺癌病例来源于某地区 14 家医院，首次诊断时间在 2019 年 1～12 月，共 460 例。根据性别、年龄（±5 岁）进行 1∶1 个体匹配，选取与病例组同社区居住 5 年以上的健康居民作为对照，共 460 例。由经过统一培训的调查员，采用统一编制的调查问卷开展调查，询问研究对象既往的行为生活方式，内容包括一般情况（性别、年龄和文化程度等）、既往疾病史和行为因素（吸烟、饮酒、睡眠、生活和工作紧张程度及每周食用新鲜蔬菜情况等）。对比病例和对照的诸多因素，发现吸烟（$P <$ 0.001）、睡眠（$P =0.01$）、每周食用新鲜蔬菜情况（$P =0.02$）两组有显著差异。通过这项病例-对照研究，可得出结论：吸烟、睡眠不佳、新鲜蔬菜摄入不足可能会使肺癌危险性增加。

本次病例-对照研究中的病例是近期确诊肺癌的新发病例，较现患病例，减少了回忆偏倚；根据年龄和性别选取对照与病例匹配，增加了病例组和对照组的可比性；通过收集和比较病例和对照既往的行为因素，发现了多个与肺癌有显著关联的因素，为检验病因假设提供了依据。

三、队列研究

（一）概念

队列研究是在目标人群中选择一个代表性的样本，将样本人群按是否暴露于某可疑因素分为两组，随访观察一段时间，比较两组人群某种疾病的结局（发病率、死亡率），从而判断该因素与发病或死亡有无关联及关联强度的大小（图 3-4）。

根据研究对象进入队列时间及终止观察时间不同，分为前瞻性队列研究、历史性队列研究和双向性队列研究。前瞻性队列研究是最基本的形式，研究对象的分组是根据现时的暴露状况而定，此时研究结局还未出现，需要前瞻性地观察一段时间才能得到，优点是研究者可以直接获取暴露与结局的第一手资料，结果可信；缺点是所需要观察的人群样本很大，

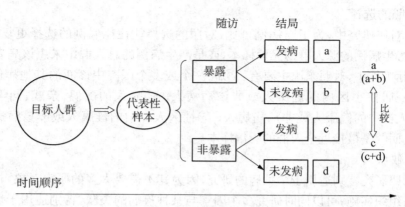

图 3-4　队列研究基本原理

并且要长期随访,人力、物力、财力耗费较大。历史性队列研究在研究开始时,研究者就已经掌握了已有的历史资料,研究结局已经出现,不需要前瞻性观察,研究对象的分组是根据历史资料中研究对象在过去某时点的暴露状况做出的,优点是资料搜集和分析可以在短期内完成,省时省力省钱,并且在时序上依然是由因到果的;缺点是资料积累是不受研究者控制的,所以内容上未必完全符合要求。双向性队列研究,是在历史性队列研究的基础上,再前瞻性观察一段时间,兼具上述两者优点,同时弥补了各自的不足(图3-5)。

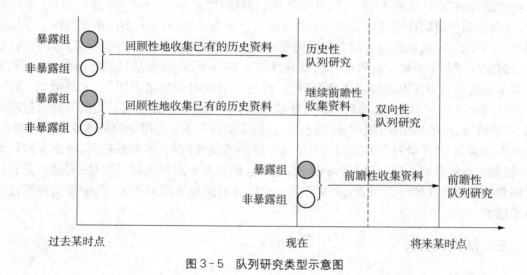

图 3-5　队列研究类型示意图

(二) 特点

1. 设立对照组　研究者在研究设计阶段就设立对照组以资比较,但队列研究中的暴露和非暴露不是人为给予的,也不是随机分配的,而是在研究开始前就客观存在的。

2. 由因及果　在队列研究中,研究者在疾病发生以前就确立了研究对象的暴露情况,然后随访观察结局的发生,探索暴露与疾病的关系,即先有暴露,后有疾病,能够确证因果关系。

（三）应用

1. **检验病因假设** 现况研究可提出病因假设，而队列研究用于检验假设。一般来说，一次队列研究可以检验一种暴露与一种疾病的关联（如吸烟和肺癌），也可检验一种暴露与多种疾病之间的关联（如吸烟与肺癌、心血管疾病等）。如果建立了队列平台，如弗明翰的心血管病队列研究，可同时设计多个子队列研究，检验多种暴露与多种疾病之间的关联，此时可以看作是综合性队列研究。

2. **研究疾病的自然史** 队列研究中，对研究对象按是否暴露分组后进行随访，可观察到疾病逐渐发生、发展，直至结局的全过程，可从人群水平研究疾病的自然史。

3. **评价预防效果** 暴露因素既可以是危险因素，也可以是保护因素。有些暴露因素具有预防疾病的效应，如多吃蔬菜、水果和膳食纤维可降低大肠癌的发生风险；戒烟可以减少吸烟者发生肺癌的危险等。对人群进行跟踪随访，可以评价这些保护因素的预防效果。需要注意的是，队列研究中的预防措施不是研究者给予的，而是研究对象的自发行为。

（四）优缺点

1. **优点** 首先，由于研究对象的暴露资料是在疾病发生之前收集的，而且由研究者亲自观察和收集，资料可靠，一般不存在回忆偏倚；其次，暴露和疾病有明确的时序，暴露在前，疾病在后，故检验病因假说的能力较强。最后，在随访观察过程中，有助于人们了解疾病的自然史。

2. **缺点** 队列研究不适合研究发病率很低的疾病，因为需要很大的样本量或观察很长时间才能观察到足够数量的疾病发生；队列研究随访时间较长，期间研究对象难以保持依从性，容易出现失访而产生选择偏倚；随访过程中，已知变量的改变（吸烟者戒烟）以及未知变量的引入（环境的变化）都会影响结局，使分析复杂化；前瞻性队列研究耗费的人力、物力、财力较大，影响其可行性。

（五）实例

2013年5月，采用方便抽样，选取某地区10所大学，按自愿参加的原则，测量教职工身高、体重，计算BMI，并将BMI正常（$<24 \text{ kg/m}^2$）的教职工纳入队列，共1 172名。对这些教职工进行问卷调查，调查内容包括性别，年龄等人口统计学信息，以及睡眠、运动、饮食情况等。2015年5月进行了第一次随访，共访到1 021名对象，应答率为87.1%，再次收集了调查对象生活行为方式信息，测量了身高、体重，计算BMI。结果显示：1 021名调查对象中有78名BMI超过24 kg/m^2，超重率7.6%；睡眠时间<6小时组的超重风险是$\geqslant 6$小时组的1.5倍（$P<0.05$）；平均每天运动<1小时者的超重风险是$\geqslant 1$小时者的1.9倍（$P<0.001$）；以红肉为动物性食品主要来源者的超重风险是以白肉为主者的1.7倍（$P=0.04$）。由此得出结论：睡眠时间不足、缺乏运动以及摄入过多红肉会增加成年人发生超重的风险。

本项队列研究中，研究对象自2013年5月进入队列，此时结局（超重）尚未出现；收集研究对象的睡眠、运动、饮食信息（暴露），并进行跟踪随访，由因到果，检验病因假说能力较强。该队列研究还可作为一项综合性队列研究，分析多种暴露与多种结局的关系，如分析多种暴露（睡眠时间<6小时，平均每天运动<1小时，红肉为主）对血脂、血压的影响。很显然，队列纳入的研究对象不再是基线调查时BMI正常者，而是血脂正常者或血压正常者，会有所差别。

第二节　实验性研究

一、概念

实验性研究是指研究者根据研究目的,按照预先确定的研究方案将研究对象分配到试验组和对照组,对试验组人为地施加或减少某种措施,而对照组不施加或减少这种措施,追踪观察并比较试验组和对照组的结局发生情况,从而判断处理因素的效果(图3-6)。

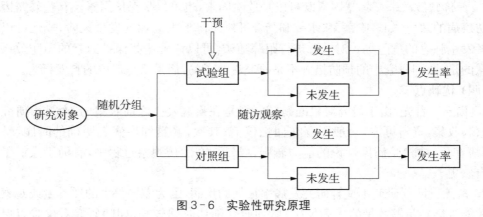

图3-6　实验性研究原理

二、特点

(一) 前瞻性

实验性研究必须是干预在前,效应在后,具有前瞻性特征。

(二) 随机分组

严格的实验性研究应该采用随机方法把研究对象分配到试验组和对照组,控制混杂因素。如果条件受限,不能采用随机分组方法,试验组和对照组的基本特征也应该均衡可比,这种研究称之为"类实验"性研究。

(三) 试验组给予干预措施,对照组不给予干预措施

人为地给予干预措施,这是与观察性研究的一个根本不同点。由于实验性研究的干预措施是研究者为了实现研究目的而施加于研究对象的,所以容易产生医学伦理学问题。

(四) 可采用盲法

在试验过程中,研究对象的主观心理因素会对研究结果产生一定影响,可采用盲法来避免影响。盲法可分为单盲、双盲和三盲。单盲指仅研究对象不知道自己所在的分组或所接受的处理,但观察者和资料收集分析者知道;双盲指研究对象和观察者都不知道分组情况,也不知道研究对象接受的处理措施;三盲是研究对象,观察者以及资料收集分析者均不知道研究对象分组和处理情况,只有研究委托人员知道,并在试验结束后才公布分组和处理情况。

三、实验流行病学类型

按研究场所划分,实验流行病学可分为临床试验和现场试验,前者主要在医院实施,后者主要在社区实施;按所具备设计的基本特征划分,实验流行病学可分为真实验和类实验。

(一)临床试验

临床试验是以病人为研究对象,按照随机分组的原则,评价各种临床治疗措施有效性的方法,它是揭示因果关联的金标准。

临床试验常用于新药研究。新药在取得新药证书前必须经过临床试验,确定安全有效后,方可批准生产,进入市场使用。对目前临床上应用的药物或治疗方案也可采用临床试验进行评价,从中找出一种最有效的药物或治疗方案,提高病人的治愈率,延长病人寿命,提高生命质量。

(二)现场试验

现场试验是在现场环境下进行的干预研究,以健康人群为研究对象,常用于对某种预防措施的效果进行评价,包括个体试验和社区试验,前者干预措施实施的基本单位是个体,后者是以社区人群整体为干预单位。现场试验一般历时较长,需进行 6 个月以上。

现场试验常用于评估针对某危险因素的一级预防效果。如通过干预试验,减少人群中危险因素的暴露水平,观察干预对疾病预防或促进健康的效果。现场试验还常用于测定改变某种个人行为、生物学特征或某环境条件后的可能收益。例如,将哺乳期妇女随机分为两组,干预组接受手机短信提醒实施母乳喂养,对照组不接受任何干预措施,观察两组母乳喂养率是否是差异,从而来评价手机短信提醒的效果;将学生随机分成两组,其中一组接受翻转课堂教学模式,而另一组学生接受常规教学,比较两组学生最后的成绩是否存在差异,评估翻转课堂的教学效果是否优于常规教学。

(三)类实验性研究

类实验是指在研究数量大、范围广但实际情况不允许对研究对象进行随机分组时的实验研究,特点是有干预手段,但不经随机分组,因此混杂因素不易控制。类实验可以分为两类:非随机的对照试验和无平行对照试验。

1. 非随机对照试验 非随机对照试验设立了平行对照组,但研究对象的分组不是随机的,如：①临床或实验室研究:实验对象自愿参加某试验组,接受饮食指导而改变饮食习惯,以控制轻度高血压,并与未接受饮食指导(未改变饮食习惯)组相比较。②规划或策略研究:相当于没有随机分组的社区试验,在社区试验中,如果对整个社区居民进行干预,随机分组就不能进行,这时可选择具有可比性的另外一个社区人群作对照,来评价干预的结果,以决定是否需要作相应的规划或策略的变更,同时发现开展措施后没有预见到的问题、措施失败或成功的原因。

2. 无平行对照试验 无平行对照试验不设立对照组,通常采用自身前后对照,也就是比较干预前后的差异。例如在糖尿病病人中开展健康教育,指导其饮食,运动和血糖监测等,然后比较教育前后糖尿病病人的血糖是否发生改变。

四、实验流行病学的优缺点

（一）优点

（1）按照随机化的方法，将研究对象分为试验组和对照组，提高了可比性，能较好地控制研究中的混杂和偏倚。

（2）干预在前，效果在后，为前瞻性研究，因果论证强度高。

（3）有助于了解疾病的自然史，并且可以获得一种干预与多个结局的关系。

（二）缺点

（1）实验研究设计和实施要求高，难控制，有时仅靠随机分组不能完全控制可能的混杂因素。

（2）受干预措施适用范围的约束，选择的研究对象往往代表性不够，导致试验结果推论到总体时受到影响。

（3）由于研究因素是研究者为了实现研究目的而人为地施加于研究对象的，因此，容易涉及医学伦理问题。

（4）虽然盲法可以避免来自研究对象和观察者主观因素造成的偏倚，但在实际应用中不容易实现。例如，给予干预组药物时，为防止破盲，必须同时给予对照组颜色、气味、大小、外形相同的安慰剂；其次，盲法要在保证试验对象安全的前提下实施，不适用于危重病人。

第三节　研究设计的基本过程

一、查阅有关文献，提出研究目的

研究的设计者需要查阅相关背景资料，根据掌握的信息以及研究所期望解决的问题，明确该次调查所要达到的目的，这是研究设计的首要前提，之后的所有设计思路都应围绕这一前提而展开。例如，是为了了解某疾病的分布情况还是已知某暴露与某疾病有关联，想进一步检验因果关系？这将决定后续是采用现况调查还是队列研究。

二、根据研究目的确定研究内容

研究内容的确定以实现研究目的为目标。确定研究内容时，研究者需对所研究的问题及相关知识有着深刻的理解，这样纳入调查表的条目才能比较准确、确保研究的深度。以肥胖的评估为例，除了可以通过身高、体重、腰围和臀围的测量，计算 BMI、腰围臀围比（WHR）和腰围身高比（WHtR）等指标外，还可测量皮褶厚度即肩胛骨下方、上臂肱三头肌、肚脐等部位的皮肤厚度，初步判断肥胖的程度。采用体脂测量仪测量体脂率也是常用的方法。

确定研究内容时，还要重视环境与事件的关系，重视多因论，要在多因论的基础上确定研究内容，使收集的信息完整，保证研究的广度。以分析睡眠质量的影响因素为例，纳入的可能影响因素不但要包括外部因素如强光、噪声、空气流通、刺激性气味、陌生环境等，还要包括内部因素如躯体和情绪因素等。

最后，研究内容的多少要适当。内容过多、过细，超出了研究的需要，不仅造成研究对象的低应答率，而且浪费了宝贵的资源；但内容过少、过粗，则无法达到研究目的。

三、结合具体条件选择研究方法

选择流行病学研究方法需遵循两个原则：一是能实现研究目的，二是要力所能及。一项设计良好的横断面研究可回答诸如"某地区中学生的体育锻炼及学生成绩状况如何"的问题，但如需回答"学生体育锻炼是否影响学习成绩"，则可有多种选择，既可采用病例-对照研究，也可采用队列研究或实验研究。如采用病例-对照研究，可以某校 GPA 前 50％的学生为病例组，后 50％的学生为对照组，采用问卷调查使其回顾在学期间参加体育锻炼的情况，如果两组有显著差异，则提示体育锻炼与学习成绩有关联。如采用队列研究，则可将学生按当前锻炼情况分为锻炼组和非锻炼组，随访观察至考试结束，如果两组的 GPA 有差异，则提示体育锻炼可能影响学习成绩。如采用现场试验，则可将不参加体育锻炼的学生随机分为两组，一组强制要求其参加体育锻炼，另一组为对照组，不强制要求，随访观察至考试结束，如果两组的 GPA 有差异，则证明体育锻炼对学习成绩有影响。可见，3 种研究设计不同程度地回答了"学生体育锻炼是否影响学习成绩"，但结果的可信度不同，所需花费也不同（图 3-7）。此时，研究设计方法的选择就需考虑研究的可行性。例如，有无合适的研究对象？研究时长多久？研究经费是否足够？

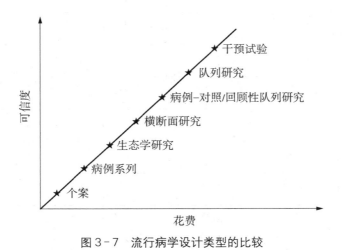

图 3-7　流行病学设计类型的比较

四、根据研究内容设计调查表

调查表是流行病学调查使用的主要工具，分为自评表和他评表。自评表是被调查者根据要求自己填写调查表，他评表是调查者向调查对象提问或采集某些数据后由调查者填写。除了将调查表设计成纸质问卷外，还可利用问卷星、REDCap 或 Survey Monkey 等免费线上问卷设计软件制作电子问卷。

调查表的内容包括两个部分，一是备考项目，也称一般项目，包括调查日期、调查员签名,调查对象的姓名、性别、住址、电话号码等。二是分析项目,是研究依赖于该项目的统计分析而产生研究结果的部分。该部分要根据研究目的和内容确定变量的数目和具体内容。各个项目指标的定义要明确,尽量采用客观、定量或半定量的指标。指标的测量从技术上、经费上必须可行。项目要精选、有针对性且重点明确,需要的项目一个也不能少,不需要的项目一个也不能多。可在调查表中穿插设置一些高度相关或内容完全相同而形式不同的问题,以检验调查表的信度。表3-1所示为一份调查表中的月经生育史部分,可见,这份简单的表格所含信息量相当大,可获得生育次数、活产次数、流产次数、初产年龄、末次生产年龄等信息。

电子问卷可通过软件后台直接获得数据库,无需录入;如采用纸质问卷,则应采用编码调查表,在每个分析项目的右边画出方格,格内填写编码,方便计算机录入。

表 3-1 调查表示例

K2. 下面我想了解您每次怀孕的情况,按顺序告诉我您每次怀孕结束时的年月和结果。

A 妊娠结束时间 (年/月) K2-1A...K2-8A	B* 妊娠结果 (注明编码) K2-1B...K2-8B	C 妊娠周数 K2-1C...K2-8C	D 母乳喂养月数 (非母乳喂养者,填入 96) K2-1D...K2-8D
1. ☐☐年 ☐☐月	☐	☐☐	☐☐
2. ☐☐年 ☐☐月	☐	☐☐	☐☐
3. ☐☐年 ☐☐月	☐	☐☐	☐☐
4. ☐☐年 ☐☐月	☐	☐☐	☐☐
5. ☐☐年 ☐☐月	☐	☐☐	☐☐
6. ☐☐年 ☐☐月	☐	☐☐	☐☐
7. ☐☐年 ☐☐月	☐	☐☐	☐☐
8. ☐☐年 ☐☐月	☐	☐☐	☐☐

注:* B 妊娠结果编码:生产-1;人工流产-2;自然流产-3;死产-4;宫外孕或输卵管妊娠-5;目前正在怀孕-6;其他-7。

设计调查表时要注意以下几点:

(1)尽量避免使用专业术语和使人反感的词句,问题不能带有暗示。例如,非医学专业人员可能不知道"阿尔茨海默症",但可能熟知"认知障碍"或"老年痴呆"。因此,问卷中最好不要用"阿尔茨海默症"或做好相应的标注。

(2)问句的措辞要求明确、易懂。例如,询问有关年龄的问题,如开始吸烟年龄、某疾病诊断时的年龄等时,需明确要使用实足年龄。询问吸烟史,需要明确定义何为吸烟,如"吸烟累计达到 100 支香烟"。

(3)一个问题不可出现多种理解或不知如何回答的情况。有人调查肿瘤家族史,问卷中相应的问题为"你家里有人患过肿瘤吗？"显然，不同的人对"家里人"的理解不同，"肿瘤"的定义过于宽泛。这样的问题很难获得真实可靠的回答，正确的提问应为"你的一级亲属（父母、兄弟姐妹和子女）中曾有人被诊断患有恶性肿瘤吗？"

（4）将问题的各种可能答案都要罗列在调查表上，从中选择一个最佳或多种答案。如果认为可能有遗漏，可以将一个答案写为其他，并要求写出具体内容。

（5）对年龄、身高、体重等连续性变量，除明确计量单位（如岁、厘米、千克等）外，不应加任何其他限制。

（6）要采用"标准化"调查，对所有的调查对象应用同样的方式、同样的语气、同样认真的态度提出同样的问题。

五、控制研究过程，保证研究质量

研究中收集的信息，其质量的高低取决于调查员的工作能力和态度、调查对象的配合程度以及测量仪器的准确性和稳定性。调查员的工作能力和态度可通过培训来提高，调查之前需对参加调查的人员按照标准方法进行统一的培训，保证收集资料方法和标准的一致性，并且要求对调查材料保密，具有高度的工作责任心，实事求是的科学态度以及娴熟的业务技能。研究的组织者也应该充分发挥组织协调能力，建立检查、监督机制，严格控制研究过程。

六、理顺分析思路，得出正确结论

调查完成后，应先仔细检查原始数据，确保问卷的完整性。数据录入后还需依据变量间的逻辑关系进行检查，对缺项、漏项进行填补，重复项予以删除，错误项予以纠正，错误无法纠正的应剔除，确保数据的准确性。然后按照卫生统计学和流行病学的专业要求对数据库进行整理和变量转换，包括分组、生成新变量等。最后要理清分析思路，利用最适合的统计分析方法进行数据分析，回答最关键的问题。对于连续变量，需了解数据分布特征，对非正态分布的数据需进行数据转换；如果数据转换后仍呈非正态分布，考虑将数据转换为分类变量或使用非参数检验。

◢ 第四节　案例分析：霍华德·金森的"幸福的密码"

幸福是什么？这个话题总让人捉摸不透。到底什么是幸福？每个人对幸福都有自己不同的理解，而科学界也一直在探索。

1988年4月，24岁的哥伦比亚大学哲学系博士霍华德·金森为完成毕业课题《人的幸福感取决于什么》启动了一项人群调查，他向市民随机派发了1万份调查问卷，问卷内容包括详细的个人信息以及一道单选题：你现在幸福吗？有5个选项供大家选择：A非常幸福，B幸福，C一般，D痛苦，E非常痛苦。历时两个月后，共收回5 200份有效问卷，其中只有121个人选A，约占2.35%。霍华德·金森对这121人进行了详细的分析，发现其中50人是所在城市的成功人士，另外71人是普遍平民，包括家庭主妇，卖菜的农民，公司小职员，领救济金的流浪汉等。通过与这些人的反复接触，霍华德发现50名成功人士的幸福感主要来源于事业的成功,而71名普通人虽然职业不同,性格迥然,但共同点是他们都对物质没有太多的要求,平淡自守,安贫乐道,享受柴米油盐的寻常生活。因此,霍华德·金森得出结论:世界上两种人最幸福,一种是功成名就的杰出者,一种是淡泊宁静的平凡人。要想获得幸福,杰出者应该奋力拼搏,获得事业的成功,进而获得更高层次的幸福,而平凡人应该修炼内心,减少欲望,享受平凡生活的幸福。

20多年后,霍华德·金森由当年意气风发的青年成长为美国大学的知名终身教授。2009年6月,一个偶然的机会,他又翻出了当年的那篇毕业论文。他很好奇,当年那121名认为自己"非常幸福"的人现在过得怎么样了?他们的幸福感还像当年那么强烈吗?于是,他把那121人的联系方式找出来,花费了3个月的时间对他们又进行了一次问卷调查。调查结果显示,当年那71名平凡者中除2人去世外,其余69人都回答了问卷,这些人有的跻身成功人士行列,有的一直过着平凡的生活,有的因疾病和意外而生活拮据,但他们的选项都没有变,仍然觉得自己"非常幸福"。而那50名成功者的选项却发生了巨大的变化,他们当中仅9人事业一帆风顺,仍然坚持当年的选择"非常幸福",23个人选择了"一般",16人因事业受挫,或破产或降职,选择了"痛苦",2人选择了"非常痛苦"。

看到这样的调查结果,霍华德·金森不禁陷入了深思。两周后,霍华德·金森以《幸福的密码》为题在《华盛顿邮报》上发表了一篇文章。在文章中,霍华德·金森详细叙述了这两次问卷调查的过程与结果。论文结尾,他总结说:所有靠物质支撑的幸福感,都不能持久,都会随着物质的离去而离去。只有心灵的淡定宁静,继而产生的身心愉悦,才是幸福的真正源泉。无数读者看了这篇论文之后,都纷纷惊呼:"霍华德·金森破译了幸福的密码"!这篇文章引起了广泛的关注,《华盛顿邮报》一天之内6次加印!在接受媒体采访时,霍华德·金森一脸愧疚:20多年前,我太过年轻,误解了"幸福"的真正内涵,而且我还把这种不正确的幸福观传达给了许多学生。在此,我真诚地向这些学生致歉,向"幸福"致歉。所有悲惨的事,往往都与钱有关,所有幸福的事,往往都与钱无关。

现在我们从流行病学设计的角度来审视霍华德·金森的研究。他第一次随机分发的1万份调查问卷,所采用的研究方法是现况研究,即横断面研究,一次性收集研究对象当前的个人信息和目前的幸福状态。可以看到,他选择研究对象时没有采用随机抽样,而是采用了方便抽样,而且问卷回收率并不高,仅52%。因此,调查获得的5个选项的构成比并不能真实地反映目标人群的总体情况。好在霍华德采用该研究设计的目的并不是获得人群中感到"非常幸福"或"幸福"者的比例(即患病率),而是旨在选出回答"非常幸福"的研究对象进行进一步的深入定性访谈。随后,霍华德对选择"非常幸福"的121人进行了个人信息分析,并进行了深入的定性访谈(反复接触),从而推论出功成名就的"杰出者"和淡泊宁静的"平凡人"是世界上最幸福的两种人的结论,并进而提出建议:要想感觉幸福,需根据自身情况成为两种人中的一种。

霍华德20年后开展的第二次调查是以当初回答"非常幸福"的121人为队列成员而开展的随访调查。此队列为前瞻性固定队列,样本量为121人,暴露变量为"杰出者"或"平凡人",随访时间为20年,结局变量为幸福感选项的持续。研究结果显示,"杰出者"的选项持续率仅18%(9/50),远远低于"平凡人"的100%(69/69),相对危险度为5.56(1.00/0.18)。通过分析"杰出者"选项改变的原因,从而破解"幸福的密码"。

尽管霍华德·金森的研究结果影响巨大，但从流行病学研究设计的角度来看，该研究存在一定的局限性。首先，该队列样本量较小，研究结果可能是机遇（chance）所致。好在暴露的效应较强，相对危险度高达 5.56，统计把握度达到 100%。其次，研究人群的暴露状态仅基于基线调查，而实际上在随访过程中可能发生变化，平凡者并非一直平凡，成功者并非一直成功，需要在 20 年期间开展多次随访，获得暴露信息的变化。最后，霍华德在推导结论时，转换了暴露的概念，将"平凡人"这一暴露状况转换为"心灵的淡泊宁静"，将"杰出者"这一暴露状况转换成了"物质丰盛的满足"。这种转换是否成立依赖于第一次调查筛选的准确性以及"杰出者"与"平凡人"的互斥性。如果"杰出者"中存在一定比例的"心灵淡泊宁静"者或"平凡人"中相当一部分也享有"物质丰盛的满足"，这种转换是不成立的。

可见，不同的问题需要选择不同的流行病学研究设计来解答，同样的问题也可依研究资源情况采用不同的研究设计来回答。掌握了流行病学研究设计的基本原理，不但有助于我们灵活应用这些方法，而且有助于我们对他人的研究进行科学的评估。

（王　蕾　徐望红）

思考题

下列各问题分别可采用什么调查设计解答？

（1）上海哪所中学升学率最高？

（2）近 10 年来，上海大学生就业率的变化情况如何？

（3）增加学习时间能否提高考试分数？

主要参考文献

1. 詹思延.流行病学[M].第 7 版.北京:人民卫生出版社,2013.
2. 徐飚.流行病学原理[M].上海:复旦大学出版社,2007.

第四章

抽样中存在的陷阱

抽样(sampling)广泛应用于人口、经济和社会问题的研究。电视收视率调查和各种民意调查等均采用抽样调查方式。在医疗卫生研究领域,抽样更是无处不在。以民意调查为例,1936 年美国总统大选时,当时一份受众颇广的期刊《文学文摘》,想要在大选前进行民意调查,预测哪位候选人将胜出,成为美国总统。该杂志邮寄出 1 000 万份问卷,最终回收了约 240 万份。基于对这些问卷的分析,民主党候选人罗斯福的支持率为 43%,而共和党候选人阿尔夫·兰登的支持率为 57%,阿尔夫·兰登可能会战胜罗斯福当选总统。而事实上,大选中罗斯福的支持率为 62%,而阿尔夫·兰登的支持率仅为 38%,而且罗斯福在 48 个州中胜出 46 个,取得了压倒性的胜利。此案例即为一个典型的抽样调查。在《文学文摘》的调查中,需要了解总体即全体选民的意愿,而回收的约 240 万份问卷作为样本,用于估计总体意愿。显而易见,本案例的样本未能真实地反映总体状况。这是为什么呢?明白了抽样的原理,就能轻松解答这个问题。

◢ 第一节　什么是抽样

一、抽样的概念

我们常常从一个总体中抽取具有代表性的样本进行调查,以了解总体的情况。所谓总体(population)就是所要研究个体的全体,而样本(sample)是为了解总体而观测的总体的一部分。抽样调查(sampling survey)即是通过随机抽样的方法,对特定时点、特定范围内人群的一个代表性样本进行调查,通过对样本中研究对象的调查研究,来推论其所在总体的情况。例如,有一大筐豆子,由红豆、绿豆、黑豆和花豆混在一起。要想知道这筐豆子中有多少红豆,你会如何做呢?最简单的方法就是抽样。此时,总体就是一整筐豆子,样本就是取出来称量的小部分豆子。人群研究中的抽样调查也是如此,我们想要知道某市 12 岁男孩的身高分布,该市所有 12 岁男孩即为我们研究的总体,而在实际调查时从中随机抽取 1 000 个男孩,测量其身高,用于估计该市 12 岁男孩的身高水平。所抽出的这 1 000 个男孩即为样本。

二、抽样的要求

抽样的目的是为了了解总体,所抽取的样本必须符合一定的条件才能准确估计所在总体的情况。抽样过程中要满足以下几个原则。

1. 代表性　所抽取的样本要具有代表性,即样本可以代替总体来进行研究和说明问题。例如,上述的 1936 年的美国总统大选,《文学文摘》是按照电话号码本选出的这 1 000 万调查对象,但当年在美国能装得起电话的往往都是较为富裕的阶层和持保守立场的共和党选民,而支持罗斯福的广大工人群体基本排除在调查范围之外,由此在样本上造成了显著偏差,不能代表总体。

2. 随机化　在抽样过程中尽可能保证随机,即保证总体中每个个体都有已知的、非"零"概率被选为研究对象。比如,一个不透明的袋子中装有 10 个大小形状完全相同的小球,从中抽取一个小球,每个小球都可能被抽取且被抽取的概率相等,为 1/10。如果小球的大小形状不同,抽取的人对某种大小或形状的球比较偏爱,则每个小球被抽取的概率是不同的,就不能保证随机化的原则。

3. 样本量足够　抽样研究中,在同一总体中随机抽取样本含量相同的若干样本时,样本指标之间的差异以及样本指标与总体指标的差异,称为抽样误差(sampling error)。抽样误差并非因失误引起,而是随机抽样所特有的误差,是由于研究对象个体差异、机会因素或偶然的原因等变动,使得测量结果偏离真实值的一类不恒定、随机变化的误差。抽样误差的大小反映在样本的标准误大小上,即抽样的平均误差。

影响抽样误差大小的因素主要包括:①研究总体中各个研究对象的差异程度。研究对象间差异越大则抽样误差越大,反之越小;②样本量大小。在其他条件都相同的情况下,样本量越大则抽样误差越小;③抽样方法。样本量相同的情况,抽样方法不同,抽样误差也不同,一般而言分层抽样的抽样误差最小。因此,抽样时,样本量要足够,样本过小,抽样误差大,样本统计量无法准确估计总体参数,样本过大则不利于实施,浪费人力、物力和时间。

4. 内部构成与总体一致　所抽取样本的内部构成与所研究的总体一致。比如要研究某中学学生的近视情况,该中学包括高、中、低 3 个年级,则在抽样的过程中要保证每个年级的同学都在所抽取的样本中,并且抽取的各个年级学生的比例与该年级学生在学校中的比例一致,如此能更好地反映该学校学生的近视情况。

◢ 第二节　为什么要抽样

与普查相比,抽样调查具有节省时间、人力和物力资源等优点;同时由于调查的范围小,调查工作易于做得细致,并且能够在短时间内完成,具有时效性。虽然抽样调查的设计、实施和资料分析比普查要复杂,但其应用更为广泛。以下几种情况需要实施抽样调查。

一、不可能普查

普查(census)即全面调查,是指将在特定时点或时期内、特定范围内的全部人群(总体)作为研究对象的调查。例如,对某地所有儿童(≤14 岁)进行尿氟水平测定和氟斑牙分期诊断。普查没有抽样误差,且能发现人群中的全部病例。但普查并非任何时候都可用,当研究总体是无限总体时,不可能实施普查。例如,确定健康人空腹血糖的正常值范围,健康人这一总体就是无限总体,无法采用普查的方式,只能抽查。此外,破坏性调查也不能使用普查。例如,对一批注射药物进行质量检查,不可能将所有的药剂瓶都打开加以检验,只能进行抽样,以样本代替总体来反映该批注射药物的质量。

二、不必要普查

有些调查包含的观察单位数过多,需要消耗大量的人力、物力和时间,而且不易组织实施,也不易做得细致,难以保证工作质量。例如,要调查某市 12 岁男孩的身高和体重,难以做到对全市 12 岁男孩都进行调查,而抽取一定数量的样本,以样本的身高体重来代表该市男孩的身高体重更容易实施。中国人群糖尿病患病率的调查,如采用普查,则需对所有 14 亿人口进行血糖检测,显然这并不现实也没必要。

三、人、财、物有限

想要进行某项研究,但所抽调的人员以及申请的款项有限,不足以对研究中所有对象都进行调查时,可以选择抽样调查,以节省人力、物力资源及时间。图 4-1 所示为抽样精确度与所需费用的关系图,可见,精确度越高,抽样误差越小,所需费用越多。实际工作中需要平衡好两者的关系。

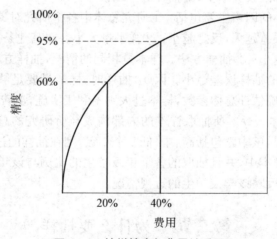

图 4-1　抽样精度与费用关系图

四、了解变化

通过普查了解人群基本情况后,可采用抽查方法了解人群变化情况。例如,对某地居民的营养和膳食情况进行普查后,想了解该地居民一年后的营养和膳食情况是否有变化,可抽取当地部分居民进行调查,通过对比抽样人群的营养和膳食情况的变化,反映当地所有居民的营养和膳食情况是否有变化。

五、对普查进行验证

普查后采用抽样复查的方法对普查的准确性进行评估。例如,调查了某地所有居民的高血压患病情况后,想要验证一下此次调查的准确性,可以从当地全部居民中抽取一部分进行调查,对两次调查所得的高血压患病率进行比较,如差别没有统计学意义,则说明普查的结果准确性较高,反之,则提示普查的准确性较低,调查结果不可信,需对调查过程进行检查和反思。

六、质量控制

采用抽样调查,可对企业生产过程的稳定性进行监测,实现质量控制。例如,牛奶加工企业在进行牛奶加工时,可以定时检测奶源及生产过程是否合格,建立监测制度,根据监测结果对奶源及生产过程进行干预,实现对牛奶的质量控制。

抽样调查也存在一定的局限性。首先,因为没有对研究对象都进行调查,所以在研究过程中资料的重复或遗漏不易被发现;对于变异过大的研究对象或因素以及需要普查普治的疾病则不适合用抽样调查;而患病率太低的疾病同样也不适合用抽样调查,因为需要很大的样本量,如果抽样比>75%,则不如进行普查。

第三节　抽样的方法

抽样可分为随机抽样和非随机抽样。

一、随机抽样

随机抽样是指总体中每个个体有相同的机会被选中作为样本参与调查,从而降低样本的选择偏倚,就像实验研究中通过随机化来降低偏倚一样。常见的随机抽样方法有:单纯随机抽样、系统抽样、分层抽样、整群抽样和多阶段抽样。

1. 单纯随机抽样(simple random sampling)　单纯随机抽样也称简单随机抽样,是最简单、最基本的抽样方法。主要方法有抽签法和随机数法。抽签法是把总体中 N 个个体编号,把号码写在号签上,然后将号签放在一个容器中,搅拌均匀后每次依次从中抽取一个号,连续抽取 n 次,就可以得到一个样本量为 n 的样本。随机数法是利用随机数表、随机数骰子或计算机产生的随机数进行抽样。具体方法如下:从总体 N 个对象中,利用抽签或其他随机方法(如随机数字)抽取 n 个对象,构成一个样本。它的重要原则是总体中每个对象被抽到的概率相等(均为 n/N)。例如,某地共有 1 500 名 15 岁男性儿童,欲从这1 500 名男童中随机抽取 100 名儿童作为样本,对其生长发育状况进行调查,并根据调查结果对该地 15 岁男童的发育现状进行推测。可先将全部 1 500 名男童逐一记录姓名并编号,用随机函数产生 100 个 1 500 以内的随机数字,再以所得随机数字对应编号的男孩组成样本。

在实际工作中,由于总体数量大,编号、抽样麻烦以及抽到个体分散而导致资料收集困难等原因,单纯随机抽样较少得到应用,但它是其他各种抽样方法的基础。

2. 系统抽样(systematic sampling)　系统抽样又称等距抽样或机械抽样,是指按照一定顺序,机械地每隔若干单位抽取一个单位的抽样方法。具体方法如下:设总体单位数为N,需要调查的样本数为n,则抽样比为n/N,抽样间隔为K＝N/n。每K个单位为一组,然后用单纯随机方法在第一组中确定一个起始号,从此起始点开始,每隔K个单位抽取一个个体作为研究对象(图4-2)。例如,某校共有1 500名学生,为调查该校学生的近视率,选用系统抽样方法,基于学生的学号顺序抽取样本数为150的样本。总体例数为1 500,样本数为150,抽样间隔k为1 500/150＝10,然后确定一个10以内的随机数,后面每隔10个抽取一个学生作为样本,一共抽取150名学生作为样本,对其近视情况进行调查,进而推断该校1 500名学生的近视率。

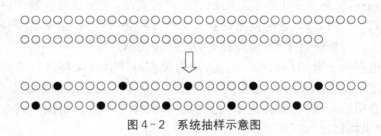

图4-2　系统抽样示意图

系统抽样的优点有:①可以在不知道总体单位数的情况下进行抽样。例如,想抽取一年中所有新生儿的一个样本,不必准确了解一年中新生儿的数量,可以根据估计而确定抽样间隔(K)。②在现场人群中较易进行。例如,调查员可以按户或门牌号,每隔K户调查一户,这比单纯随机抽样要容易操作。③样本是从分布在总体内部的各部分单元中抽取的,分布比较均匀,代表性较好。

但是,如果总体各单位的排序具有一定的规律或周期性,而抽取的间隔恰好与此规律或周期(或周期的倍数)吻合,则可能使样本产生偏性。例如,基于学生的学号,采用系统抽样方法从某校1 500名学生中抽取样本数为150的样本,以样本的平均身高估计该校学生总体平均身高。如果学号顺序就是按身高从低到高排列,那么,从1~10个数字中随机抽到"1"时所得样本的平均身高将低于总体平均身高,而抽到10时所得样本的平均身高将高于总体平均身高。

3. 分层抽样(stratified sampling)　分层抽样是指先将总体按照某种特征分为若干次级总体(层),然后再从每一层内进行单纯随机抽样,组成一个样本。分层抽样可以提高总体指标估计值的精确度,它可以将一个内部变异很大的总体分成若干个内部变异较小的层(次总体)。每一层内个体变异越小越好,层间变异则越大越好。分层抽样比单纯随机抽样所得到的结果精确度更高,组织管理更方便,而且能保证总体中的每一层都有个体被抽到。这样除了能估计总体的参数值,还可分别估计各个层内的情况,因此分层抽样是较常采用的随机抽样方法。例如,调查某市学生的近视率时,由于小学、初中和高中的近视情况差别很大,可以先按学校类型将学生分为小学、初中和高中三层,然后按照一定比例每一层抽取一定的样本组成混合样本代表该校所有学生的情况,抽样方法如图4-3所示。

分层抽样又分为两类:一类是按比例分配(proportional sampling)分层随机抽样,即各

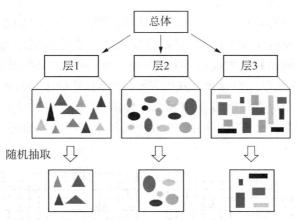

图4-3　分层抽样示意图

（引编自 https://conjointly.com/kb/probability-sampling,最近一次更新,2020 年 3 月 13 日）

层内抽样的比例相同;另一类是最优分配(optimum sampling)分层随机抽样,即各层抽样比例不同,内部变异小的层抽样比例小,内部变异大的层抽样比例大,此时获得的样本均数或样本率的方差最小。

分层抽样的优点有:①抽样误差较小,在样本例数相同的情况下,分层抽样估计的标准误在几种常见的随机抽样方法中一般是最小的。②抽样方法灵活,可以根据各层的具体情况采用不同抽样方法,例如,在调查某省糖尿病的患病率时,可以将全部居民分为城市和乡村两层,由于城镇人口集中且有门牌号,可以采用系统抽样的方法;而农村人口分散,可以以乡为单位,采用整群抽样的方法;而当层内的观察单位分布比较均匀且实际工作中又便于实施时,也可以采用单纯随机抽样。③获得的信息丰富,不仅可以获得各层组成的混合样本信息,还可以获得各个层内的信息。如上例中,不但可以获得城市、乡村混合之后的样本信息,还可以对若干个城市、乡村同类条件的样本进行独立分析。然而,如果选择的分层变量不合适,层内变异较大而层间差异较小,那么分层抽样便失去了意义。

4. 整群抽样(cluster sampling)　整群抽样是指先将总体分成若干群组,抽取其中部分群组作为观察单位的抽样方法。应用整群抽样时,要求各群有较好的代表性,即群内各单位的差异要大而群间的差异要小。例如,对某个学校进行学生乙肝疫苗接种率的调查,该校共有 20 个班,每个班约 60 个人。这个时候可以"班"为单位,采用随机数字表或抽签的方式随机抽取 5 个班,然后对抽到的 5 个班级所有学生进行调查,以此来代表该校学生的乙肝疫苗接种率情况。

若被抽到的群组中全部个体均作为调查对象,称为单纯整群抽样(simple cluster sampling);若通过再次抽样,调查群组中的部分个体,则称为二阶段抽样(two-stage sampling)。

整群抽样的特点有:①易于组织、实施方便,可以节省人力、物力资源。②群间差异越小,抽取的群越多,则精确度越高。③由于所得的样本在总体中分布并不均匀,所以当样本例数一定时,其抽样误差一般大于单纯随机抽样。故在确定样本量时,通常在单纯随机抽样样本量估计的基础上再增加 1/2。

整群抽样与分层抽样在形式上有相似之处,但实际上有很大的差别。首先,分层抽样和整群抽样对研究对象的要求不同,分层抽样要求研究总体各层之间的差异大,层内的个体或单元差异小。层间差异越大越好,而层内差异越小越好;而整群抽样要求群与群之间差异比较小,群内个体或单元差异大。其次,分层抽样和整群抽样样本的组成单元不同,分层抽样的样本是从每个层内抽取若干单元或个体构成,每个层的个体都会被抽到,而整群抽样则是要么整群抽取要么整群不被抽取,并不是每个群都会被抽到(图 4-4)。

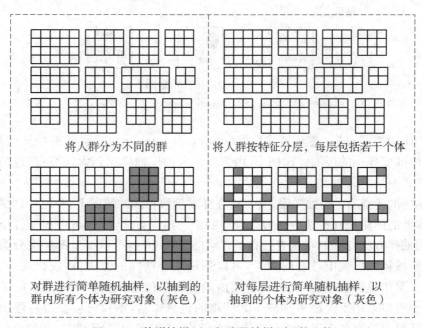

图 4-4 整群抽样(左)与分层抽样(右)的比较

5. 多阶段抽样(multistage sampling) 多阶段抽样是指将抽样过程分阶段进行,每个阶段使用的抽样方法可以不同,即将以上几种抽样方法结合使用,在大型流行病学调查中常用。其实施过程是:先从总体中抽取范围较大的分类单元,称为一级抽样单位(primary sampling unit, PSU)(如省、自治区、直辖市),再从每个抽得的一级单元中抽取范围较小的二级单元(县、乡、镇、街道)……依次类推,最后抽取其中范围更小的单元(如村、居委会)作为调查单位。例如,1998 年国家卫生服务调查采用的抽样方法即为多阶段分层整群随机抽样方法。其中,第一阶段以省为层,以县(市或市区)为抽样单元,进行分层整群抽样,抽得若干县(市或市区);第二阶段以乡镇(街道)为抽样单元,在第一阶段所抽到的县(市或市区)中进行整群抽样,抽得若干乡镇(街道);第三阶段以村为抽样单元,在抽到的乡镇中进行随机抽样。这就是一个典型的三阶段抽样,其中第一阶段采用分层整群抽样,第二阶段采用整群随机抽样,而第三阶段采用简单随机抽样。

在多阶段抽样调查中,各阶段的抽样单位是不同的,而且每个阶段的抽样都要具备一个抽样框架,即在前一阶段的抽样单位内供本阶段抽样使用的一组名单或编号。与简单随机抽样相比,多阶段抽样抽到的个体相对集中,因而在实际工作中具有节省人力、物力资源等优点。另外,它比整群抽样灵活,在样本量相同的条件下,多阶段抽样的样本在总体中分布比较均匀,较整群抽样更具代表性。多阶段抽样既保留了整群抽样简便省事的优点,还具有简单随机抽样精度较高的优点,是一种应用广泛的抽样方法。我国进行的大规模慢性病调查就是采用这种方法。

多阶段抽样中每个阶段可以灵活采用单纯随机抽样、系统抽样或其他抽样方法,充分利用各种抽样方法的优势,克服各自的不足,并能节省人力、物力资源。但抽样之前需要掌握各级调查单位的人口资料和特点。

二、非随机抽样

非随机抽样是指根据一定的主观标准抽取样本,令总体中每个个体的被抽取不是依据其本身的机会,而是完全决定于调查者的意愿。非随机抽样不具有从样本推断总体的功能,但能反映某类群体的特性,适用于探索性研究,是一种快速、简易且节省的数据收集方法。当研究者对总体具有较充分的了解,或是总体过于庞大、复杂,采用随机抽样方法有困难时,可以采用非随机抽样。非随机抽样方法有偶遇抽样、判断抽样、定额抽样和雪球抽样等。

1. 偶遇抽样(accidental sampling)　偶遇抽样又称方便抽样(convenience sampling),是指研究者根据实际情况,为方便开展工作,选择偶然遇到的人作为调查对象,或者仅仅选择那些离得最近的、最容易找到的人作为调查对象。街头拦截访问就是典型的方便抽样。

2. 判断抽样(judgmental sampling)　判断抽样又称目的抽样(purposive sampling)或选择性抽样,指调查者根据研究的目的,有意选择调查者认为能得出准确结果的个体进行调查的方法。例如,对产品口味进行商业调查测试时,只能对吃过该产品的消费者进行调查,待样本量达到要求时即可进行分析。进行探索性调研如抽取深度访谈样本时,常采用判断抽样。

3. 定额抽样(quota sampling)　定额抽样也称配额抽样,是一种比偶遇抽样复杂一些的非随机抽样方法,是指根据一定的标志对总体进行分层或分类后,从各层或各类中主观选取一定比例调查单位的方法。定额抽样的初衷是努力让样本有"代表性",但实际上可能会带来很大偏差。例如,欲在某地进行调查,由于全人口中男女各半,且苗族居民占30%,因此,要求调查对象中也是男女各半,苗族居民占30%,但调查对象是主观选取,并非随机抽取。

4. 滚雪球抽样(snowball sampling)　滚雪球抽样在无法了解总体情况时,可以从总体中少数成员入手,对他们实施调查访问,然后再请他们推荐属于研究目标总体的调查对象,如同滚雪球一样,可以找到越来越多具有相同性质的群体成员,直到达到所需的样本含量。例如,有人打算对攀岩爱好者的健康状况做调查,由于没有当地攀岩爱好者的足够多信息,可先找到几位攀岩运动爱好者,再通过他们找到更多的攀岩运动爱好者,以这种方式滚雪球似的把样本扩大。流行病学研究中常用滚雪球抽样方法对特殊人群如暗娼、同性恋人群进行调查。

第四节　　抽样中存在的陷阱

日常生活中我们常常看到这样的调查报告,某人在网上发动了民意调查,以了解正处于生育年龄的年轻一代对生二胎的意见,再根据投票结果,得出百分之多少的网民愿意或不愿意生二胎,用以代表当前年轻一代的生育意愿。可以看出,该调查并未采用抽样调查方法,调查结果可能与真实情况相去甚远。很可能参加投票的都是家里已有二胎或者打算生二胎的网民,从而会高估年轻一代的生育意愿。抽样调查是一门"技术活",抽样过程陷阱重重,误入任何一个陷阱,都将导致研究结果不能代表总体。

一、抽样中常见的"陷阱"

1. 抽样框架有误　　1936 年美国总统大选,《文学文摘》是按照电话号码本选出的 1 000 万调查对象,但是当年美国能装得起电话的往往都是较为富裕的阶层,而支持罗斯福的广大平民群体基本排除在调查范围之外。抽样框架出错,导致样本不能代表总体。

2. 主观选择研究对象　　选择研究对象具有随意性,将随意抽样当作随机抽样。例如,选择研究对象时,工作人员在随机抽取研究对象的同时,又根据个人意愿随意纳入或排除研究对象。

3. 抽样过程中随意变换抽样方法　　例如,调查某种新型药物对病人是否有效,一开始根据入院号对住院病人进行随机抽样,但之后又采用出院号对住院病人进行抽样。这种情况会由于前后抽样方法不一样,导致所抽取的样本不是随机样本,不能反映总体真实情况。

4. 研究对象参与率不高　　有一则新闻报道:"1924 级的耶鲁毕业生平均年收入为 25 111 美元。"这个数字有着惊人的精确性,因而具有一定的迷惑性。然而,该新闻并未告诉我们该数据是来自一部分 1924 级的耶鲁毕业生还是来自全部毕业生。如是前者,则很可能夸大了该群体的平均水平,因为只有那些"混"得还可以的人会回答这个问题,而收入过高或过低的毕业生很可能因各种原因拒绝回答。

5. 未确定应抽取的样本量　　抽样调查时,样本量太少可能会引起较大的抽样误差,即由样本得出的统计量无法准确估计总体参数,而样本量太多则会加大工作量,耗费人力、物力资源,调查工作不易做得细致。样本量达到一定程度之后再增加样本量,抽样误差可减少的程度很小。所以,样本量并非越多越好,只需足够让样本统计量能准确估计总体参数即可。

6. 存在幸存者偏倚　　所能调查到的对象均为幸存者,使得调查结果有一定的局限性和片面性,而不能反映实际情况。例如,调查与某种疾病风险相关的因素,随机抽取一定数量的现患病例进行调查。由于所抽取的都是目前存活的病人,研究所得的危险因素很可能与病人存活关系更为密切,是预后因素,而非疾病的危险因素。

二、如何避开抽样中的"陷阱"

进行抽样调查时如何跳过上述陷阱,让所抽取的样本很好地反映总体的情况呢?需做到以下几个方面。

（1）根据总体人群，制定准确而全面的抽样框架，仔细思考并检查是否考虑全面，有否漏掉总体中的某类人群，确保样本的代表性。

（2）严格遵循抽样方法的要求，确保抽样过程中随机化原则的准确实施，使总体中每位个体都有确定的概率被抽取作为样本，减少抽样误差。

（3）整个抽样过程严格按照实验设计中的抽样方法进行，不在中间随意变换抽样方法，前后保持一致。

（4）在研究之初确定合适的样本量，使抽取的样本所得统计量能准确估计总体参数。

（5）提高研究对象的应答率。抽样调查中难免存在漏查或不依从。研究人员需定时对调查资料进行复查和复核，对漏查者及时进行查漏补缺，并深入了解漏查的原因及漏查对象的基础资料。后续还可以对漏查对象和参与对象进行对比分析，估计可能存在的误差。

总之，抽样调查是科学和艺术的结合，需要"本本"，但不能"本本主义"，需要经验，但不能"经验主义"。在抽样过程中研究人员需要注意的方面有很多，需要在研究设计之初就谨慎细致地考虑周全。

◤ 第五节　案例分析：真的白当学霸了吗

2007年8月6日，"中国校友会网大学评价课题组"发布了《中国高考状元职业状况调查报告》，该报告对1977～1998年高考状元的职业发展状况和所取得的成就进行了阐述。调查发现，大部分高考状元职业发展与社会期望相差甚远，大多数没有成为各行业的"顶尖人才"，很少成为我国主流行业的"职场状元"。我国杰出政治家、院士、富豪企业家、长江学者等顶层人才榜中尚未发现高考状元的身影。该报告一经公布，各媒体平台掀起"高考状元下场悲惨，无一成为行业领袖"的议论狂潮。由此，"学习无用论"成为一时热点。难道这些状元真的白当学霸了吗？

事实上，该报告内容被过度解读了。

首先，课题组所选调查样本缺乏代表性。1977～1998年全国各省、市、自治区的高考状元有1 300多人，但此次调查仅仅统计了350人左右，约占总数的25％，而能统计到职业状况者约130人，仅为状元总数的1/10左右。此外，此次调查的研究对象并不是通过随机抽样获得的，不能代表高考状元这一总体，样本所得结果不能准确估计总体状况。

其次，这种比较还涉及绝对数与相对数的比较问题。状元群体是个有限的小群体，总数仅1 300多人，不能与数以几十万计的"非状元"群体比较"职场状元"的绝对数量，而应比成才率。

此外，成为高考状元必定具备相当的学业学习能力。学业学习能力是所有能力中的一种，高考状元进入大学后并不一定仍然是就读专业学生中的翘楚，因此，其学习和创新能力并不能代表同等院校同一学历学霸们的能力，其职业发展也不能代表各专业学霸们的职业发展。

因此，对此次调查结果应客观解读，由此报告并不能得出"读书无用"或"学霸白当了"这种结论。

总之，在日常生活中，类似的案例还有很多，如果不能正确理解样本与整体的关系、抽样方法以及代表性等问题,就无法对总体进行可靠的评价而落入抽样不当导致的陷阱之中。

(王梦妍　王　娜)

思考题

1. 为了评估学生体育锻炼达标现状,某校受场地、人员、时间等限制,将抽取部分学生进行体育锻炼达标抽样测试。其中大一 360 名学生抽取 9 人,大二 400 名学生中抽取 10 人,大三 440 名学生中抽取 12 人,组成一个容量为 31 人的样本开展调查测试,请给出相关的抽样方案。

2. 上海旅游节已举办多年,为评价游客满意度,请协助上海市统计调查咨询中心,给出合理的抽样调查方案。

3. 请阅读文献,以中国居民 2002 年营养与健康状况调查为例,了解大规模人群抽样调查方法。

主要参考文献

1. 詹思延.流行病学[M].第 8 版.北京:人民卫生出版社,2017.
2. 赵耐青,陈峰.卫生统计学[M].北京:高等教育出版社,2008.

第五章

神 奇 的 对 照

没有比较,就没有鉴别。在日常生活中我们常常自觉或不自觉地进行比较。网上购物时,我们会货比三家,为的是买到性价比最高的商品,这是消费购物的对照;我们还会比较不同大学学生毕业五年后的平均薪酬,作为报考大学志愿的参考;即使是做社会调查,我们也会通过对比,在几个选题中选择自己最感兴趣的一个。在流行病学研究中,无论是描述性研究、分析性研究还是实验性研究,对比是最基本的原则之一,通常采用设置对照组的方法来实现。

第一节　流行病学中的对照

一、对照的原则

首先我们应该认识对比和对照的区别。对照的英文单词是"control",除了对比之意,还有"控制"混杂之意。对比是指设置两个或两个以上的组,通过相互比较和分析,探究各组之间的关系。例如,在横断面研究中,比较患糖尿病人群与未患糖尿病人群的吸烟率,这两组人群只是对比关系,而非对照关系,因为未患糖尿病人群不能代表产生这些糖尿病病人的源人群,且两组其他因素(除吸烟外)的暴露水平也不均衡可比。如果对比的两组来自同一总体,且具有可比性,除了疾病或暴露状况不同外,其他因素在两组均衡,那么这两组之间的比较就可称之为对照,未发生疾病组(或非暴露组、未实施干预组)被称为对照组。

对照的原则,即均衡原则,也称作齐同原则,在研究设计中设立病例组(暴露组或实验组)和对照组,使两组的区别是病例组(暴露组或实验组)仅仅多了所研究因素的暴露,其他所有条件均与对照组基本一致。有无正确的对照是衡量研究设计是否科学严谨的重要标志,这关系到研究结果的可信性和研究成果的价值。无对照或虚假对照是医学研究中存在的主要问题之一。

二、设置对照的意义

对照的设置事关研究的成败。流行病学研究中,对照的设置和应用贯穿科研方案设计、组织与实施、数据分析以及结果解读整个过程,是一个系统"工程"。设置对照主要是控制以下影响研究效应的因素。

1. **不能预知的结局** 一些人类生物学个体因素可能会从不同的方面影响结局效应,包括年龄、性别、种族、机体免疫状态、遗传因素和精神心理状态等。由于个体自身因素差异导致同一种疾病在不同个体中表现出来的疾病特征不一致。不设置对照就无法判断引起这些不可预知结局的原因。

2. **疾病的自然史** 不同疾病的发生、发展过程有一定的变化规律,有些疾病有自愈倾向,有些有季节性或周期性波动,如果没有对照,则不能分辨所研究因素的效应。

3. **霍桑效应** 霍桑效应指正在进行的研究对被研究者产生的影响(往往是正面的影响)。被研究者知道自己被关注,从而改变他们的行为。例如,有所学校入学的时候对每个学生进行智力测验,根据测验结果将学生分为优秀班和普通班。有一次在例行检查时发现,一年前入学的一批学生的测验结果由于失误被颠倒了,优秀班其实是普通孩子,而聪明孩子却在普通班。但是,这一年的课程成绩却如同往年一样,优秀班明显高于普通班,并未出现异常。原本普通的孩子被当作优等生关注,产生了霍桑效应,额外的关注使"丑小鸭"变成了"白天鹅"。

4. **安慰剂效应** 安慰剂效应是指某些研究对象由于依赖医药而表现的一种正向心理效应,这种心理效应甚至可以影响到生理效应。例如,某些研究对象因迷信有名望的医生或医疗单位而产生一种心理生理效应,使得就医后病情大大好转。

5. **潜在未知因素的影响** 人类的知识是有限的,很可能还有一些影响干预效应的因素目前尚未被认识。设置对照组,可以将这些未知因素的影响去除,使得两组的差别归因于所研究的因素。

设置对照,可以有效控制上述情况。此外,为了避免偏倚,在设置试验组和对照组时,除了试验组接受干预措施外,对照组也应接受相应的对照措施。

▲ 第二节　什么情况下需要设置对照

一、人群、时间、地区分布的比较

描述性流行病学研究常常通过比较暴露(可能病因)与事件(疾病和健康状态)在人群、时间、地区间分布(三间分布)的不同而获得病因学线索。描述性流行病学研究不设置对照组,可以仅根据调查数据,对暴露或事件的分布进行简单的描述。然而,这种简单的描述往往不足以提供病因学线索,需要通过合理的内部对比,观察暴露和事件在不同人群、时间、地区分布的差异,寻找病因学线索,提出病因假设,为开展进一步的分析流行病学研究打下基础。

图 5-1 为 2004 年我国主要慢性病次均住院费用,可见恶性肿瘤、高血压病、心脑血管疾病、糖尿病住院一次一般要花费城镇居民人均年收入一半以上,而对农村居民而言,其花费是其人均年收入的 1.5 倍。这种对比深刻揭示了"因病致贫"并非空穴来风。又如,我国成年人 1982 年超重和肥胖的患病率为 3.7%,到 2002 年已上升至 23.2%;我国居民人均期望寿命从 1981 年的 67.77 岁上升至 2015 年的 76.20 岁,无不包含"对比"。

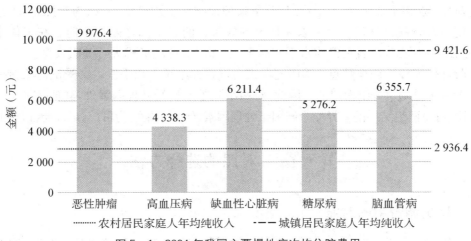

图5-1 2004年我国主要慢性病次均住院费用

资料来源：2005年中国卫生统计年鉴

二、暴露与事件之间的关联

现况研究是最常用的描述流行病学方法，可以提供较全面的疾病和健康状态分布及其影响分布因素的信息。现况研究除了比较暴露和疾病的三间分布外，还可以未暴露于某因素的人群作为对比组或以未患某疾病的人群为对比组，分析暴露状况与事件状况的关联，为病因假设的提出提供更多线索。

病因假设的检验通常采用病例-对照研究和队列研究方法评估暴露与事件之间的关联。这两种分析性流行病学研究方法均需科学合理地设置对照组。

病例-对照研究是以某人群中患所研究疾病的人群（病例组）和未患该疾病且具有可比性的人群（对照组）作为研究对象，收集发病前的暴露资料，比较两组某因素暴露率或暴露水平的差异，分析该暴露因素与疾病之间的关联。病例-对照研究充分地体现了对照的原则，通过确保对照的可比性，消除或减少了非研究因素的影响，使两组间的差异能反映暴露与疾病之间的关联。

队列研究是将一个范围明确的人群按是否暴露于某种可疑因素，分为暴露组和非暴露组（对照组），追踪所有成员的疾病结局，比较两组疾病结局发生频率的差异，从而推断暴露因素是否为所研究疾病的危险或保护因素。队列研究充分使用了对照的原则，以非暴露组作为对照组，通过比较，获得暴露因素的效应。相较于病例-对照研究，队列研究更符合因果性，先明确了其"因"即某因素的暴露，再纵向前瞻观察其"果"即结局事件的发生，在病因推断上更符合推理原则，结果更可靠。

三、对干预措施的效果进行评价

实验流行病学研究是评估干预效果、验证病因假设的最佳方法，包括临床试验、现场试验和社区干预试验。临床试验以病人为研究对象，将其随机分组，施以不同的治疗措施，观察治疗结局，比较不同治疗措施的优劣；现场试验和社区干预试验是以未患病的健康人群为研究对象,随机分组,一组为干预组,给予某种预防性干预措施,一组为对照组,不给予相应的措施,随访观察疾病的发生,以评估干预效果。两者不同之处在于前者在个体水平实施干预,如接种疫苗,后者在群体水平实施干预,如以上课的形式进行健康教育。

实验性研究包括两个特点:①研究者人为设置并给予干预手段。②受试对象接受何种处理或者水平是随机分配而定的。因此,对照组除了未接受处理因素外,其他特征与干预组均衡可比,可将两组结局的差异完全归因于处理因素,研究结果更为可信,可以验证病因假设。

第三节 对照的选择方法

一、现况调查中的对照

现况研究中不设置对照组。研究开始时根据研究目的确定研究对象,调查研究对象在某个特定时间内暴露与疾病的状态,而不是依据暴露状态或疾病状态先分组再收集资料。但在资料处理与分析时,依据暴露状态或疾病状态进行分组比较。现况调查中的"对照"实际上是对比,对比疾病在不同时间、空间和人群分布,比较时需注意发病率和死亡率的标化问题。

1. 疾病三间分布 现况研究中的对比往往先从疾病的三间分布入手,比较疾病在时间、空间、人群间的差异,从而描述疾病的流行特征并提出病因假设,为进一步调查研究提供线索;还可以确定高危人群,评价公共卫生措施的效果。

(1)时间分布:疾病频率随着时间的推移呈现动态变化,这是由于随人群所处的自然环境、社会环境、生物学环境等因素的改变所致。通过分析比较疾病在不同时间点的流行状况,可以了解疾病随时间变化的规律,有助于寻找可能的致病因素;通过防治措施实施前后疾病发生频率的改变,还可评价防治措施的效果。疾病的时间分布特征常采用短期波动、季节性、周期性和长期趋势等进行描述。此时,相互对比的是不同时间点的疾病发病率或病例人数。

图5-2展示的是美国男性肺癌死亡率与烟草消费时间趋势,两者相隔近30年但形状几乎完全一致的时间分布曲线提供了强有力的吸烟与肺癌关联的病因学线索。

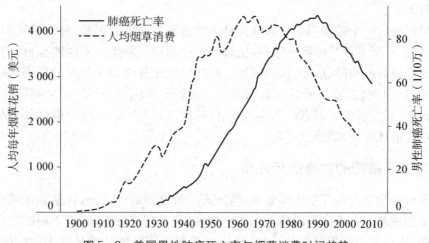

图5-2 美国男性肺癌死亡率与烟草消费时间趋势

（2）空间分布：也称之为地区分布，根据研究目的的不同，地区可按行政区域划分，也可按自然地理因素划分。疾病的空间分布可以进行国家间、地区间和城乡间的比较，也可以对地区聚集性和地方性疾病的差异进行对比。图5-3显示的是2004~2011年湖北省疟疾发病率分布地图。襄州区、枣阳市、京山县、曾都区、老河口市、广水市、安陆市等县（市）为湖北省主的疟疾流行地区。2004~2011年间，湖北省流行范围逐年减少，至2011年所有县（市）疟疾发病率均降至5/10万以下。

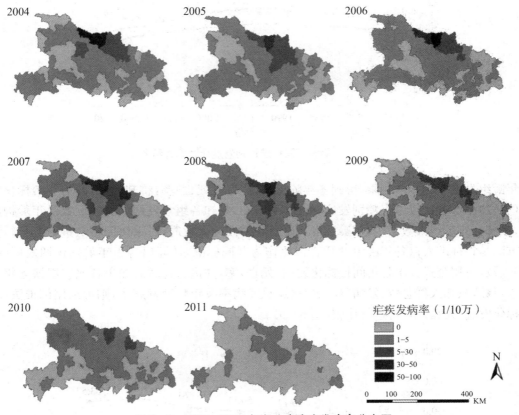

图5-3 2004~2011年湖北省疟疾发病率分布图

（3）人群分布：人群的一些固有特征或社会特征均可构成疾病或健康状态的人群特征，包括年龄、性别、职业、婚姻、行为生活方式等。许多疾病的发病率在不同特征人群间有差异，可能是由于不同特征人群对不同致病因子的暴露机会和程度不一致所致。比较疾病在不同特征人群间的分布有助于探索病因。例如，如图5-4所示，美国黑人，无论何种性别，癌症死亡率均高于白人，对比美国黑人较低的癌症发病率，该图提示了医疗资源分配的不公平性。

（4）率的标化：比较疾病的发病率和死亡率时，由于不同地区或不同时间人群的年龄、性别构成不同，不能进行直接比较，需要进行年龄和性别标化，消除由构成不同造成的影响。率的标化可采取直接标化法、间接标化法或倒推法进行。

已知各年龄组的率时，可用直接法进行标化。基本方法是将一标准人口年龄构成比与

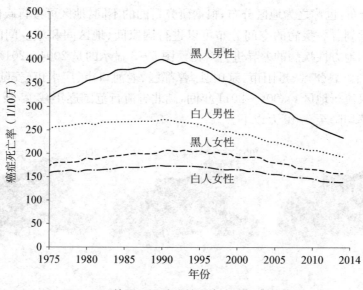

图5-4 美国不同种族性别癌症死亡率趋势图

各年龄组发病(死亡)率相乘,得到各年龄组理论发病(死亡)率,将其相加,即为年龄标化发病(死亡)率。各比较组年龄别发病(死亡)率未知,只知各组总发病(死亡)例数及年龄构成时,或部分年龄组人数太少,年龄别发病(死亡)率波动太大时,可采用间接法进行标化。基本方法是将标准人口各年龄组的死亡占比作为共同标准,计算出各组年龄别预期发病(死亡)人数,再用公式算出各组间接标化发病(死亡)率,并进行比较。如果各比较组缺乏年龄别人口数,只知人群总数、发病(死亡)总数、总发病率及年龄别发病率,则可采用倒推法,求出标化发病(死亡)率,再进行比较(图5-5)。

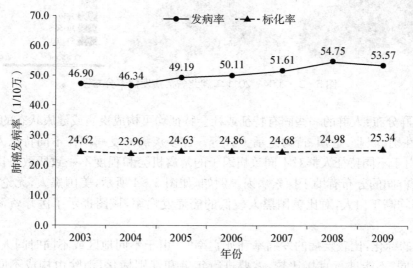

图5-5 2003~2009年中国肺癌发病率变化趋势

(以1982年第三次人口普查人口为标准人口计算标化率)

但是要注意的一点是，标准化后的率，只能作为比较的依据。不同标准化的方法所得到具体数值是不同的，它反映的是相对水平，而非实际水平。

2. 暴露与疾病的关联 现况研究中，还可利用收集到的暴露与事件状况信息进行关联分析。此时，既可以未发生事件的人群为对比，比较发生事件者与未发生事件者某个因素暴露状况的差异；也可以不暴露于某因素的人群为对比，比较暴露组与未暴露组某事件发生状况的差异。然而，由于暴露与事件状况信息的收集是同时的，无法区分是暴露发生在前还是事件发生在前，无法进行因果推断，只能提供病因学线索。

二、病例-对照研究中的对照

病例-对照研究中对照的选择是研究成败的关键，所选对照既要有代表性，又要有可比性。前者指对照组的暴露率需代表产生病例的总体；后者指对照需来自产生病例的总体，除了所研究因素外，其他特征与病例相同。

1. 对照选择的原则 对照选择应满足以下4个基本的原则。

（1）排除选择偏倚，即所选对照组的暴露状况能代表产生病例的总体的暴露状况。

（2）避免信息偏倚，即对照组应答率高，能准确提供相关信息。

（3）减少不明因素或未测量因素引起的残余混杂；确保对照组除所研究的暴露因素外，其他特征与比较组一致。

（4）在满足真实性要求和资源限制的前提下，使统计把握度达到最大，即保证一定的样本量。

对照最好是产生病例的源人群的无偏样本，或是产生病例人群中未患该病的随机样本。实际上这种完美的对照很难得到，以医院为基础的病例-对照中，无法确定产生病例的源人群。如果根据病例的定义可以确定产生病例的源人群，那么对照也应该从该源人群中抽取，代表整个源人群，对照组的暴露率应该能正确反映源人群的暴露水平。

2. 对照的来源 实际研究中，以下为对照主要来源。

（1）医院对照。与病例在同一个或多个医疗机构中诊断的其他病例，这些病例所患疾病与所研究的暴露因素无关。例如，研究吸烟与肺癌的关联，就不能选慢性支气管炎（老慢支）病人作为对照，因为老慢支的发生与吸烟有关，选择老慢支病人作为对照，可能会低估吸烟与肺癌的关联。

（2）人群对照。以社区人口中的非该病病人或健康人为对照，是以人群为基础的病例-对照研究选择对照的主要方式。人群对照可以显著地减少选择偏倚，研究结果也更易于推及目标人群。在有完善的人口登记的国家和地区，可以非常方便地选择对照。例如，阿尔茨海默症的病例-对照研究可选择新确诊病例为病例组，从社区人口中选择未患该病者为对照组，比较两组的环境暴露史与家族史的差异。

（3）社会团体人群中非该病病人或健康人。这是一种特殊形式的人群对照。例如，吸烟与肺癌的病例-对照研究以注册医生为研究对象，从中选择对照。注册医生能比较准确地回忆和描述吸烟史，减少回忆偏倚的发生。

（4）邻居对照。常用于配对病例-对照研究中，选择病例的邻居或同一社区内的健康人或未患该病的病人作为对照，以控制社会经济条件因素及局部环境因素的混杂效应。选择邻居对照时需要遵循严格的规则。

（5）配偶对照。常用于配对病例-对照研究，因成年人婚后与配偶生活在一起，采用配偶对照主要是控制成年后生活环境的影响。例如，研究某慢性病由遗传因素主导还是环境暴露因素主导，可以选择配偶为对照组。

（6）同胞对照。多用于匹配的病例-对照研究，以病例的同胞作为对照，暗含的匹配因素包括早期共同生活的环境因素和遗传因素。例如，研究成年后的生活方式与高血压的关系，可以选择同胞对照控制包括早期共同生活的环境因素和遗传因素的影响。

3. 病例与对照的匹配　匹配又称配比，即要求对照在某些因素或特征上与病例保持一致，目的是对两组进行比较时排除匹配因素的干扰。匹配分频数匹配和个体匹配。频数匹配又称成群匹配或群体匹配，在选择对照组时，使所要求匹配的因素在比例上与病例组中的一致。例如，病例组中男、女各半，则对照组也应该一样。个体匹配则是从目标人群中选择一个或以上对照配给每一名病例，使对照在规定的特征上与病例相同。例如，对一名20岁的男性病例按性别和年龄进行匹配时，可配上一名或多名20岁左右的健康男性作为对照。一个病例配一个对照叫作1：1配对，配两个及以上的对照叫作1：R匹配。

三、队列研究中的对照

队列研究与病例-对照研究最大的区别在于其前瞻性，即所研究的暴露因素在研究开始时、疾病发生前就已经存在，而且研究者也获知每名研究对象的暴露情况，因此有很强的论证能力。

队列研究中对照组的设立是为了与暴露组进行比较，以分析暴露的效应。暴露人群应正暴露于某种因素或已具有某种特殊暴露史，并能提供可靠的暴露因素的资料，且便于追踪和观察。队列研究中常以职业人群（如放射科医生、印染厂工人等）、特殊暴露人群（如出生于1959～1961年困难时期的人群）、一般社区人群或有组织的社会团体成员如学生、士兵、医学会会员等为暴露组，不同的暴露组应选择合适的非暴露组作为对照。队列研究中，对照组的选择主要有以下述4种方式。

1. 内对照　以某种暴露因素分布不均的人群为研究对象时，按照人群内部的暴露情况分为暴露组与非暴露组或低暴露组与高暴露组，以其中的非暴露组或低暴露组作为内对照组。例如，Doll和Hill进行吸烟与肺癌的研究时，以注册男医生为研究对象，根据他们的吸烟状况，将其分为吸烟组与不吸烟组（对照组），不另选对照组。

2. 外对照　按照规定的暴露因素，选择一组暴露人群作为暴露组，在该人群外选择一组非暴露人群作为对照组，称为外暴露组。此方法在以职业人群为暴露人群时常用，通常选择另一个无暴露但其他方面具有可比性的职业人群为外对照。例如，研究石棉与矽肺的关系，以石棉厂工人为暴露组，以塑料厂工人为对照组。

3. 总人口对照　利用整个地区人群总的发病率或死亡率资料，即以全人群为对照组，与暴露组进行比较。例如，研究皮革厂工人职业暴露与白血病关系时，可以选择整个地区的总人口为对照组。

4. 多重对照　同时使用上述两种或以上形式的对照组，以减少只用一种对照所带来的偏倚，增强判断依据。例如，研究可吸入粉尘和矽肺关系时，以石材厂无暴露或低暴露程度的行政人员或其他车间工人为内对照，以化工厂工人为特设外对照，以该地区总人口为总人口对照,通过多重比较,可真实有效地反映可吸入粉尘对矽肺发生的危险性。

四、流行病学实验中的对照

设置对照组是流行病学实验的基本特征。不同于观察性研究中对照组通过选择获得,流行病学实验中的对照组是随机分配产生的。

1. 随机化分组 在流行病学实验尤其是临床试验中,随机化是一项极为重要的原则。随机化使每一个受试对象都有同等的机会分配到试验组和对照组,从而使对照组和试验组具有可比性,提高研究结果的真实性,减少偏倚。临床试验常用简单随机分组、分层随机分组和区组随机分组的方法,获得与试验组具有可比性的对照组(图5-6)。

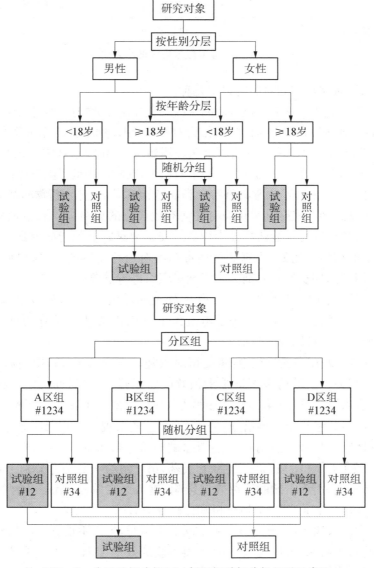

图5-6 分层随机分组(上)与区组随机分组(下)示意图

2. 对照类型　流行病学实验中可采用多种对照,不同类型的对照,其作用不同。以评估赖氨酸效应为例,为了评估赖氨酸的效果,将一定量的赖氨酸添加至面包中,提供给受试者食用。此时,干预效应中包括了赖氨酸效应、面包效应和非处理因素(年龄、性别等)效应。要评估其中的赖氨酸效应,如采用空白对照,即对照组不给予任何措施,这种情况下可去除非处理因素,但两组的差别中不仅有赖氨酸效应,还包括面包效应。唯有采用安慰剂对照,即给予对照组不添加赖氨酸面包,同时去除面包效应和非处理因素效应,才能获得赖氨酸的单独效应(如图 5-7 所示)。

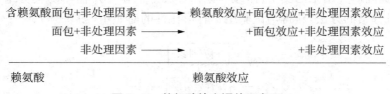

图 5-7　赖氨酸效应评估示意图

实验流行病学研究常用的对照有以下几种。

(1)标准对照。是临床试验中最常用的一种对照方式,也称为阳性对照或有效对照,标准对照是以接受常规或现行最好疗法的病人作为对照组,用以判断新的疗法是否达到或优于现行疗法,适用于有已知疗效的治疗方法的疾病。例如,肺癌化疗新药临床试验以新药为实验组,以卡铂、紫杉醇和贝伐单抗三药联合为标准对照组,判断新药是否优于现行标准药物。

(2)安慰剂对照。由于药物常具有特异和非特异效应,为排除药物非特异效应的干扰,常用对照组使用安慰剂。安慰剂采用没有任何有效成分的淀粉、乳糖、生理盐水等制成,但外形、颜色、大小、味道等与试验药物极为相似。安慰剂对照仅限于研究那些目前尚无有效药物和治疗方法的疾病。例如,为判断抗病毒药物对治疗流感的效果,以使用抗病毒药物为实验组,以使用相同外观的安慰剂为安慰剂对照组进行试验。

(3)空白对照。空白对照是指不给予任何处理的对照。例如,比较手术治疗对晚期大肠癌预后的影响,将研究对象随机分为手术组和非手术组,以手术治疗为试验组,以不手术治疗为空白对照组,比较预后的区别。

(4)交叉对照。即在实验过程中,将受试对象随机分为两组,在第一阶段,第一组人群给予干预,另一组为对照,随访观察记录干预效应后,间隔一段时间的洗脱期,消除干预的滞留效应影响,进入第二阶段;第二阶段中两组对换,原来的干预组不再给予干预措施,变成对照组,原来的对照组给予干预措施,变成干预组,随访观察并记录干预效应。最后分析和比较疗效,这样既能自身前后对比又能消除试验顺序带来的偏倚。例如、研究不同降压药 A、B 的降压效果,第一阶段,第一组给予 A 药,第二组给予 B 药并分别记录降压效果,间隔一段时间的洗脱期,消除干预的滞留效应影响,进入第二阶段,第一组给予 B 药,第二组给予 A 药并分别记录降压效果,最后分析和比较疗效。

(5)互相对照。如果同时研究很多种不同的干预时,可以不设置专门的对照组,在分析结果时各组之间互相对照,可以比较不同干预手段的效应强弱,从中选择效果最好的干预措施。例如,比较不同胃癌治疗方法的效果的研究,分为单纯化疗组、单纯放疗组、手术结合化疗组、手术结合放疗组等并互相比较不同疗法的优劣,不单独设置对照组。

（6）自身对照。在试验前后与同一人群做对比。如比较用药后身体某些指标的变化情况,或左右肢体做试验和对照。例如,研究某痤疮药的效果,以左脸涂抹该药物为试验组,以右脸为对照组,比较该药物的效果。

第四节 案例：对照选择不当引起的偏倚

流行病学研究中,只有合理地选择对照才能发挥其作用。如果对照使用不当,不但不能提升研究的科学性或增加科研的含金量,反而会影响结果的准确性,甚至得到与事实相反的结果。以下展示的是几个流行病学研究案例,因比较方法不当或选择对照出错,容易获得错误的研究结果。

【案例一】

瑞典是一个实行全民健保医疗,为国民提供最高品质医疗服务的发达国家。巴拿马的公共卫生状况与瑞典相比较为落后,且存在地区发展的不平衡性,主要反映在医疗资源获得不均衡上,一些局部贫困地区还存在着疟疾和霍乱等传染病的流行。一个国家的生活水平和卫生资源的覆盖程度很大程度上决定公民的健康状况。然而,瑞典居民的死亡率高于巴拿马。为什么会出现这种看似不合理的结果呢?

案例解读：

依据常识推断,生活水平高且医疗资源丰富的瑞典,人群的死亡风险应远低于卫生资源匮乏的巴拿马,然而瑞典居民的死亡率高于巴拿马。出现这种"异常"结果的原因在于比较的是两国居民的粗死亡率,而非标化死亡率。从图5-8可以看出,瑞典人口构成金字塔为年老型,中老年人口占比较大;而巴拿马人口构成金字塔为年轻型,老年人口比重很低。由于年龄是死亡的重要危险因素,老年人口占比大,人口死亡率也会相应偏高。

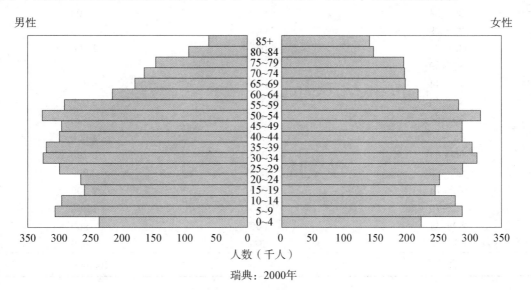

瑞典：2000年

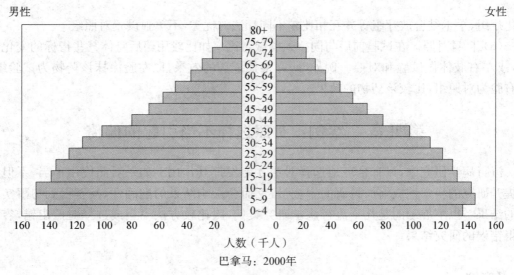

图 5-8　瑞典和巴拿马 2000 年人口构成金字塔

为了对两国的死亡率进行比较,首先需要消除年龄构成不同的影响,对粗死亡率进行年龄标化。本案例中已知各年龄组的年龄别死亡率,可以使用直接标化法,以表 5-1 中任何一个世界标准人口为标准,分别计算两国标化死亡率,再进行比较。

表 5-1　世界标准人口年龄构成表

年龄(岁)	世界标准人口数(人)	
	1976 年	2000 年
0~4	12 000	8 800
5~9	10 000	8 700
10~14	9 000	8 600
15~19	9 000	8 500
20~24	8 000	8 200
25~29	8 000	7 900
30~34	6 000	7 600
35~39	6 000	7 200
40~44	6 000	6 600
45~49	6 000	6 000
50~54	5 000	5 400
55~59	4 000	4 600
60~64	4 000	3 700
65~69	3 000	3 000
70~74	2 000	2 200
75~79	1 000	1 500
80~84	500	900
85 以上	500	600
合计	100 000	100 000

【案例二】

在上海市开展一项肺癌的病例-对照研究,以1991年全市所有2 400例30岁以上男性新发肺癌病例的调查中发现,患者中70%为吸烟者;而同期上海市某区30岁以上2 500例对照组居民的吸烟率为85%,显著高于病例组。难道吸烟对肺癌有保护作用吗?

案例解读:

很显然,该病例-对照研究中的对照选择不当,导致研究结果有误。病例来自全上海,而对照来自某个区,对照不是来自产生病例的总体,两组没有可比性。此案例中,研究者选择的对照来源于上海某社会经济状况较差的区,该区男性吸烟率远高于上海平均水平,导致吸烟与肺癌的关联被低估甚至方向相反。如果当时选择的对照来源于社会经济较为发达的区,则可能因对照组吸烟率低于上海平均水平而高估吸烟与肺癌的关联。

【案例三】

在一次糖尿病患病率的横断面调查中,采取了多阶段抽样和随机抽取的方法,一共抽取了1万名30~69岁社区人群。对抽取的人群进行调查后,发现其中有1 000名2型糖尿病病人。为了探讨膳食脂肪摄入水平与糖尿病的关联,设计者将1 000名2型糖尿病病人作为病例组,并从剩余9 000人中随机抽取1 000人作为对照组,分析两者的关联。分析结果显示,2型糖尿病病人中食用高脂膳食者的比例显著低于对照组,提示高脂膳食对糖尿病有保护作用。为什么会得到这一与常识相反的结论呢?

案例解读:

基于一项横断面研究,无法设计一项可信度更高的病例-对照研究,因为对照组并非来自产生病例的总体,与现患病例缺乏可比性。案例中从剩余9 000人中随机抽取1 000人并非对照组,而是对比组。此外,该研究的病例组为现患病例,这些病人可能因患病已改变了生活方式,减少甚至杜绝了高脂膳食,从而导致得出相反的结果。

【案例四】

近年研究发现,出生后第一口奶为非母乳的婴幼儿中,过敏症的发生率比第一口奶为母乳的婴幼儿高,而且剖宫产婴幼儿和顺产婴幼儿过敏症的发生率也存在差别。为了检验婴幼儿过敏高发与第一口奶是否有关,研究者设计了一项队列研究,以普通整蛋白奶粉人工喂养的婴儿为暴露组,母乳喂养婴儿为非暴露组,观察两组婴儿过敏事件的发生。该研究设计能否实现研究目的呢?

案例解读:

如此设置暴露组和对照组可能无法得出正确结论,因为婴幼儿过敏高发还与是否为剖宫产有关,而且使用奶粉的类型也与结局的发生有关。为了明确探究婴幼儿过敏高发的危险因素,可以在队列中按婴儿喂养情况设置母乳喂养组、整蛋白奶粉喂养组和水解蛋白配方奶粉喂养组,并收集剖宫产或顺产的信息。对队列进行长期观察、随访,比较各组发生过敏的比较,通过多因素分析,可以得出婴幼儿过敏高发与剖宫产及第一口奶是否有关的正确结论。

【案例五】

某医药公司拟推出一款新药 A,用于临床治疗糖尿病。为了证明该药是否有效,公司委托甲医院在该院糖尿病住院病人中以试用新药的名义进行了治疗,发现 80% 的病人血糖降至正常水平,得出该药有效的结论。

案例解读：

该做法显然不对,未设置对照组,结论可信度不高。为了证明该药是否有效,应严格按照临床试验的规范设计和实施,选择按标准通用定义确诊的糖尿病病人为研究对象,按照随机的原则分组,可以用标准对照,对照组使用现行临床最有效的药物治疗,试验组使用新药 A 治疗,为了消除人为的主观心理因素对研究结果的影响,观察结果时最好使用盲法。最后对结果的整理和分析时要对试验资料的收集和数据的分析实行质量控制,只有临床试验的设计、实施和分析每一步都科学地规划并严格地执行才能得到科学可靠的结论,证明该药是否有效。

（叶尔扎提·叶尔江　王　娜）

思考题

1. 病例-对照研究中对照的选择应该注意什么？

2. 为了探讨饮用咖啡是否引起膀胱癌,需开展一项配对病例-对照研究。对照应就下列哪些变量与病例进行配比：年龄、性别、饮用咖啡浓度、咖啡加糖和吸烟？请说出你的理由。

3. 临床试验中最常用的对照组是哪一种？为什么？

A. 标准对照

B. 安慰剂对照

C. 自身对照

D. 交叉对照

E. 空白对照

参考文献

1. 詹思延.流行病学[M].第 8 版.北京：人民卫生出版社,2017.

2. 徐飚.流行病学原理[M].上海：复旦大学出版社,2007.

3. 陈万青,郑荣寿,张思维,等.2003～2007 年中国癌症发病分析[J].中国肿瘤,2012(3)：161 - 170.

4. Siegel RL, Miller KD, Jemal A. Cancer statistics[J]. CA Cancer J Clin, 2018, 68(1):7 - 30.

5. Siegel RL, Miller KD, Jemal A. Cancer statistics[J]. C A Cancer J Clin, 2017,67(1):7 - 30.

6. Bisong HBH, Jianhua GJG. Support vector machine-based classification analysis of SARS spatial distribution [C]. International Conference on Natural Computation. IEEE, 2010.

7. Korenjak-Černe S, Kejžar N, Batagelj V. A weighted clustering of population pyramids for the world's countries, 1996,2001,2006 [J]. Popul Stud (Camb), 2015,69(1):105 - 20.

8. Xia J, Cai S, Zhang H, et al. Spatial, temporal, and spatiotemporal analysis of malaria in Hubei Province, China, from 2004 - 2011 [J]. Malar J, 2015,14:145.

第六章

"颜值与内涵"并存的暴露指标

第一节 暴露的概念

在百度上搜索"暴露"一词,得到的解释其一是:露在外面,无所遮蔽;出于《荀子·王制》"兵革器械者,彼将日日暴露毁折之中原,我今将脩饰之,拊循之,掩盖之於府库。"其二是:显露;揭露;见北齐颜之推《颜氏家训·后娶》:"播扬先人之辞迹,暴露祖考之长短,以求直己者,往往而有"。

流行病学中"暴露"一词译自英文单词"exposure",中英文异曲同工,形象地描述了个体所具有的危险因素状态。流行病学中暴露的定义是:研究对象接触过某种待研究的因素或具有某种特征或行为。暴露可以是有害的,也可以是有益的,但都是需要研究的。流行病学研究中,暴露是相对于结局而言的,如血型(暴露)之于性格(结局)、黄曲霉毒素摄入(暴露)之于肝癌(结局)、出生体重(暴露)之于成年时期肥胖(结局)等。某个因素或行为在某种情况下是暴露,但在另一种情况下可能作为结局。例如,探讨无保护的男男性行为是否增加 HIV 感染的风险,此时男男性行为就是暴露因素;如果研究遗传因素与男男性行为的关联,此时男男性行为就是结局。表 6-1 列举了多个流行病学研究中的暴露与结局。例如,研究健康的饮食习惯、规律的运动健身习惯与心血管疾病的关系,健康的饮食习惯、规律的运动健身就是暴露因素。

表 6-1 流行病学研究中的暴露与结局

暴　　露	结　　局
DNA 无义突变导致珠蛋白合成障碍	珠蛋白生成障碍性贫血(地中海贫血)发生
华裔	鼻咽癌↑
既往髋骨骨折	意外跌倒↑
无保护的男男性行为	HIV 感染↑
HIV 感染	艾滋病发生、艾滋病相关肿瘤↑
健康的饮食习惯、规律的运动健身习惯	心脑血管疾病↓

在实际生活中,结局或事件的发生常常是多个暴露因素共同作用的结果。例如"婚配成功"通常是对年龄、外貌、性格、爱好、工作、家庭条件、双方父母工作等多方面因素进行综合考量的结果。疾病的发生也是多个因素决定的。流行病学研究中,疾病的待研究暴露因素既包括化学物质的暴露(如饮食、服药、皮肤接触)、物理环境的暴露(水、大气、土壤、射线等)和生物因素暴露(如病原体感染)等,也包括研究对象的个体特征或生物、社会、心理、行为等因素(表6-2)。

表6-2 流行病学研究中的暴露类别

暴露类别名称	举 例
人口社会学	教育程度,家庭收入,种族,年龄,性别,婚姻
饮食及生活习惯	高脂肪饮食,体育锻炼
人体及其相关生物指标	身高,体重,血压,血脂,血型,基因型
医药因素	药物及保健品使用,如抗生素,雌激素,维生素
生殖及性行为	怀孕史,产龄,产次,避孕工具使用,多个性伙伴
社会心理因素	如长期抑郁或精神紧张
职业因素	如职业类别,工作方式、可能的职业暴露
社会,物理环境因素	如医疗保险,居住环境
致病微生物	抗原、抗体

暴露(或暴露水平)需要采用合适的暴露指标来衡量或度量。暴露指标是指能明确指示事件的发生概率和风险的可测量指标。例如,大学各专业的录取平均分数可度量专业的热门程度、行业薪酬可明确指示该行业的景气程度。在医学研究中,可通过乙肝表面抗原(HBsAg)是否阳性来明确指示是否有乙肝病毒感染、采用血糖水平判断是否发生糖尿病。一些与事件发生有某种关联的指标也可作为暴露指标。例如,某地段的入园和入学儿童数与房地产市场可能存在一定的关联;体型、皮肤状况、饮食嗜好与生男生女可能存在一定的关联。在医学研究中,外周血细胞/口腔黏膜细胞 DNA 加合物浓度与肿瘤靶细胞 DNA 存在一定关联,可用前者来指示后者。

不同时期的暴露情况不同,测量得到的暴露指标也会相应地上下波动。利用测量指标可描述暴露随时间的变化情况,从而对结局进行预测或决定何时采取行动。例如,地质学家通过连续观察地质参数的变化来预测火山爆发;金融业一般是综合股市的变化曲线来决定是否投资。暴露指标与期望事件的关联强度也是研究的重点。

▲ 第二节　暴露的类型及暴露量的估计

早期的流行病学主要研究传染病,从暴露到开始出现临床症状的时间间隔较短,暴露测量是以微生物学为基础。测量微生物学的决定因素比较简单,非微生物学因素也仅限于年龄、性别和种族等。随着流行病学研究范围的不断扩大,暴露的内涵也在扩大,暴露的测量也变得非常复杂,主要原因在于:①可能找不到所研究疾病的必要病因,任何单一的病因成分只占疾病病因中的小部分;②从暴露开始或暴露结束到疾病出现的时间间隔比较长,不是以天、周、月为单位,而是以年为单位进行测量(主要是非传染疾病);③致病因素没有留下反映既往暴露的可测量标记;④所研究致病因素的范围扩大了许多,以致研究者无法具备所有的专业知识。暴露的分类决定了暴露的测量方法,了解了暴露指标的类型,将有助于我们寻找并测量暴露指标。

一、暴露指标的分类

流行病学研究中的暴露指标有多种分类方法。根据暴露指标的性质,可将暴露因素分为个体特征和环境因素,个体特征可通过查阅个体的有关资料或通过调查获得,环境因素可通过调查或直接测量获得,个体资料也可能记录有潜在的环境暴露因素。

根据暴露指标的收集方法,可将暴露指标分为主观指标和客观指标。主观指标常常根据个体主观感受(如精神创伤)来测量或通过个体回忆(吸烟史)来获得。主观感受和回忆均存在一定的个体差异,在进行问卷调查时,需对主观指标提供明确的定义或建立一个易于操作的统一判断标准。以吸烟为例,如果只是问"你吸过烟吗?"来收集信息,不同的人对"吸烟"的理解不一样,有人可能认为只要吸过一支烟就算吸烟,也有人可能认为吸完一盒烟才能称之为吸烟,收集到的信息因定义不一而不准确。在实践中,通常将吸烟定义为"在你的一生中,是否曾吸烟达到100支?"有了这样明确的标准,所得信息才可比而有效。主观指标易受回忆偏倚和报告偏倚的影响,最好是能找到可靠的客观指标替代。客观指标就是采用测量工具而获得的测量读数,可以是连续型变量,也可以是离散型变量(有序分类或无序分类变量)。例如,通过测量尿液中的尼古丁含量而确定研究对象是否吸烟。

根据暴露的时间段,还可将暴露分为当前暴露与既往暴露。测量既往暴露无疑比测量目前暴露更为困难。既往暴露的测量常需有暴露记录或需要回忆。慢性病由于潜伏期较长,当前暴露资料的用处不大,因为当前暴露可能与真正引起疾病发生的既往暴露并不高度相关;根据当前暴露情况,也无法判断暴露与疾病的先后顺序。

二、暴露测量的尺度

数据的统计学分析中常将暴露用作自变量,将结局用作应变量,分析两者的关联。指示暴露的变量可分为名义变量或分类变量(categorical variable)(如性别、种族、文化程度等)、等级变量(ordinal variable)(评估肿瘤病人的病情变化:1=恶化,2=无改变,3=好转,4=痊愈等)、连续型变量(continuous variable)(如大气中 $PM_{2.5}$ 的测量)和离散型变量(discrete variable)(过去一年的就诊次数)等。需尽量采用定量或半定量尺度和客观指标。

对于主观资料,可以将其转化为客观指标或进行分级。例如,评判一个人的外貌,可以定义一个分级标准,每级标准中事先确定参照人物,比如将张国荣作为"非常帅"级别的参照,其他还有"帅""一般""不帅"等标准。在评判研究对象时,可以让应答者据此分类标准对研究对象进行分级。连续变量的取值在理论上是无限的,而分类变量的取值是有限的。分类变量又可进一步细分为名义变量、等级变量和二分类变量。名义变量,通俗来说就是用符号或者数字来区分事物,例如性别,将女性定义为0,男性定义为1,0和1仅仅代表女性和男性,并不能说明他们之间差异有多大。常见的名义变量有职业、民族、国籍等。不同的数字和符号只能代表不同的职业、民族,但不能说明不同职业、民族的差异大小。等级变量与名义变量的不同之处在于数字或符号表示变量的等级顺序,如期末成绩为A+,B+等。二分类变量仅仅有两个取值,如是否患病可用"是"和"否"表示,再无其他取值。名义变量和等级变量就是暴露中的名义尺度和等级尺度。

三、暴露测量的内容

为了确定一个暴露变量的特征,必须全面记录暴露的性质、暴露量及暴露时间。

1. 暴露的性质 记录暴露的性质是为了从与疾病相关的各种暴露效应中分离出特异暴露的效应,做出准确的病因推断。例如,在询问吸烟情况时,不能仅简单地询问是否吸烟,还需明确烟草的种类(水烟、烟斗、卷烟或雪茄)和吸入方式(深吸、浅吸)等。收集这些详细信息,在得出吸烟可能与某种疾病有关联的初步结论后,还可以深入探索不同烟草类型和吸入方式与疾病的关联。

2. 暴露的剂量 毒理学之父瑞士医生帕拉塞尔斯(Paracelsus)1538年提出"Dosis facit venenum",意思是"The dose makes the poison",即俗称的"抛开剂量谈毒性就是耍流氓"。研究暴露与疾病的关联,必须考虑暴露量。有些暴露量是固定不变的,如性别、出生年月、基因型;有些暴露量则是变化的,如吸烟、饮酒等暴露。以吸烟为例,记录吸烟量,可以采用累积暴露剂量(如吸烟,包、年数)或剂量率(单位时间内的剂量)进行估计。暴露剂量还可通过测量分子标志物进行评估,如检测人体血液、尿液、粪便、指甲、头发、细胞、组织及呼气等的代谢产物含量,或检测基因以及染色体改变等。人文社会因素的暴露虽然容易理解,但非常不容易测量,常常采用不同的量表进行评分,例如,采用CPRP量表测量父母对孩子的关爱程度。

暴露剂量又可分为可获得剂量、摄入剂量、吸收剂量和活性剂量。可获得剂量是从机体的外环境中测得的。如某个研究对象不吸烟,但是可以检测他所处环境中二手烟的浓度,这就是可获得剂量。可获得剂量容易测量但并不能准确代表机体的暴露情况。可获得剂量有多少转变为摄入量取决于机体的生理状态和行为,例如,静止时和活动时的呼吸量会有所不同,所以在同样的环境下,一个一直坐着的人和一个刚跑完10 km长跑的人,由于呼吸量不同,二手烟的摄入剂量肯定不同。同理,摄入剂量和吸收剂量也不同。机体吸收了所暴露的物质之后,运输到不同器官,各个部位,产生的生物活性也不同。所以,可获得剂量→摄入剂量→吸收剂量→活性剂量,暴露物质的性质及暴露量会变得和疾病更加关联,剂量测量与活性剂量越接近,越能显示暴露物质与疾病之间可能存在的关联。从可获得剂量到活性剂量的整个过程中,暴露剂量不断减少,而机体真正接触到的暴露剂量正是最后发挥作用的活性剂量。

3. 暴露时间 记录暴露时间非常重要,因为暴露时间长短是决定总暴露量的关键因素。许多疾病还存在某种临界窗口期或病因有关暴露期,该期间内发生某种暴露与致病有关。知道临界窗口期的时间及与疾病发生的关系,可能有助于推论致病机制。但人们通常并不能确切知道临界窗口期开始和终止的时间,只能按时间顺序收集有关暴露的详细信息,至少可以分析自首次暴露的和最后暴露以来的一段时间内,暴露对疾病危险性的效应,或分析更复杂疾病的危险随暴露时间的变化。临界窗口期可根据病例的确诊时间来确定,如在病例诊断前5~20年,也可根据生理学时间或发生生理学改变的时间(如月经初潮或闭经时间)来确定。

不同暴露期间的暴露方式也很重要。当总暴露剂量相等时,周期性、高强度暴发性暴露效应与低强度、连续性累计暴露效应可能不同。如果室内工人的皮肤癌发病率明显高于室外工人的发病率,那么据此推测,在一定日光暴露总量下,间断性或不规则的暴露引起黑素瘤的危险性可能较经常性或连续性暴露更高。

4. **暴露剂量和时间的表达** 常用3种方法来表达暴露剂量与时间的关系,即峰值暴露、累积暴露和平均暴露。峰值暴露是指一个个体所经历的最高暴露水平(暴露率),或一段持续时间内(1年内)的最高暴露水平,或最高暴露时间占总暴露时间的分数。累积暴露和平均暴露在前面已经进行表述。适当选择正确的暴露测量指标,无论是对探索暴露与疾病之间的因果联系,还是确定暴露的剂量-反应关系,都是必不可少的。测量指标选择不当,就有可能产生虚假的结果。

第三节 暴露的测量方法

一、问卷调查

问卷调查是最常用的暴露测量手段,包括个别访谈、自填问卷、日记法或替代应答。问卷调查节省时间及费用,但存在回忆偏倚(recall bias)和社会期许偏差(social desirability bias)。例如,Klesges等对95名8~10岁美国非洲裔女童进行了12周的观察,比较女童监护人及女童本人的报告结果,发现女童过高估计了自己的体育运动情况,而对吃甜食的习惯则过低报道。匿名自我填写的调查问卷方式(如邮寄或网络问卷)或可降低社会期许偏差,但这种方法应答率低,且受研究对象文化程度的影响。以下是各类问卷调查方法的特点。

1. **个别访谈** 流行病学的访谈是指有一定科学目的、通过研究对象(应答者)对一系列问题或刺激作出应答,产生言语信息(资料)的一种结构式过程。它可以是面对面的访谈,也可以是电话访谈。它既可以收集过去的暴露,也可以收集现在的暴露,但都容易发生回忆偏倚。面对面访谈的优点是收集的信息可更为复杂、更详细,信息量更大,缺点是费钱且可能发生调查员偏倚。

调查员调查引起的误差包括:①询问误差。在询问研究对象时,省略了问题或改变了问题的措辞;②深入调查误差。需要深入调查时没有深入调查、偏的深入调查或无关的深入调查;③记录误差。记录没有说的内容,没有记录说过的事或者记录不正确。有证据表明,调查员偏倚因调查员的特征而异,包括种族、习惯、年龄、个人态度、信仰等。减少调查员偏倚的方法包括在培训中强调调查员的中立性、问卷措辞和填写标准化和使用非提示性的调查技术等。

与面对面访谈相比,电话访谈具有一些优点,包括节约费用、适合隐私调查、可以较快完成等。但电话访谈的问卷相比面对面调查较短,而且电话访谈中的回忆常常不够完全,尤其当询问选项较多的选择题时,等调查员报完最后一个选项,调查对象已忘记前面的选项,往往倾向于选择第一项或最后一项。

2. 自填问卷 自填问卷也是收集信息的一种常用方式。自填问卷的优点是可以节约费用,需要的专门人员较少,对敏感性问题的回答较真实,并可以消除调查员偏倚。自填问卷比较适合简短的、引人注目的题目,非开放式的问题,不需要复杂的分析,不需要试探性质的问题,以及不需要严格按顺序回答的问题。自填问卷的应答率高低受很多因素的影响,如文化水平(文化水平高者应答率较高,文化水平低者应答率较低)、问卷长度(问卷越长,其应答率就越低)。

3. 日记法 流行病学中日记是指研究对象前瞻性保存的有关暴露情况的详细记录,可用于收集目前的个人行为方面的信息或个人经历。这种方法最常用于测量体力活动、性活动、饮酒、饮食摄入以及其他常见的暴露。日记法被认为是测量目前行为的高度准确方法,它不依赖回忆,比回忆的信息准确,可以较少回忆偏倚。较短一段时间内撰写的日记所反映的暴露较回忆法更广泛、更全面。日记法的另一个好处是研究对象不需要对行为类型进行总结,而问卷需要询问其通常的行为。例如,如果每天或者每周饮酒的方式变化很大,保持相当长时间的日记可以掌握这种变化。又如报告通常的性交频率常较日记记录的高估50%,可能因为在考虑"通常"频率时,未考虑月经、疾病或其他临时性因素。

日记法的缺点是只能测量目前的暴露,如果过去的行为与目前的行为高度相关,日记的记录才能反映过去的暴露。另外,与其他方法相比,日记法对研究对象的要求更高。研究对象要有基本的测量和记录能力,需要花时间培训,并需调动研究对象的积极性。所以在流行病学研究中,日记的使用十分有限,主要用于比较问卷调查方法或其他方法的真实性。

4. 替代应答 替代应答是指研究对象因某种原因(死亡、痴呆、年幼或不知暴露情况),无法提供所需暴露信息时,由其亲属或家长或监护人提供暴露信息的方法。替代应答是主观测量暴露的一种重要方法,其测量的主要暴露变量为职业、饮食、病史、吸烟、饮酒和用药史等。

二、直接观察与测量

根据观察和测量方法的不同,分为简单观察和仪器测量,前者指简单观察研究对象的性别、种族、肤色、体型等,后者指采用合适的仪器,测量研究对象的身高、体重、血糖、居住环境噪声或 $PM_{2.5}$。现在许多流行病学研究采用可穿戴设施,实时监测研究对象的心率、呼吸、运动、睡眠、$PM_{2.5}$ 等,准确测量暴露水平。

根据测量对象的不同,测量包括人体测量和环境测量。人体测量可以包括人体较为稳定的特征,如身高、体重等,也包括机体的内环境,如细胞、体液或代谢产物(血、尿、粪便、唾液)来测量暴露。

人体测量的优点:①客观,采用实验仪器测出的结果,与研究对象的主观感受无关;②个体化,可以精确到每个个体的剂量;③测量的暴露可以量化并且具有特异性,例如我们可以测活性剂量。

环境测量是测量土壤、空气、水等大环境,家庭、工作场所、娱乐场所等局部环境,以及食物、饮料、化妆品、药物等个人环境中的物理、化学和生物因素。一般环境测量只是与当前的环境暴露有关,除非保存有过去测量的记录。在有些情况下,当前测量可以反映个体过去对环境的暴露情况,如过去家庭供水中的铅含量。在多数情况下,用当前测量代表既往的暴露其概况,具有不确定性。

暴露的测量历史悠久。早在19世纪,英国就流行瘴气学说(miasma theory),认为瘴气是由水或土壤中生物尸体与其他有机物质腐烂而产生的气体,它不仅可以致病还具有传染性。因此,究其实质,瘴气是一种暴露。那时的流行病学家根据地势高低及离污染源距离来测量瘴气暴露水平,发现瘟疫流行程度与瘴气暴露水平高度吻合,从而断定瘴气是瘟疫流行的病因。现在看来,当时的瘴气一定程度上反映了致病微生物的暴露程度。

三、档案及历史记录资料

记录是指在一般情况下常规记录的资料,而非专门为暴露测量目的收集的,例如病案、人口普查记录、环境记录等,可提供研究对象过去的暴露信息、健康状况、环境及职业暴露等。这些资料可以是纸质形式的人工记录,也可以是可电子存取的数据库或网络资源。

利用记录进行研究具有研究费用低、不用专门进行调查、省时省力省钱的优势,而且资料完整。一般来说,医院的某个科室几乎可以提供该科室所有病人的就诊记录。

四、测量方法的选择

暴露测量方法的选择没有一种简单的原则可循,它常取决于实际可行性。影响暴露测量方法选择的因素包括以下内容。

(1)研究类型:在回顾性研究中,无法选择日记法来测量暴露,但可采用个别访谈和查阅记录来获得资料。

(2)所需资料的类型:根据研究目的,看需要收集环境暴露资料还是研究对象的个人信息。显然两种资料需要采用的测量方法完全不同。

(3)暴露对研究对象的影响程度。

(4)测量所需的费用或资源:尽管我们知道日记法收集个人行为可以减少回忆偏倚,比个人访谈好,但是日记法所需的费用较高,对研究对象的文化程度有一定要求,难度较大,通常只是作为一种辅助手段。

(5)有无暴露记录:如有暴露记录,可直接查阅。

(6)有无测量暴露的物理、化学方法。

(7)暴露的频率:表6-3列举了几种常用暴露测量方法的适用性,在实际工作中需根据情况选择。

表6-3 几种常用暴露测量方法的适用性比较

测量方法	数据		时间		暴露类型	
	主观	客观	目前	过去	个人特征	环境暴露
个别访谈	+	—	+	+	+	+

续　表

测量方法	数据		时间		暴露类型	
	主观	客观	目前	过去	个人特征	环境暴露
自填问卷	＋	－	＋	＋	＋	＋
日记法	＋	－	＋	－	＋	＋
查阅记录	－	＋	＋	＋	＋	＋
人体测量	－	＋	＋	－	＋	－
环境测量	－	＋	＋	＋	－	＋

流行病学研究最常采用的是问卷调查,尤其是面对面的访问调查。表6-4列出了权威期刊《美国流行病学杂志》(*Am J Epidemiol*)2000年1月～2002年6月发表的311篇非传染病病因学研究论文中使用的主要暴露测量方法。

表6-4　2000～2002年《美国流行病学杂志》非传染病病因研究论文的暴露测量方法

数据收集方法	百分比(%)
调查员问卷调查	30.5
面对面	26.7
电话	3.2
其他或无法确定	0.6
自我完成问卷调查	24.4
信函	16.7
协助下完成	7.7
档案记录	16.4
病案记录	2.3
其他记录	14.1
各种仪器设备测量	27.4
对研究对象测量	19.0
各种环境测量	8.4
其他及无法分类测量	1.3

五、暴露测量的误差

暴露测量误差是流行病学研究中偏倚产生的一个重要来源,它往往会高估或低估暴露与疾病之间的关联效应,甚至导致暴露与疾病之间虚假的关联。例如,研究对象隐瞒自己吸烟的情况,在病因推断时,可能会造成吸烟与疾病无关联的假象,从而低估了吸烟与疾病之间的联系效应。

暴露测量误差有多种来源:①观察者,包括调查员和访问人员。例如在病例-对照研究中,由于事先知道了结局,观察者会更注重观察病例组研究对象的暴露情况,从而忽略了对照组的暴露情况。②观察对象,包括被检查、访问或者被观察者。如在报告时,忘记自己过去的暴露情况或者回忆不完整,造成的回忆偏倚;或不愿意报告某些不好的行为,隐瞒真实的情况,造成的报告偏倚等。③测量工具或收集信息的工具。例如,如果血压计出现问题,可导致血压测量值较真实值高或低。④数据录入与分析。将自填问卷通过 Epidata 软件录入时,由于录入者的失误造成的误差。因此,问卷录入时一般采用双录入的形式来减少这种误差。

▲ 第四节　如何研究暴露

在不同研究设计中,暴露的研究方法不同。

在前瞻性研究中,我们首先根据暴露情况,将研究对象分为两组,一组具有某种暴露因素,一组不具有该暴露因素,但两组在其他因素上的情况相同或相似。观察一段时间,比较两组对象发生某种事件频率的差异,以此判断该暴露因素是否与该期望事件有关。例如:我们想研究性别是否与拿奖学金有关,首先将研究对象按性别分为男生组和女生组,两组在其他条件如生长环境、父母的受教育程度等方面相似、可比。观察两组对象若干年,比较两组对象拿到奖学金的率,如果这个率有差异,则我们可以初步判断性别与拿奖学金有关。同样,我们也可设计一个队列研究,来判断吸烟是否与肺癌有关。将研究对象是否具有某种暴露因素(吸烟)分为吸烟组和不吸烟组,两组其他因素相似,观察数年或数十年后,观察并比较两组对象肺癌发病率,据此判断吸烟是否与肺癌有关。

在回顾性研究中,为了研究某一暴露因素是否与结局有关,需要将研究对象按照是否发生某种事件(如拿到奖学金)而分为病例组和对照组,控制其他因素使两组可比,然后进行调查、比较性别在两组对象中的分布比例,从而可以判断暴露(性别)是否与结局(拿奖学金)有关。同样,我们也可设计一个病例-对照研究,评估吸烟是否与肺癌有关。

可以看出,两种研究的区别是很明显的,前瞻性研究(队列研究)分组时,根据是否暴露于某个因素,将研究对象分为两组,此时还没有期望事件的发生。而回顾性研究(病例-对照研究)分组时,根据是否发生期望事件,将研究对象分为两组,分组时期望事件已经发生。所以两种研究暴露与期望事件获得的时间顺序不同。简单来说,前瞻性研究是暴露开始,随访观察期望事件的发生,而回顾性研究是从期望事件追溯到暴露。在判断暴露与期望事件的关联时,前瞻性研究是通过期望事件在暴露组和非暴露组的发生率来判断,回顾性研究则通过比较暴露在病例组和对照组中的百分比来判断。

▲ 第五节　案例:法老的诅咒

古埃及第 18 王朝年轻法老图坦卡蒙(Tutankhamen)统治埃及仅 9 年。公元前 1350 年,18 岁的他神秘地死去。在图坦卡蒙的墓上写了几处咒语,有一处写道:"谁扰乱了法老的安眠,死神将张开翅膀降临他的头上。"还有一处写着:"任何怀有不纯之心进这坟墓的,我要像扼一只鸟儿一样扼住他的脖子。"进入墓室的 20 余人在随后 10 多年间陆续去世,他们的宠物鸟、狗、猫也相继死亡。他们是否由于中了法老的诅咒而死亡的呢?

为了解开这个秘密,Nelson 基于历史数据,采用流行学研究方法进行了分析。在他的研究中,暴露就是法老的诅咒,暴露者指那些在尚未被挖掘过的法老坟墓的神棺被打开时亲自出现在现场的人或在神棺被打开的同一天进入或观看的人。但进入第一、二、四道门,过道,前厅和附厅的人不被认为是暴露者(图 6-1)。具体来说,暴露者指根据记载,出现在以下现场的西方人:1923 年 2 月 17 日,第三道门和密室被打开时;1926 年 2 月 3 日,石棺被打开时;1926 年 10 月 10 日,棺材被打开时;1926 年 11 月 11 日,检查木乃伊时。

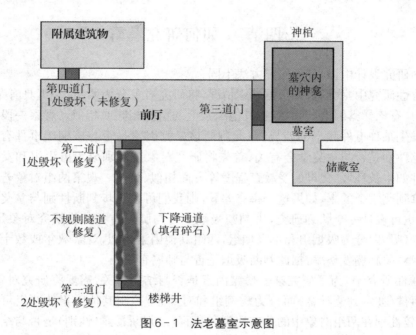

图 6-1 法老墓室示意图

而非暴露者指根据记载,当时在埃及、但未出现在上述现场的西方人,将发生的事件定义为死亡。Nelson 采用回顾性队列研究方法,回溯研究对象的出生和死亡记录,分析结果如表 6-5 所示:暴露组和非暴露组除性别比例有显著差别外,在年龄、死亡年龄及生存年数方面均无显著差异,提示根本不存在所谓的"法老的诅咒"。

表 6-5 暴露和未暴露于"法老的诅咒"者的死亡情况比较

	暴露组($n=25$)	非暴露组($n=11$)	统计学检验 P 值
男性(人数,%)	24(96.0)	7(64.0)	<0.001
年龄(岁,均数,标准差)	49.3(11.0)	44.1(9.1)	0.25
死亡年龄(岁,均数,标准差)	70.0(12.4)	75.0(13.0)	0.87
生存年数(岁,均数,标准差)	20.8(15.2)	28.9(13.6)	0.95

Nelson 的结果也招致了一些质疑,如研究的样本量小,是否统计把握度不够? 非暴露组女性较多,是否具有代表性? "暴露"的定义是否准确? 或许诅咒仅针对某些特定的行为? 可见准确定义和测量暴露并不是一件容易的事,但事关研究结果的准确性,需慎重对待。

（黄国宝 陆一涵）

🔹 思考题

1. 什么是暴露? 常用的暴露测量尺度有哪些?
2. 可采用哪些方法对吸烟这一暴露因素进行测量?
3. 举例说明为什么说暴露是相对于结局而言的?

《 **主要参考文献** 》

1. Nelson MR. The mummy's curse: historical cohort study [J]. BMJ, 2002, 325: 1482 – 1484.

2. Klesges RC, Obarzanek E, Klesges LM, et al. Memphis girls health enrichment multi-site studies (GEMS): Phase 2: design and baseline [J]. Contemp Clin Trials, 2008, 29(1): 42 – 55.

第七章

防不胜防的选择偏倚

第一节 误差的概念

流行病学研究中，无论采用何种研究设计和方法，都会有许多因素影响其结果的准确性，使研究结果与真实情况存在偏差，即误差（error）。误差分为随机误差（random error）和系统误差（systematic error）。

一、随机误差

流行病学研究通常需要从根据研究目的所确定的总体（population）中随机抽取部分观察对象，对某项研究指标进行观察或测量。这些抽取的个体该研究指标的测量值所构成的集合称为样本（sample）。样本是总体中具有代表性的一部分，然而，抽样过程中由于抽样的偶然性，会出现抽样误差（sampling error），表现为样本统计量与总体参数的差异或多个样本统计量之间的差异。只要是抽样研究，抽样误差就无法避免。

抽样误差是随机误差，是由于个体差异和研究过程中许多无法控制及不能预测的因素所引起的一类表现不恒定、随机变化的误差。随机误差可能来源于个体内的生物学变异和个体间的随机变异，会影响研究结果的可靠性或精确性（precision）。其特点为：①没有固定的方向和大小；②不可避免但具有规律性，一般呈正态分布；③通过重复抽样或者增大样本量可进行控制，通过统计学方法可进行估计。

二、系统误差

系统误差又叫偏倚（bias），指由于对一些已知或可控制的因素或条件控制不严而引起的、使研究结果或推论系统地偏离真实情况的一类误差，会影响研究的准确性或真实性（validity）。偏倚可来源于研究设计、资料收集、数据分析以及结果推断等各个环节，导致对所研究因素与疾病关系的错误估计。

系统误差具有以下特点：①具有固定的方向和大小；②具有一定倾向性和周期性；③研究过程中可加以控制甚至避免，但无法通过重复抽样或者增大样本量使其减小或消失。例如，将动脉导管插入动脉内直接测得血压真实值为 80 mmHg，而用血压计多次测量的均值为 90 mmHg,其所产生的随机误差与系统误差如图 7-1 所示。

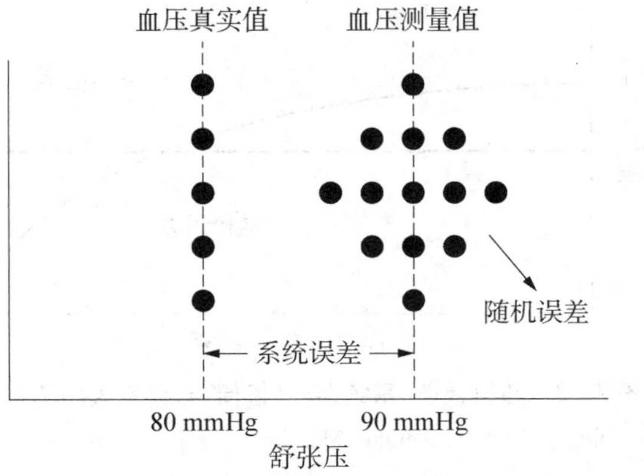

图 7-1　随机误差与系统误差(偏倚)间的比较

　　流行病学研究中常见的偏倚主要有三大类:选择偏倚、信息偏倚和混杂偏倚。本章重点介绍选择偏倚及其类型、对结果的影响及控制策略。

▲ 第二节　选择偏倚的概念

　　流行病学研究中,由于选择研究对象方法上的错误,使选入的研究对象与未选入的研究对象在某些特征上存在差异,导致研究结果系统地偏离真实值,称为选择偏倚(selection bias)。选择偏倚多发生在确定研究样本、选择比较组时,也可因资料收集过程中的无应答或失访而产生。选择偏倚多见于横断面研究、病例-对照研究以及回顾性队列研究中,在确定研究对象之前暴露和结局均已发生。横断面研究中,调查到的对象均为存活者,不包括因病死亡或已康复者,不能全面反映实际情况;病例-对照研究中,如对照组中未排除与所研究疾病有共同病因的疾病病人,则会低估暴露与疾病的关联;回顾性队列研究中,部分历史档案丢失或记录不全会破坏暴露组和非暴露组间原有的均衡性,从而造成选择偏倚。

　　选择偏倚作为一种系统误差,其发生与样本量大小无关(图 7-2),其实质是所选择的样本不能代表总体。以美国总统大选前的民意调查为例,如果存在选择偏倚,即使是超大规模的民意调查也未必能预测到正确的结果。2016 年 11 月 7 日 Real Clear Politics 网站公布,大多数民意调查数据和预测机构都表示希拉里会获胜,然而 11 月 9 日的大选结果却是特朗普获胜。对此,英国《每日电讯报》指出,民调机构低估了保守派选民。同样的预测错误也曾发生在 1936 年的美国总统大选时。当时著名的调查机构《文学文摘》(The Literacy Digest)向美国民众发放了 1 000 万份民意调查问卷,根据回收到的 240 万份问卷预测共和党候选人兰登会赢得大选。与此同时,新闻学教授乔治·盖洛普(George Gallup)通过对 5 万人进行调查,却预测民主党候选人罗斯福连任,并得到了验证。面对迷惑的民众,盖洛普解释了其中的原因:《文学文摘》统计的样本量虽然大,但却不具有代表性,因为他们的调查员是根据电话本上的地址发放问卷的,而当时美国只有一半的家庭安装了电话,这些家庭

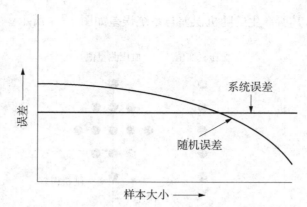

图 7-2 随机误差、系统误差(偏倚)与样本大小的关系

(引用自:Rothman KJ. Epidemiology:An Introduction [M]. Second edition. Oxford:Oxford University Press,2012.)

的收入相对较高,并且大多数支持共和党。而盖洛普在选择样本时,综合考虑了选民的种族、性别、年龄和收入等因素,因此,虽然只有 5 万个样本,却更具有代表性。

如何确定研究中是否存在选择偏倚呢?假设采用病例-对照研究方法探索吸烟和肺癌的关系,选择肺癌病人为病例组,具有可比性的非肺癌病人为对照组,调查两组的吸烟史。采用比值比(odds ratio,OR),即病例组与对照组中暴露与不暴露比值之比,评估吸烟与肺癌的关联。$OR=1$ 表示吸烟与肺癌无关,$OR<1$ 表示吸烟与肺癌之间为"负"关联,即所谓的"保护因素",$OR>1$ 表示吸烟与肺癌之间为"正"关联,即所谓的"危险因素"。

如图 7-3 所示,在总人群中,$OR(t) = (A/C)/(B/D) = AD/BC$;在样本人群中:$OR(s) = A^0D^0/B^0C^0 = A\times\alpha\times D\times\delta/B\times\beta\times C\times\gamma$。根据选择概率,$OR(s) = OR\times(\alpha\times\delta/\beta\times\gamma)$,因此,若 $\alpha\times\delta/\beta\times\gamma = 1$,则不存在选择偏倚;若 $\alpha\times\delta/\beta\times\gamma \neq 1$,则存在选择偏倚。

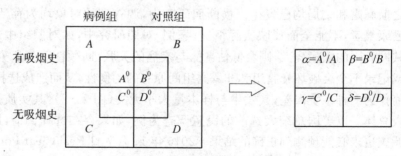

图 7-3 研究样本的选择情况

第三节 选择偏倚的主要类型

一、入院率偏倚

入院率偏倚(admission rate bias)又称为伯克森偏倚(Berkson's bias),指利用医院门诊

或住院病人作为研究对象时,由于不同疾病病人到医院就诊的比例不同所导致的系统误差。以下以一项酗酒与哮喘关联的病例-对照研究为例,说明伯克森偏倚产生的原因。该病例-对照研究以该医院住院哮喘病例为病例组,以住院骨折病例为对照组。假设总体人群中有哮喘病例与骨折病例各 500 人,两组病人中的酗酒者各 50 人,酗酒率均为 10%,计算得 $OR = AD/BC = 50 \times 450/50 \times 450 = 1$,提示哮喘的发生与酗酒无关(表 7 - 1)。

表 7 - 1　总体人群中哮喘病人与骨折病人的酗酒情况

	病例组(哮喘病例数)	对照组(骨折病例数)
酗酒	50(A)	50(B)
不酗酒	450(C)	450(D)
合计	500	500

假如我们已知哮喘病人的入院率为 60%,骨折病人为 10%,酗酒者为 20%。若哮喘、骨折及酗酒之间相互独立,那么,以医院住院病人为对象,所能招募到的研究对象将如表 7 - 2 所示。

表 7 - 2　医院样本人群中哮喘病人与骨折病人的酗酒情况

	病例组(哮喘病例数)	对照组(骨折病例数)
酗酒	34(A^0)	14(B^0)
不酗酒	270(C^0)	45(D^0)
合计	304	59

其中:

(1) A^0:总体人群中 50 例酗酒的哮喘病例因哮喘而住院 30 例($50 \times 60\%$);余下 20 名病人中,4 人($20 \times 20\%$)因酗酒而住院。总住院人数 34 人。

(2) B^0:总体人群中 50 例酗酒的骨折病例因骨折住院 5 例(入院率 10%);其余 45 名病人中,9 人因酗酒而入院(入院率 20%)。总住院人数 14 人。

(3) C^0:450 例非酗酒的哮喘病人因哮喘而住院 270 人(入院率 60%)。

(4) D^0:450 例非酗酒的骨折病人因骨折而住院 45 人(入院率 10%)。

哮喘和骨折病人的酗酒率分别由 10% 变成 11.2% 和 23.7%,此时,$OR = A^0 D^0/B^0 C^0 = 34 \times 45/270 \times 14 \neq 1$,提示哮喘与酗酒有关。由此可见,如以医院病人为研究对象,由于不同疾病的就诊率不同,所得结果与总体的真实情况有很大偏差,发生了伯克森偏倚。

二、现患病例-新发病例偏倚

现患病例-新发病例偏倚(prevalence-incidence bias)又称奈曼偏倚(Neyman bias)或存活病例偏倚,是指以研究当时的现患病例为对象,同以新发病例为对象进行研究相比,由于研究对象的特征差异所导致的系统误差。奈曼偏倚通常存在于横断面研究和以现患病例为病例组的病例-对照研究中。这两种情况下,有机会进入研究的病例均是现患病人,而不包括死亡病例、轻型病例或病程较短的病例。然而，与现患疾病相关的因素可能是疾病的危险因素，也可能是预后因素，或两者均是，这样则无法准确评估研究因素与疾病发生之间的真实关联。而在队列研究和实验性研究中，研究者可以追踪随访观察到所有研究对象中新发的各种病例类型，包括病程较短、病情较轻、短期内死亡的危重病例等，可以更全面地评估研究因素与研究疾病之间的关联，因而较少发生奈曼偏倚。

在高血压病、糖尿病等慢性病调查中，现患病例已从医生、电视、网页、公众号等渠道得知吸烟、喝酒、体力活动过少、高胆固醇饮食等是慢性病的共同危险因素，因而会在患病后主动避免不健康的行为生活习惯。以这些现患病人为对象会严重低估这些因素与疾病风险的关联。Friedman 等在美国弗明汉地区针对心血管疾病的病因做了世界著名的预防心血管疾病的研究，曾分别开展队列研究和以现患病例为对象的病例-对照研究，探讨男性血清胆固醇水平与冠心病的关系。研究结果表明，两者的关联在病例-对照研究中较队列研究中弱。进一步分析发现，很多冠心病现患病人被确诊冠心病后改变了原来的不良行为和生活习惯，使得血清胆固醇水平下降。病例-对照研究大大低估了高血清胆固醇对冠心病的风险。

类似地，一项以医院为基础的病例-对照研究未发现大量饮用咖啡与心肌梗死的发生存在显著关联，但队列研究结果却提示大量饮用咖啡者发生心肌梗死的危险性是未饮用者的 2 倍。两者结果不一致的原因在于 50% 的心肌梗死病人入院前已死亡，病例-对照研究中纳入的病例是心肌梗死幸存者，这些病例咖啡摄入量不大或减少了饮用量，而那些入院前死亡的病例则可能是大量饮用咖啡且持续时间较长者。因此，该项病例-对照研究存在明显的现患病例-新发病例偏倚，导致大量饮用咖啡对心肌梗死的危险性被低估了。

三、检出症候偏倚

检出症候偏倚（detection signal bias）又称检出偏倚（detection bias），指某暴露因素与所研究疾病在病因学上无关，但由于该因素的存在导致了所研究疾病相关症候（症状或体征）的出现，促使具有这种症候者及早就医，提高了暴露者的早期检出率，致使过高估计了病例组的暴露程度，因而发生系统误差，得出了该暴露因素与疾病有关的错误结论。此种偏倚在一些慢性疾病包括肿瘤、动脉粥样硬化、结石等的病因学研究中尤其应当注意识别。Horwitz 等最早揭示了此种偏倚。当年，多项病例-对照研究发现，子宫内膜癌病例服用雌激素的比例显著高于对照组，雌激素暴露与子宫内膜癌关联的 OR 值高达 12。后来发现该结果受检出症候偏倚的影响。服用雌激素刺激子宫内膜生长，容易导致子宫出血，使服用者频繁就医、接受医学检查，容易早期检出子宫内膜癌；而未服用雌激素者由于没有症状而很少就诊，即使患有子宫内膜癌，也因未及时就医而没有确诊机会，导致病例组服用雌激素的比例增高，高估了雌激素与子宫内膜癌的关联。进一步调查发现，服用雌激素的子宫内膜癌病例中有 79% 为早期病例，而未服用病人中仅 58% 为早期，验证了检出症候偏倚的存在。Horwitz 等以妇科门诊病例为对照，发现服用雌激素者发生子宫内膜癌的风险仅仅是未服用者的 1.7 倍。

四、无应答偏倚

流行病学研究中，部分研究对象可能因种种原因拒绝参加。无应答的原因是多方面的,调查对象的年龄、文化程度、身体和情绪状况、对研究的了解程度、对调查内容的兴趣、是否涉及敏感问题、内容的烦琐程度、调查方法等均可影响研究对象的应答。这些没有提供数据的无应答者在分析数据时往往被剔除在外。如果应答者与无应答者的特征不一致,使应答人群不能代表总体人群,则将导致选择偏倚,称之为无应答偏倚(non-response bias)。例如,在大学开展一项有关恋爱是否会影响学业的调查,很可能大多数"热恋情侣"会比较积极地回应"不影响",恋爱时间较长的"老夫老妻"则可能回应"可能影响",但应答率不高,"单身贵族"们则大部分不会予以回应甚至捣乱。由于不同特征人群的应答率不同,使最终接受调查的研究样本不能很好地代表"大学生"这一设定的总体人群,调查结果不能反映真实情况。在实际工作中,当无应答率大于15%时就应该警惕无应答偏倚。

五、失访偏倚

随访性研究中的失访是无应答的另一种表现形式,由于某些原因,包括主观上的不配合、不参与或者客观上的迁出、死于其他疾病等,未能按照研究计划随访到所有研究对象所导致的系统误差即失访偏倚(withdrawal bias)。队列研究或流行病学实验中,由于所需观察时间较长,很容易发生失访。失访可能随机发生,此时失访原因与所研究的因素或结局无关;但另一种失访是主动退出,失访原因与所研究的暴露因素或结局有关。失访偏倚对研究结果的影响程度取决于失访程度、失访者在比较各组的分布、失访原因与暴露或结局的关联等。

例如,分别对服用降糖药 A 和 B 的糖尿病病人进行随访观察其治疗效果,如果没有失访,降糖药 A 的治疗有效性是 B 药的 (50/100)/(30/100)=1.7 倍(表 7-3),但若发生了如表 7-4 所示的失访,则降糖药 A 的治疗有效性是 B 药的 (40/80)/(10/80)=4 倍,研究结果夸大了降糖药 A 的治疗有效性。

表 7-3　降糖药 A、B 的治疗效果比较

降糖药	有效(例)	无效(例)	合计(例)
A	50	50	100
B	30	70	100

表 7-4　失访后降糖药 A、B 的治疗效果比较

降糖药	有效(例)	无效(例)	合计(例)
A	40	40	80
B	10	70	80

六、志愿者偏倚

志愿者与无应答者相反,是流行病学调查的积极参与者。一般来说,志愿者有不同于非志愿者的特征,如有遗传家族史、有更强的自我保健意识和更健康的生活方式等。由于志愿者对疾病及其危险因素的更为了解,在回忆暴露情况时可能会过分强调其暴露程度,或因未患所研究疾病而对回忆暴露史不感兴趣,由此得出的研究结论肯定存在选择偏倚。这种以志愿者为研究对象导致的选择偏倚为志愿者偏倚(volunteer bias)。例如,一项有关体育锻炼与糖尿病患病关系的研究中,糖尿病组中大部分人都是主动联系调查员参加研究,他们本身往往都有较强的健康意识,平时就比较重视体育锻炼,而非糖尿病组中大部分人都是由调查员联系参加,平时体育锻炼运动量大多一般。由于志愿者偏倚的存在,最终

得出体育锻炼运动量越大、糖尿病的患病风险越高的错误结论。

七、易感性偏倚

研究对象是否暴露于某可疑致病因素与许多主、客观因素有关,这可能直接或间接地影响研究对象对于所研究疾病的易感程度,由此得出的该可疑致病因素与疾病间的关联是错误的,是由于称为易感性偏倚(susceptibility bias)的系统误差所导致。例如,Ames 等指出,当选择接触某种职业危险因素的工人作为研究对象时,由于工人每年都会有健康体检,一旦检查出对该职业危险因素敏感的工人都已经及时地转出,能够留下来的工人都是不容易患所研究疾病的工人。因此,在研究过程中常常可能会发现暴露于某职业危险因素者在所研究疾病上的发病率或死亡率并不高于一般人群,从而得出该职业危险因素与所研究疾病无关甚至是"保护因素"的结论,此种现象称为健康工人效应(health worker effect),由此导致的系统误差为易感性偏倚。这些工人的健康水平原本就高于一般人群或者其因长期接触该职业危险因素而导致了耐受,对该职业危险因素的易感性要低于一般人群。类似地,以商业性工作者群体为调查对象,往往会发现该人群的安全性行为意识远远高于一般女性人群,但由于其长期存在高危性行为,该人群性传播疾病(sexually transmitted disease, STD)的发病率并不低于一般人群。因此,即使商业性工作者的安全性行为意识较强,高危性行为的存在使得其仍然是 STD 的高危人群。

八、纳入/排除偏倚

纳入/排除偏倚(inclusion/exclusion bias)是指在研究对象的确定过程中,由于没有按照既定对等原则,仅仅从研究组或对照组中排除/纳入某些研究对象,导致研究因素与疾病之间的关联被错误估计而产生的偏倚。例如,在子宫内膜癌病例-对照研究中,未从对照组中排除子宫切除者,则因子宫切除者没有机会成为病例,且危险因素的暴露比例可能会较高而低估暴露与疾病的关联。在吸烟与肺癌的病例-对照研究中,若将肺气肿病人纳入对照组,则因吸烟是肺癌和肺气肿的共同病因,导致对照组中的吸烟比例也随之增加,吸烟与肺癌的关联被低估。反之,若将有肺气肿病史的肺癌病人纳入病例组,则病例组的吸烟比例增加,吸烟与肺癌的关联将被高估。

第四节　选择偏倚的控制

选择偏倚可以在研究设计和资料收集阶段加以控制,或在数据分析阶段予以校正。在研究设计阶段,采用严格、科学的研究设计,选取有代表性的研究样本,明确对象的纳入和排除标准;在资料收集阶段,加强随访、减少失访、提高应答率;在数据分析阶段,则通过统计分析方法对选择偏倚进行校正。

一、关注选择偏倚的发生环节

选择偏倚主要发生在确定研究样本、选择比较组以及调查和随访过程中的无应答或失访。无论开展哪种类型的流行病学研究,研究者对可能产生选择偏倚的关键环节应充分了解。譬如，所纳入病例是否为现患病例，会不会存在奈曼偏倚？研究对象是否来自医院门诊或住院病人，可否导致伯克森偏倚？最终纳入的研究对象中志愿者占比如何，是否会导致志愿者偏倚？研究对象可能无应答的原因与比例，是否会产生无应答偏倚？研究是否针对职业人群，是否存在易感性偏倚？在掌握了以上选择偏倚产生的关键环节后，就可以有的放矢地采取相应控制措施，避免或减少选择偏倚的发生。

二、严格规定纳入排除标准

开展流行病学研究时，研究对象的纳入或排除应该遵循明确、统一、严格的标准，确保研究人群的代表性。明确的抽样框架可保证横断面研究中随机样本的选择；可靠的疾病诊断标准可保证病例-对照研究中病例组与对照组的选择；明确的暴露因素分类标准，可确保队列研究中暴露组与非暴露组的选择。开展病例-对照研究时，应尽量以人群为基础，避免以医院为基础，特别是对照人群，应尽可能从社区选择样本人群。即使是病例组，如果只能从医院选择样本，也应从不同地区或者不同等级的医院中随机抽样，也可根据所研究疾病的自然史及其人群分布的特点，在不同病情严重程度、不同临床亚型病例中选取研究样本。实验性研究更需有明确的纳入排除标准，并遵循随机原则，将研究对象严格按事先定好的方案随机分配到实验组或对照组，提高两组可比性。不能主观地选择组别，也不能将研究对象"随意分组"。

三、提高研究对象的合作度

在队列研究和实验性研究的开展过程中，应实时掌握整个队伍的变迁，定期随访、记录队列成员有关研究因素与研究疾病的变化，同时积极做好研究目的、研究意义等的宣传和解释工作，并尽量简化调查表内容且采用得当易行的调查方法，从而降低研究对象的无应答率或失访率，且尽可能多地收集暴露程度、暴露时间、暴露变化等暴露史详细信息。此外，横断面研究由于所涉及对象多，无应答难以避免，如遇无应答，应及时分析原因，进行补漏调查，以提高应答率。病例-对照研究往往涉及对象不多且无需随访观察，应答率较高。

四、采用多重对照

对照组的设立是病例-对照研究、队列研究和流行病学实验的基本特征之一，其目的是通过组间比较评估所研究因素的作用。因此，设立对照组的关键在于选择恰当的对照人群，尽可能保证其与病例组或暴露组的可比性，即除了所研究因素外，两组的人口学特征和其他各因素的分布应一致。

病例-对照研究中，对照组应是产生病例的总体人群中的一个随机样本，其暴露水平应该反映总体人群的暴露水平。而在实际工作中，往往难以获取此理想对照。最好采用以人群为基础的病例-对照研究，从社区人群中选取对照，必要时采用多个对照组。例如，在一项胆道癌病例-对照研究中，除了以社区人群为对照组外，还额外设立了胆石症对照组，以排除胆石症这一强效应因子的混杂作用。以医院为基础的病例和对照研究常常难以完全避免选择偏倚的影响，但可采取一定的措施减少。例如，选择多个病种的病人作为对照，以免因所选择病人所患疾病与所研究疾病具有共同的危险因素而影响研究结果的可信度，多个病种病人组成的对照组可起到一定的稀释作用。此外,尽量从新发病人中选取对照,避免研究的暴露因素受到疾病病程长短的影响。

队列研究中可同时采用内对照、外对照或全人群对照。内对照指将所选研究人群按是否暴露于所研究因素分为暴露组和非暴露组,以非暴露组作为对照组;外对照则指从所选研究人群以外寻找对照组。队列研究还可以全人群为对照,利用整个地区的现成发病或死亡统计资料。全人群对照的资料容易获得,但往往比较粗糙,一般用于总人群中暴露者比例很小的情况,如研究某职业危害因素时,如果从事该职业人数很少,则可以考虑全人群对照。采用多种对照的方法可避免采用一种对照带来的选择偏倚,提高结果的真实性。

临床试验中也常常采用多重对照,通常存在于有多个研究目标的临床试验中,比如含有多个终点事件、多个剂量-对照组别或多个亚组人群等。

五、分析阶段进行校正

选择偏倚主要通过研究设计与实施阶段加以控制,分析阶段的校正措施有限。例如,对于无应答或失访者仔细分析其无应答原因、查询其是否已死亡及死亡原因等。当无应答或失访率超过 10% 时,应随机抽取无应答者样本,比较其与应答者基线调查时所获得的某些基本特征的差别,看看其差别是否与研究因素或研究疾病有关,从而估计无应答偏倚或失访偏倚对于研究结果的影响程度。然而,这只是补救方法,控制无应答或失访偏倚的最好方法还是降低无应答或失访率。最后,通过多水平统计模型也可对流行病学研究中所存在的选择偏倚进行一定的校正。

综上,选择偏倚作为流行病学研究的三大偏倚之一,在各类流行病学研究中均可发生,以在病例-对照研究和横断面研究中最为常见,主要产生于选取研究对象、分组比较、无应答和失访等过程。对于不同类型的选择偏倚应主要通过严格、科学的研究设计与实施加以控制,而很难在数据分析阶段予以校正。因此,对于选择偏倚的最佳控制策略就是尽量避免或减少选择偏倚的产生。

（吴维妙 王 娜）

思考题

1. 选择偏倚与抽样误差有何差别?

2. 如何控制选择偏倚?

3. 某研究欲探索乙肝表面抗原(HBsAg)携带者孕妇宫内传播乙型肝炎病毒(HBV)的风险,共检查 HBsAg 携带者孕妇到医院引产的 16 例死胎,发现其中 4 例胎儿肝内 HBsAg 阳性,从而得出 HBsAg 携带者孕妇发生宫内 HBV 传播的频率高达 25% 的结论。你认为以上所得出的结论是否正确? 为什么?

参考文献

1. 詹思延. 流行病学[M]. 第 7 版. 北京:人民卫生出版社,2013.

2. 吴军. 智能时代[M]. 北京:中信出版社,2016.

3. 徐飚. 流行病学原理[M]. 上海:复旦大学出版社,2007.

4. Friedman GD, Kannel WB, Dawber TR, McNamara PM. Comparison of prevalence case history and incidence data in assessing potency of risk factors in coronary heart disease [J]. Am J Epidemiol, 1966, 83(2):366 - 78.

5. Horwitz RI, Feinstein AR. Alternative analytic methods for case-control studies of estrogens and endometrial cancer [J]. New Engl J Med, 1978,299(20):1089 - 1094.

6. Ames RG, Trent B. Mobility of diesel versus non-diesel coal-miners-some evidence on the health worker effect [J]. Br J Indust Med, 1984,41(2):197 - 202.

7. Rothman KJ. Epidemiology: An Introduction [M]. Second edition. Oxford: Oxford University Press, 2012.

第八章

"谎报军情"的信息偏倚

第一节 什么是信息偏倚

信息偏倚(information bias)又称观察偏倚(observational bias),指在研究实施过程中,获取研究所需信息时产生的系统误差。与选择偏倚不同,信息偏倚是一种发生在研究实施阶段的偏倚,是在收集和整理有关暴露或疾病的资料时,由于测量暴露或结局的方法存在缺陷,致使获得的信息出现系统误差。

信息偏倚的例子在现实中比比皆是。例如,体重秤不准,使称量出来的结果总是比实际重量轻 1 kg,这将影响体质指数(body mass index,BMI)的计算以及根据 BMI 判断个体是否超重或肥胖;阅卷老师以高于规定的标准批阅试卷,最终及格的人数会少于应该及格的人数;给大学进行评分排名,不同机构对大学的科学研究、教学质量、论文发表、学校声望等给予不同的加权指数,因此,国际上有多种结果差异很大的大学排名榜。但人们常常会参考中国大学排行榜(CNUR)、英国 QS 世界大学排名等主流排名榜,是因为其评分方法更为合理,信息偏倚更小,更能客观反映大学的实力。

任何流行病学研究都离不开信息的获取。信息偏倚可能发生于不种类型的流行病学研究中。那么信息偏倚究竟是如何产生的呢? 下面用两个简单的例子加以说明。

为了调查母亲孕期暴露史与畸形儿发生之间的关系,分别询问了一定数量的畸形儿母亲和健康儿母亲在孕期吸烟、饮酒和药物使用情况,比较两组人群暴露史的差别。畸形儿的母亲往往能回忆起更多的暴露史,而健康儿的母亲因疾病与自己不相关,常常对暴露史有所遗忘,导致病例组的暴露史可能被高估,而对照组的暴露史可能被低估。在所收集的数据上,表现为表 8-1 中 a 值升高和/或 b 值降低,使计算所得 $OR(=ad/bc)$ 高于实际值。尽管暴露与疾病可能确实存在关联,但由此得出来的结果可能夸大了母亲孕期暴露与畸形儿发生的真实关联。

表8-1 畸形儿与健康儿母亲孕期吸烟、饮酒、使用药物情况

孕期情况	畸形儿母亲	健康儿母亲
孕期吸烟、饮酒、使用药物	a	b
孕期未吸烟、饮酒、使用药物	c	d

又如,在新冠肺炎疫情早期,对有武汉旅行史人群和无武汉旅行史人群进行新冠病毒核酸检测,判断其是否感染。由于试剂盒特异度高,但灵敏度不够高,部分感染者被检测为病毒核酸阴性,在表8-2中表现为 a 值和 c 值的低估。虽然有无武汉旅行史的感染者都有可能被误检为阴性,但疫情早期无武汉旅行史的感染者非常罕见,c 值被低估的程度远不如 a 值,使计算所得 $RR=[a/(a+b)]/[c/(c+d)]$ 低于实际值,由此得出的结果可能低估了武汉旅行史与新冠病毒感染的关联。

表8-2 有无武汉接触史人群一次病毒核酸检测结果

旅行史	阳性	阴性
有武汉旅行史	a	b
无武汉旅行史	c	d

从上述两个例子可以看出,信息偏倚具有以下特点:①表现为研究对象的某种特征被错误分类;②既可以表现为研究对象的暴露状况被错分,也可表现为研究对象的疾病状态被错分;③所使用的信息收集方法偏离"金标准"。

第二节 信息偏倚的类型

流行病学研究是以人群为研究对象的一门学科,常常采用问卷调查、仪器测量和实验检测等方式获取信息,每一种获得信息的方式都可能发生系统误差。信息偏倚可来自研究对象,也可来自研究者本身,或来自用于测量的仪器、设备和方法等。根据信息偏倚的性质或来源,可将其分为不同类型。

一、回忆偏倚

回忆偏倚(recall bias)是研究对象在回忆以往发生的事件或经历时,由于记忆失真或不完整,其提供的信息与真实情况之间存在误差,多见于病例-对照研究和回顾性队列研究。

在这类回顾性研究中,所调查的危险因素暴露发生于过去,研究对象回忆的准确性和完整性会受到回忆间期长短、该因素的发生频率和研究对象的关心程度等因素的影响。上述母亲孕期暴露与畸形儿发生关联研究中产生的信息偏倚就是典型的回忆偏倚。畸形儿母亲回忆孕期暴露史时会努力回忆所有暴露,推测自己为什么会生出畸形儿;而对照组生出的是健康儿,可能不太记得既往暴露情况,因为对自己不重要。

一项类风湿关节炎家族史调查结果更能揭示研究对象对疾病关心程度不同而产生的

信息偏倚。如表 8-3 所示,调查结果 A 以类风湿关节炎病人为病例组,以无该病的一般人群作为对照组,结果发现,病例组报告的家族史显著高于对照组,双亲之一有和双亲均有类风湿关节炎者患病的 OR 值分别高达 5.0 和 13.9。由此可以推测,家族史可能是类风湿关节炎病因。然而,进一步调查提示,家族史与类风湿关节炎的关联很可能因回忆偏倚而被高估。仍然以类风湿关节炎病人为病例组,但以病例未患类风湿关节炎的兄弟姐妹为对照,即两组所报告的是相同双亲的患病情况。结果如表中 B 部分显示,病例组报告了更多的阳性家族史,而对照组报告的阳性家族史更接近正常人群,双亲之一有和双亲均有类风湿关节炎者的 OR 值分别仅为 2.5 和 3.6。

表 8-3　类风湿关节炎家族史调查、分析结果

类风湿关节炎	病例组(%)	对照组(%)	OR
	A		
双亲均无	3(15.8)	111(55.2)	1.0
双亲之一有	10(52.6)	74(36.8)	5.0
双亲均有	6(31.6)	16(8.0)	13.9
合计	19	201	
	B		
双亲均无	11(27.5)	20(50.0)	1.0
双亲之一有	23(57.5)	17(42.5)	2.5
双亲均有	6(15.0)	3(7.5)	3.6
合计	40	40	

二、报告偏倚

报告偏倚(reporting bias)与信息偏倚不同,是研究对象有意作假所造成,即有意夸大或缩小某些信息而导致的偏倚,亦被称作"说谎偏倚",常见于对收入、婚育史、性行为史、青少年吸烟史等敏感问题的调查。

有研究发现,进行膳食调查时,肥胖者倾向于故意低报自己的实际进食量。一项调查欧洲儿童饮食摄入量与超重/肥胖关系的研究中,研究人员居然没有发现饮食暴露与超重/肥胖有显著关联,其中能量摄入与超重/肥胖的 OR 值为 0.999(95%CI:0.983,1.010),软饮料的 OR 值为 0.999(95%CI:0.986,1.013),甚至还发现蔬菜水果摄入与超重/肥胖有正向关联 [OR=1.009(95%CI:1.001,1.018)]。这个令人匪夷所思的结果其实就是报告偏倚捣的鬼,使得饮食与超重、肥胖的真实关联因报告偏倚的强烈影响而被掩盖。研究者将研究对象的错误报告倾向进行调整后,能量摄入和软饮料摄入与超重/肥胖的关联性(OR>1)才显现出来,蔬菜水果与超重/肥胖的关联也指向了相反的方向(OR<1)。

三、暴露怀疑偏倚

暴露怀疑偏倚(exposure suspicion bias)是指研究者若事先知道被调查者的患病情况,

且认为暴露因素可能与疾病的发生有关,在收集并确定病例组的暴露信息时比对照组更认真、细致和深入,导致研究结果产生偏差。

例如,有人调查喝生水与某病的关系,对病例组采用当面询问的方式,调查他们喝生水情况,对没患该病的对照组则通过电话询问了解其喝生水的情况,最后得出表8-4的结果,$\chi^2 = 44.16$,$OR = 2.0$,因而下结论认为喝生水与该病有关联。

表8-4　某病病例与非病例的喝生水情况

	病例组(例)	对照组(例)
喝生水	400	400
不喝生水	250	500

实际上,因为研究者的主观倾向产生了暴露怀疑偏倚,病例组的暴露史可能被高估,而对照组的暴露史可能被低估,疾病与暴露的关联也因此被夸大。

四、诊断怀疑偏倚

诊断怀疑偏倚(diagnostic suspicion bias)是指研究者若事先知道被调查者的暴露情况,且认为暴露因素可能与疾病的发生有关,在对疾病做出诊断时,对暴露于某因素、采用某种干预措施或服用某种药物的被调查者的态度或程序不同于未暴露、未干预或未使用者,更倾向于对暴露组或干预组进行更严格、细致的检查,发现更多的结局事件,造成研究结果产生偏差。例如,有人开展人工流产与乳腺癌的关联研究,认为人工流产是乳腺癌的危险因素。因此,对报告有人工流产史的妇女采用钼靶甚至MRI进行体检,以期发现乳腺癌病例,而对报告没有人工流产史的妇女只是采用简单的外科检查,导致暴露与疾病关联被高估。

诊断怀疑偏倚与暴露怀疑偏倚相似,都是由于研究者的主观倾向、愿望或偏见所导致的结果误判,歪曲了暴露与疾病之间的真实联系。

五、测量偏倚

测量偏倚(measurement bias)是在对研究所需的指标或数据进行观察和测量时,由于所使用的仪器、设备、试剂、方法和条件的不精良、不标准、不统一所产生的误差。例如,血压计不准,或对成人和儿童使用了同尺寸的测血压袖带,造成所测量的血压值系统地偏离真实结果。检测人员的操作不规范,记录不完整、试剂质量不高,纯度或浓度未达到所需的要求、每次分析和测量的温度和试剂批次等条件不一致等,都会造成测量偏倚。这也是为什么在报告或发表研究结果时,需要详细写出实验室名称、试剂批号和操作过程等条件的原因。

六、诱导偏倚

诱导偏倚(inducement bias)是指调查者的询问技术不正确,或为了获得阳性结论,诱使被调查者做有倾向性的回答。往往表现为对病例组做诱导,而对对照组不做诱导或负诱导,由此只能做出虚假的结论,常见于病例-对照研究和临床试验研究。

七、数字偏选偏倚

数字偏选偏倚(digit preference bias)是指调查时,由于研究对象对某些数字的偏好,比如喜欢使用接近的整数、偶数、5 或 10 的倍数等,导致调查结果未能反映实际情况,常涉及的指标有血压、药物剂量、出生体重、妊娠年龄、绝经年龄等。

▲ 第三节 错 分 偏 倚

信息偏倚的本质是发生了暴露状况或疾病状况的错误分类,因此又称错误分类偏倚,简称错分偏倚(misclassification bias)。是指在研究实施过程中,根据所获取的研究信息,使研究对象的某种或某些特征被错误分类所导致的系统误差。错分可分为无差异性错分(non-differential misclassification)和差异性错分(differential misclassification)两类。

一、无差异性错分(均衡性错分)

错分偏倚若以同样的程度发生于观察的各组,则被称为无差异性错分,或均衡性错分。无差异性错分通常有以下特点。

(1) 对疾病的错误分类与暴露状况无关,即暴露组和非暴露组有同等比例研究对象的疾病状况被错分。

(2) 对暴露的错误分类与疾病无关,即病例组和对照组有同等比例研究对象的暴露状况被错分。

(3) 常会低估暴露与疾病的关联强度(RR 或 OR 倾向 1)。

例如,研究心肌梗死发生与膳食脂肪摄入的关系,其真实数据如表 8-5 所示;若有等比例的高脂膳食病例(12 例,20%)和对照(8 例,20%)低报了脂肪摄入量,则错分数据如表 8-6 所示。

表 8-5 心肌梗死病例与对照的膳食脂肪摄入情况(真实数据)

暴露史	心肌梗死组	对照组
高脂膳食	60	40
低脂膳食	40	60
合计	100	100

表 8-6 心肌梗死病例与对照的膳食脂肪摄入情况(无差异错分)

暴露史	心肌梗死组	对照组
高脂膳食	48	32
低脂膳食	52	68
合计	100	100

因为高脂膳食对象存在一定比例的错误报告,引起了暴露史在病例组和对照组相同程度的错分,属于无差异性错分。OR 值由真实数据的 2.3 变为错分后的 2.0(倾向于 1),这种错分导致了暴露与疾病的关联强度的低估。

二、差异性错分(非均衡性错分)

错分偏倚若发生于一组而不发生于另一组,或两组的错分程度不同,则被称为差异性错分,或非均衡性错分。差异性错分也有以下特点。

(1) 对疾病的错误分类与暴露状况有关,即暴露组和非暴露组有不同比例研究对象的疾病状况被错分。

(2) 对暴露的错误分类与疾病有关,即病例组和对照组有不同比例研究对象的暴露状况被错分。

(3) 通常会高估关联强度,有时也会低估。

若表 8-5 中所有病例正确回忆了高脂膳食摄入,仅 80% 的对照能正确回忆,即对照组高脂膳食的 40 名对象中有 8 人被错分为低脂膳食,此时错分只存在于对照组,属于差异性错分偏倚。错分后 OR 值为 3.2,导致了疾病与暴露关联程度的高估(表 8-7)。

表 8-7 心肌梗死病例与对照的膳食脂肪摄入情况(差异性错分)

暴露史	心肌梗死组	对照组
高脂膳食	60	32
低脂膳食	40	68
合计	100	100

为了观察差异性错分对研究结果的不同影响,我们再假设一项病例-对照研究,真实数据如表 8-8 所示,其 OR 值为 2.0,RR 值为 1.3;4 种不同情况的差异性错分如表 8-9 所示。

表 8-8 某项病例-对照研究的真实数据

	病例组	对照组	合计
暴露	100	50	150
非暴露	50	50	100
合计	150	100	250

不难看出,最后引起的关联歪曲方向可根据 OR 值判断,其计算公式为 $OR = ad/bc$,高估 ad 乘积、低估 bc 乘积的错分会引起疾病与暴露关联强度的高估,反之则相反。

表8-9　某项病例-对照研究4种不同类型的差异性错分数据

	病例组	对照组	合计
对10名病例的暴露高估（$OR = 2.8$, $RR = 1.6$）			
暴露	110	50	150
非暴露	40	50	100
合计	150	100	250
对10名病例的暴露低估（$OR = 1.5$, $RR = 1.2$）			
暴露	90	50	150
非暴露	60	50	100
合计	150	100	250
对10名对照的暴露低估（$OR = 3.0$, $RR = 1.6$）			
暴露	100	40	150
非暴露	50	60	100
合计	150	100	250
对10名对照的暴露高估（$OR = 1.3$, $RR = 1.1$）			
暴露	100	60	150
非暴露	50	40	100
合计	150	100	250

第四节　信息偏倚的控制

既然信息偏倚是在研究实施阶段收集和整理资料的过程中产生的,那么,我们可以针对获取信息的各种途径,采取相应的控制措施,改善方法,尽可能地收集到符合实际情况的信息;或是在整理资料时采用一些统计学方法,对资料予以一定的校正,从而起到控制信息偏倚的目的。常用的控制信息偏倚的方法如下。

一、统一资料收集的方式和标准

在资料收集之前,应该根据目标资料的性质确定收集的方式和标准,并作严格的规定,在实施阶段对每一位研究对象都应该统一执行。例如,使用统一的调查表,不随意更换调查表;使用统一的仪器、设备进行测量,使用同一批试剂、药品进行实验;对研究员进行统一的培训,避免出现操作错误;严格确定暴露或疾病的阳性标准等。只有做到收集方法上的严格统一,研究对象的特征才会真实地反映出来,才不会被方法的差异所掩盖或歪曲。

二、盲法的使用

盲法经常在实验性研究中被采用,是一种避免研究对象或研究者的主观因素影响研究结果的重要手段。在控制观察性研究的信息偏倚时,可通过盲法的设计,让研究者无法得知研究对象暴露或疾病的分组,使其在收集对象暴露史或作疾病诊断时,不会因为预先的主观愿望而对不同分组的研究对象做出倾向性的调查或诱导。在实验性研究中,还有单盲、双盲、三盲的分类,单盲是指仅对研究对象设盲,可避免研究对象知道自身分组或所接受的干预后,心理因素对结局产生影响;双盲是指对研究对象和观察者设盲,进一步避免观察者在观察收集资料时主观因素带来的偏倚;三盲是指对研究对象、观察者和资料分析者均设盲,继续避免在统计分析时产生偏倚。因干预措施的性质和盲法实施难度的不同,在实验性研究中选择盲法时会有不同的考量。

三、使用客观指标

客观指标具有可量化、准确性高等优点,使用客观指标可避免所收集的信息受主观因素的影响。传统的主观指标通常难以避免回忆偏倚和报告偏倚的影响,又因为个人标准的不同,不同对象给出的主观指标之间可比性也较差。例如,不同人对"吸烟"的定义不一样,有的人认为吸过一支就算吸烟,有的人却认为吸过一盒才算吸,若单纯询问"您吸烟吗?"则无法获得准确的暴露史。这时可以采用客观的定量指标来询问,如"一生吸烟超过 100 支"或 WHO 定义的"一生中连续或累积吸烟 6 个月或以上",更有助于我们对研究对象吸烟史进行判断。

此外,实验检测指标也是客观指标中很重要的一个方面,通过实验室检测工具得出的指标具有更高的客观性和准确性,可以作为其他指标的替代,比如还可通过测定研究对象尿液中尼古丁含量判断其是否吸烟。再者,在进行 24 小时膳食调查时,依据研究对象自己的回忆或记录来分析一日的膳食摄入往往无法满足某些高标准研究的需求,这时常采用"双份饭法",即要求研究对象在进餐时额外留一份一样的食物,再由研究者带回实验室进行各种营养素的准确检测。同样,利用研究对象在医疗机构的诊疗记录或健康体检记录等客观记录对回忆报告进行核实,也是这个道理。

四、提高调查技巧

调查员的调查技巧在收集信息时显得尤为重要,特别是需要调查对象回忆远期暴露、模糊暴露或回答敏感问题时。调查员应该和调查对象建立起融洽的关系,减少他们的顾虑,提高他们回答问题的积极性,要清晰地解释调查对象不易理解的问题,不带诱导地协助他们回忆时间间隔久远或模糊不清的暴露史,如选择一个与暴露史有联系的、鲜明的记忆目标帮助其联想回忆等。例如,在新冠肺炎疫情期间对动车客车段发热病人进行流行病学调查的一个实例,调查员问一名人员"你去过武汉吗? 接触过武汉人吗?"对方回答"没有"。因为发热病人本来就有些恐慌,接受调查时难免存在抵触心理,此时调查员改为询问"你跑哪条线啊?"对方才恍然大悟地回答某某线路,而这条线路的列车曾经停武汉,上来了武汉人,调查对象与武汉人其实已经有接触了。

而在收入、性行为史等敏感信息的调查上,面对面调查技巧有时仍很难避免较大的报告偏倚,此时可以采用其他的调查方式。例如,使用电话调查可以让调查对象不用直接面对调查员,回答敏感问题时更加自然,但对调查员言语交流技巧有很高的要求;使用自填式问卷调查,调查对象可不必担心自己的隐私被别人看到;还可通过调查知情人等方式,但要注意其他偏倚的产生。

五、资料的校正

在分析阶段,可以通过一些统计学方法对信息偏倚进行测量和校正。

(一)信息偏倚的测量

1. **重测一致性** 测量与评价信息偏倚的常用方法是对调查获得的信息予以重复调查(测量),根据调查与重复调查数据计算 Kappa(κ)值,来评价重测的一致性(consistency),作为研究结果内部真实性评价的依据。κ 值属于可靠性(reliability)指标。

表 8-10 为某项研究的两次重复调查结果示意图,其 κ 值计算过程为:

$$观察一致率 = \frac{A+D}{N} \times 100\%$$

$$机遇一致率 = \frac{R_1 N_1 + R_2 N_2}{N^2} \times 100\%$$

$$\kappa = \frac{观察一致率 - 机遇一致率}{1 - 机遇一致率}$$

表 8-10 某项研究两次调查结果

第二次调查	第一次调查		合计
	+	-	
+	A	B	R_1
-	C	D	R_2
合计	N_1	N_2	N

例如,在某项研究中,将 24 小时膳食回顾调查结果与 72 小时膳食回顾调查结果进行一致性的计算,结果如表 8-11 所示:

表 8-11 24 小时和 72 小时膳食回顾结果

72 小时回顾调查	24 小时回顾调查		合计
	高	低	
高	100	20	120
低	30	50	80
合计	130	70	200

其观察一致率 = (100 + 50)/200 = 0.75;

机遇一致率 = (120 × 130 + 80 × 70)/200² = 0.53;

κ = (0.75 - 0.53)/(1 - 0.53) = 0.47。

κ 值判断一致性强度的标准:>0.8,一致性很好;0.6~0.8,一致性较好;0.4~0.6,一致性中度;<0.4,一致性较差。此例中 κ 值为 0.47,说明两次调查的一致性中度。

2. **信息偏倚的程度与方向** 以 OR_O 表示观察所得 OR 值,OR_T 表示真实 OR 值,信息

偏倚的程度可用下面的公式进行计算:

$$信息偏倚 = \frac{OR_O - OR_T}{OR_T}$$

若得值＝0,则不存在信息偏倚;

若得值＞0,则存在信息偏倚,此时$OR_O > OR_T$,为正偏倚;

若得值＜0,则存在信息偏倚,此时$OR_O < OR_T$,为负偏倚。

在病例-对照研究中,错分的灵敏度(sensitivity)指正确查出有暴露史者占实际有暴露史人数的比例;特异度(specificity)指正确查出无暴露史者占实际无暴露史人数的比例。

例如,可根据表8-12数据,对病例组和对照组错分后的灵敏度和特异度进行计算。

表8-12 病例与对照调查所得与实际暴露情况

调查所得暴露情况	实际暴露情况					
	病例			对照		
	暴露	非暴露	合计	暴露	非暴露	合计
暴露	54	12	66	18	7	25
非暴露	6	28	34	12	63	75
合计	60	40	100	30	70	100

病例组:Se＝54/60＝0.9,Sp＝28/40＝0.7;

对照组:Se＝18/30＝0.6,Sp＝63/70＝0.9;

此时,$OR_O = (66 \times 75)/(34 \times 25) = 5.82$;$OR_T = (60 \times 70)/(30 \times 40) = 3.50$。

信息偏倚＝(5.82－3.50)/3.50＝0.66,得值$\neq$0,存在差异性错分信息偏倚。根据调查所得资料计算的OR值高估了暴露与疾病之间的关系,程度为66%。

(二)信息偏倚的校正

1. 根据信息重测κ值校正 在实际研究中通常很难获得真实值,灵敏度和特异度也无从得知。可利用重测的κ值进行校正。校正公式为:$OR_T = (\kappa + OR_O - 1)/\kappa$

例如,根据某调查资料已经获得κ值为0.833,计算所得$OR(OR_O)$为1.51,则$OR_T = (0.833 + 1.51 - 1)/0.833 = 1.61$。

2. 根据信息获取灵敏度和特异度校正 若从调查所得资料中可获得某种信息的灵敏度与特异度,可以将含有信息偏倚的资料予以校正,校正方法如下:

实际暴露数＝[调查暴露数－(1－特异度)×该组合计人数]/(灵敏度＋特异度－1);

实际非暴露数＝该组合计人数－实际暴露数。

以表8-13为例,A为实际调查数据,计算得到的OR值为2.67。根据信息获取到病例组的灵敏度和特异度分别为0.86和0.93,对照组的灵敏度和特异度分别为0.70和0.98,可分别计算病例组和对照组的实际暴露和非暴露人数。

表 8-13　调查数据与根据不同暴露测量灵敏度、特异度校正的 *OR* 值

	病例组	对照组	*OR*
A 调查数据			
暴露	200	100	2.67
非暴露	300	400	
合计	500	500	
B 校正数据			
暴露	209	132	2.00
非暴露	291	368	
合计	500	500	

病例组：

实际暴露例数 $=[200-(1-0.93)\times500]/(0.86+0.93-1)=209$；

实际非暴露例数 $=500-209=291$。

对照组：

实际暴露例数 $=[100-(1-0.98)\times500]/(0.70+0.98-1)=132$；

实际非暴露例数 $=500-132=368$。

结果如表 8-13 B 部分所示，校正后的 $OR=(209\times368)/(132\times291)=2.00$。

第五节　案例分析：你真的没有吃更多吗

　　有一项研究欲通过对肥胖者和非肥胖者进行膳食调查来分析肥胖发生与脂肪摄入的关系，按照中国人的 BMI 标准（BMI≥28 为肥胖），从某社区卫生机构的档案中随机选取了 25～55 岁年龄段 200 名肥胖者作为病例组，按个体匹配原则在相同社区选取 200 名体重正常者（18.5≤BMI＜24）作为对照组。研究同时采用 24 小时膳食回顾法、双份饭法两种方法进行膳食调查，其中 24 小时膳食回顾法调查两次，并对高脂饮食定义为"膳食脂肪供能占总能量摄入的 40% 及以上"。所有调查员都经过了统一培训，所有调查对象都参与了调查，具体情况如下。

　　第一天，由调查员告知所有调查对象本次研究的目的，要求这两天的饮食不要有太大改变，并在接下来的一天内，使用提供的食品袋额外保留一份完全一样的饮食。

　　第二天，调查员上门将食物取回，同时请调查对象对过去 24 小时的膳食做一次回顾。随后，调查员将访问记录整理并准确填入调查表，依据《中国食物成分表（2017 版）》，用统一标准进行各营养素的计算；并将"第二份饭"带回实验室，进行各营养素的检测。由此得到表 8-14、表 8-15 的结果。

表 8-14 第一次 24 小时膳食回顾调查结果

	肥胖者	体重正常者	合计
高脂饮食	116	68	184
正常/低脂饮食	84	132	216
合计	200	200	400

$$OR = (116 \times 132)/(68 \times 84) = 2.68$$

表 8-15 双份饭法调查结果

	肥胖者	体重正常者	合计
高脂饮食	138	71	209
正常/低脂饮食	62	129	191
合计	200	200	400

$$OR = (138 \times 129)/(71 \times 62) = 4.04$$

第三天,调查员再次上门对调查对象第二天的膳食继续进行一次回顾调查,使用相同的调查表进行记录,最后得到表 8-16 的结果。

表 8-16 第二次 24 小时膳食回顾调查结果

	肥胖者	体重正常者	合计
高脂饮食	120	72	192
正常/低脂饮食	80	128	208
合计	200	200	400

$$OR = (120 \times 128)/(72 \times 80) = 2.67$$

可以看出,第一次 24 小时膳食回顾调查结果 OR 值为 2.68,双份饭法调查结果 OR 值为 4.04,两者相差较大。若把前者当作观察所得值 OR_O,后者当作真实值 OR_T,则可认为观察结果存在信息偏倚,经过公式计算信息偏倚=(2.68-4.04)/4.04=-0.34,说明存在负偏倚,高脂饮食和肥胖发生的关联在 24 小时膳食回顾调查结果中被低估了,程度为 34%。

仔细分析此案例中信息偏倚的发生,可发现其中并非只发生一种信息偏倚。首先,即使肥胖者已经了解有一份完全相同的食物将接受实验室的检测,他们仍然有低报脂肪摄入的倾向,这属于报告偏倚。其次,膳食回顾的计算相比于双份饭法的化学检测,准确性并不高,一是因为调查对象对于食物的描述可能不准确,或是给出的数值带有一定数字喜好,二是计算公式可能不能反映食物真实的营养素含量,所以还存在着一定的测量偏倚和数字偏选偏倚。最后,因为调查员在面对面调查时能直观调查对象的体型,所以知道所调查对象的分组,在访问时可能会带有诱导性的提问,比如对于肥胖者高脂食品的摄入量问得更加清楚,因此还可能会有诱导偏倚的存在。

后续对资料再进行整理,依然把表8-14当作观察值,把表8-15当作真实值,将两者数据进行整合得到错分情况数据,如表8-17所示。

表8-17 膳食调查错分情况

24小时膳食回顾调查结果	双份饭法调查结果					
	肥胖者			体重正常者		
	高脂饮食	正常/低脂饮食	合计	高脂饮食	正常/低脂饮食	合计
高脂饮食	112	4	116	63	5	68
正常/低脂饮食	26	58	84	8	124	132
合计	138	62	200	71	129	200

从上表可以发现,肥胖者中,138名高脂饮食者中的26名(19%)被错分为正常/低脂饮食,62名中的正常/低脂饮食者中的4名(6%)被错分为高脂饮食;体重正常者中,71名高脂饮食者中的8名(11%)被错分为正常/低脂饮食,129名正常/低脂饮食者中的5名(4%)被错分为高脂饮食。两组错分的程度并不相同,因此这种情况是差异性错分。

可以根据上述数据计算各组错分灵敏度和特异度。

肥胖组:Se=112/138=0.81,Sp=58/62=0.94;

体重正常组:Se=63/71=0.89,Sp=124/129=0.96。

此项研究在第二天对调查对象进行了24小时膳食回顾的重复调查,得到 OR 值为2.67,与第一次结果相差不大。但并不能就因此下判断认为调查的内部一致性高,应该对两次重复调查的数据进行整合,得到一致性结果。

表8-18 两次24小时膳食回顾调查一致性结果

第二次回顾调查	第一次回顾调查		
	高脂饮食	正常/低脂饮食	合计
高脂饮食	178	14	192
正常/低脂饮食	6	202	208
合计	184	216	400

如表8-18所示,共有178名调查对象两次调查结果都为高脂饮食,202名调查对象两次调查结果都为正常/低脂饮食。可以根据上述数据计算一致性:

观察一致率=(178+202)/400=0.95,

机遇一致率=(192×184+208×216)/400^2=0.50,

κ=(0.95-0.50)/(1-0.50)=0.90,

κ 值大于0.8,说明两次调查结果一致性很好。

若本项研究无法进行双份饭法调查,且无法得到24小时膳食回顾调查的灵敏度和特异度时,可以用 κ 值进行 OR 的校正,将第一次调查的结果作为观察值,$OR_O = 2.68$,则校正后的 $OR_T = (0.90 + 2.68 - 1)/0.90 = 2.87$。

（付炯兴 徐望红）

思考题

1. 对于长期使用氯霉素的病人,医生会反复查血象,甚至进行骨髓象等检查,可较早地发现粒细胞减少症和再生障碍性贫血等疾病;对于不使用氯霉素的病人,则不注意血象的检查,使以上疾病不能被及时发现,结果人为夸大了氯霉素与这些血液疾病的关联。这种情况属于何种信息偏倚?

2. 在表8-8的真实数据中,若病例组和对照组均有8名对象的暴露被高估,那么这属于何种错分偏倚?请判断这种错分对结果产生的影响,并按表8-12的形式列出错分情况的表格,计算错分的灵敏度和特异度。

3. 如果请你调查某社区女性人群的人工流产史,你会选择怎样的调查方式来减少信息偏倚?

主要参考文献

1. 詹思延. 流行病学[M]. 第8版. 北京:人民卫生出版社,2017.

2. Schull WJ, Cobb S. The intrafamilial transmission of rheumatoid arthritis--Ⅲ: The lack of support for a genetic hypothesis [J]. J Chronic Dis, 1969,22(4):217 - 222.

3. Wehling H, Lusher J. People with a body mass index 30 under-report their dietary intake: A systematic review [J]. J Health Psychol, 2019,24(14):2042 - 2059.

4. Bornhorst C, Huybrechts I, Hebestreit A, et al. Diet-obesity associations in children: approaches to counteract attenuation caused by misreporting [J]. Public Health Nutr, 2013,16(2):256 - 266.

5. 张恒,汪宁. 性行为自我报告中的信息偏倚及其控制[J]. 中华流行病学杂志,2010,31(2):227 - 230.

6. 孙瑜,从竹,李文博. 流行病学调查也需要询问技巧[N]. 每日新报,2020 - 02 - 04.

第九章

混杂的真面目

混杂是一种不易被发现,却对研究结果产生极大影响,甚至歪曲研究结果的偏倚。混杂不是由于所选择的研究对象缺乏代表性或收集数据不当引起,而是将暴露因素效应与混杂因素效应混淆在一起而产生的一种特殊类型偏倚。有别于选择偏倚和信息偏倚,混杂偏倚来自外部原因,即除研究因素以外的其他影响疾病发生的因素,如年龄、性别、生活习惯或者居住环境等的效应。

混杂在流行病学研究中无处不在。最浅显的例子如"苗长楼高""鸡鸣天亮",实际上楼高与苗长并无关联,鸡鸣并不会导致天亮,只不过是时间的混杂效应导致两者表面上的紧密关联。Fisher 可能是最早在科学研究设计中将混杂考虑在内的人。早在 1937 年,Fisher 就在《实验设计》一书中用很长的篇幅描述了混杂。在他看来,混杂并非"洪水猛兽",而是可以避免的;混杂虽然会给研究设计带来麻烦,但可将其向好的方面转化。混杂不是一个数据统计分析上的概念,对于混杂的认识,反映了科学推理的逻辑性。在科学研究中,如果不注意识别和调整混杂因素,将会很容易得出错误的结论。

第一节　混杂及混杂偏倚

在评价暴露与疾病之间的关联时,由于一个或多个既与所研究疾病有关联,又与暴露因素密切相关的外来因素(或称第三因素)的存在,使得资料中研究因素的效应与外来因素的效应混在一起,从而全部或部分地掩盖或夸大了所研究的因素与疾病之间的真实联系,这些外来因素即为混杂因素。常见的混杂因素有年龄、性别、文化程度等。混杂因素在各个比较组间分布不均衡时,就会产生混杂偏倚或混杂(confounding bias/confounding effect)。

究竟该如何理解混杂因素和混杂偏倚呢? 我们来看一个例子:有研究表明,饮牛奶与皮肤癌之间存在一定的关联,表现为在观察人群中,随着牛奶摄入量的增加,皮肤癌发病率逐渐升高(图 9-1)。牛奶喝得越多,皮肤癌发病率越高。可事实真的如此吗?

很快就有人发现了端倪,从研究人群整体来看,确实是随着牛奶摄入量的增加,皮肤癌患病率在相应升高。但当我们按性别分层,对男性和女性单独进行分析时发现,在男性和女性人群中均未发现皮肤癌发病率随牛奶摄入量的增加而上升或下降的现象(图 9-2)。

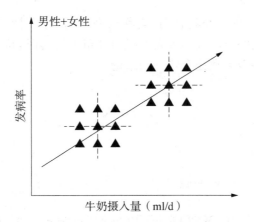

图9-1 牛奶摄入量与皮肤癌发病率的关联

（引用自：徐望红，流行病学案例分析［M］.上海：复旦大学出版社，2015.）

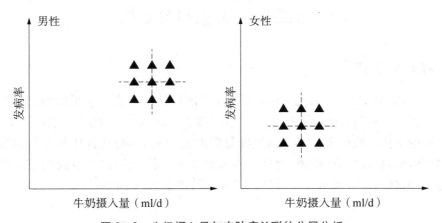

图9-2 牛奶摄入量与皮肤癌关联的分层分析

（引用自：徐望红，流行病学案例［M］.上海：复旦大学出版社，2015.）

　　可见，牛奶摄入与皮肤癌之间并不存在显著的关联，但由于男性的牛奶摄入量和皮肤癌的发病率都较高，而女性的牛奶摄入量和皮肤癌发病率均较低，从整体角度观察时，出现了"随着牛奶摄入量的升高，皮肤癌发病率也逐渐升高"的假象。此例中性别作为一个混杂因素，歪曲了研究结果，使其不能反映牛奶摄入量与皮肤癌的真实关联。进一步探究性别这一混杂因素的特征，可见男性和女性皮肤癌的发病率不同，"性别"是所研究疾病（皮肤癌）的一个危险因素；同时，男性和女性牛奶的摄入量不同，即性别与本次研究的暴露因素（牛奶摄入量）存在关联，符合1982年Schlesselman提出的混杂因素的3个特征。

　　（1）该因素是研究疾病的独立危险因素，一如本例中男性是皮肤癌的高危因素。

　　（2）该因素与所研究的暴露因素存在统计学联系，正如本例中男性的牛奶摄入量高于女性。

　　（3）该因素不是暴露因素与疾病因果链中的一个环节或中间变量。本例中男性并非牛奶摄入量与皮肤癌之间的中间环节。

当某种因素具备以上的 3 个特征时,就作为潜在的混杂因素存在于我们的研究中(图 9 - 3)。当混杂因素在我们所比较的各人群组间分布不均匀时,将会产生混杂偏倚(混杂),对研究结果产生影响,甚至导致完全错误的结论。

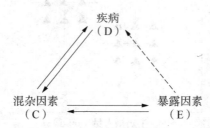

图 9 - 3　混杂因素路径图(1982 年 Schlesselman 提出)

第二节　混杂相关案例

一、夜灯与近视

在小朋友的房间里安装夜灯,不仅方便家长随时从门口查看屋里的情况,而且使小朋友夜间不会害怕。然而,1999 年 5 月,一篇发表在 Nature 杂志上的论文引起了人们对夜灯的注意。该论文称:"我们观察了室内光线暴露对视力的影响,并且在儿童中观察到'两岁前的夜间环境照明'和'罹患近视'之间存在有较强的关联;随着'两岁前的夜间环境照明'亮度的提高,近视的发病率也显著增高。"研究结果如图 9 - 4 所示。

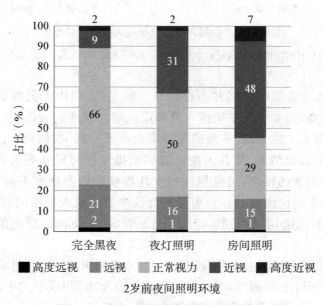

图 9 - 4　2 岁前夜灯使用者近视发生比例

可见,随着夜间照明水平的升高(黑暗-夜灯-房间灯光),近视占比也升高,提示"使用夜灯"是近视的危险因素。进一步计算现患比,结果高达 3.4(95％CI:2.1~5.6),即使用夜灯儿童的近视率是不使用儿童的 3.4 倍(表 9-1)。这些结果有力地"证明"了开夜灯睡觉的儿童比不开夜灯睡觉的儿童更容易罹患近视。论文发表在权威杂志 Nature 上,反响巨大,家长们纷纷关掉了孩子房间中的夜灯,夜灯一度成为近视的罪魁祸首而被嫌弃。

表9-1　2岁以下儿童使用夜灯与近视发生的关联

		近视		合计
		+	-	
夜灯	+	79	153	232
	-	17	155	172

$$现患比 = \frac{79/232}{17/172} = 3.4(95\％CI:2.1,5.6)$$

然而,2000 年 Nature 杂志上又发表了一篇论文称:

"……那篇文章称'夜间照明和近视之间存在显著的关联'。然而,在学生样本中,我们并未发现夜间看护照明与近视之间存在关联。"

"……我们没能证实这个令人惊讶的结果(夜灯与近视存在关联)。但我们确实发现了,那些近视的父母们更倾向于为他们的孩子使用夜间照明。而且在'罹患近视'、父母和孩子之间存在一定的关联。"

自此,轰动一时的"震惊!夜灯是近视的罪魁祸首!"言论被推翻,并逐渐被人们遗忘。那么,1999 发现的"夜间照明与近视之间存在关联"看上去证据充足,究竟哪里出了问题呢?根据 2000 年发表的第二篇文章,我们不难发现,第一篇论文结果存在混杂偏倚。采用有向无环图(directed acyclic graph, DAG)可清晰展示父母近视在夜灯与儿童近视关联中的混杂效应(图 9-5)。首先,"父母近视"与"子女近视"之间存在着一定的关联;其次,"近视父母"喜欢在家里安装夜灯,这使得研究中的"使用夜灯组"相较于"不使用夜灯组"存在较多的"近视父母",于是"近视父母"作为混杂因素不均匀地分布在使用夜灯和不使用夜灯这两个比较组中;而且,"父母近视"也并非"使用夜灯"和"罹患近视"之间的中间环节。所以,由于"父母近视"这一混杂因素的存在和不均匀的分布,使得两个观察组的对比研究结果出现了偏差,得出了"夜间照明与近视之间存在关联"的错误结论。

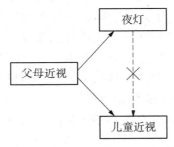

图9-5　夜灯、父母近视与儿童近视关联的 DAG 图

二、辛普森悖论

辛普森悖论(Simpson's paradox)是另一个著名的混杂偏倚案例:当人们尝试探究两种变量是否具有相关性的时候,会分别对其进行分组研究。然而,在分组比较中占优势的一方,在总评中有时反而是失势的一方。

如图9-6上图所示,y 作为因变量,x 作为自变量,下降的曲线提示两者之间存在有一定的关联。从数据整体来看(图中虚线所示),随着 x 的增加,y 逐渐减小,表现为 x 对 y 存在有一定的"负作用"。当按颜色分类后发现,无论是绿色组还是紫色组,随着 x 的增加,y 反而在增加,x 对 y 反而存在着一定的"正作用"。这其实也是混杂的作用,颜色因素与 x 和 y 分别都有一定的关联,而且颜色因素在低水平 x 组和高水平 x 组之间的分布并不均匀,这也就给了混杂可乘之机。

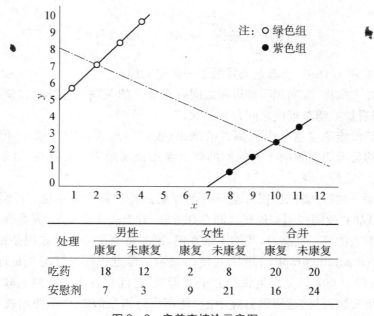

处理	男性		女性		合并	
	康复	未康复	康复	未康复	康复	未康复
吃药	18	12	2	8	20	20
安慰剂	7	3	9	21	16	24

图9-6 辛普森悖论示意图

(改编自:Pearl J. Causality [M]. Cambridge:Cambridge University Press. 2002.)

图9-6下图展示了一个案例数据。在合并数据中,接受处理措施(吃药)和对照措施(安慰剂)者各40人,研究结果表明处理组有较高的康复率,表现为处理措施对目标疾病有一定的"正作用"。然而,按性别分层后发现,在男性和女性人群中,处理措施与康复情况之间的关系均表现为"负作用",性别在该研究中作为混杂因素对研究结果产生了一定的影响。该研究意在探讨"吃药"和"康复"之间的关系。"男性"和"吃药"之间存在一定关联,表现为男性吃药人数占比(30/40)多于女性(10/40);"男性"和"康复"之间也存在一定的关联,表现为男性相较女性有较高的康复率;"男性"也并非"吃药"与"康复"之间的中间环节。由于性别在处理组和对照组之间的分布并不均匀,导致研究得到完全相反的结果。

有人可能会认为这种现象是由于随机误差或者样本过小导致。但混杂与样本量无关，与统计误差也无关。即使将表中每个格子里的人数乘以一个巨大的正数，上面的悖论依然存在。结果产生偏差的根本原因在于性别这一混杂因素在处理组和对照的分布不均衡。图 9-7 是性别、药物与康复 3 个变量形成的 DAG 图。可见，性别符合混杂因素的 3 个条件。

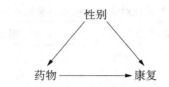

图 9-7 性别、吃药与康复关联的 DAG 图

这一现象具有重要的意义：变量之间的关联可以完全被第三个变量"扭曲"。更严重是，我们不知道哪些因素有混杂效应，收集数据时并未收集相关信息，因此完全不知道研究结果可能已被潜在的"第三个变量"改变，任由混杂因素作祟。

三、加州大学伯克利分校（University of California Berkeley，UC Berkeley）录取率

UC Berkeley 的著名统计学家 Peter Bickel 教授 1975 年在 *Science* 杂志上发文报告 Berkeley 研究生院男女录取率的差异。他发现，总体上，男性的录取率高于女性，然而按照专业分层后，女性的录取率却高于男性（表 9-2）。

表 9-2 *UC Berkeley* 研究生院新生录取数据

院系	男性		女性	
	录取	未录取	录取	未录取
A	512	313	89	19
B	313	207	17	8
C	120	205	202	391
D	138	279	131	244
E	53	138	94	299
F	22	351	24	317
合计	1 195	1 486	559	1 276

总体来看，男性申请人共 2 681 人，录取率为 44.57%；女性申请人共 1 835 人，录取率约为 30.46%，女性拒绝率高于男性。相比于男性，女性被拒绝的粗相对危险度 $RR =$ 女性拒绝率/男性拒绝率 $=(1\,276/1\,835)/(1\,486/2\,681)=1.25$（ $95\%CI$：$1.20\sim1.32$）。即女性拒绝率是男性的 1.25 倍。总体来看，Berkeley 研究生院招生时更倾向于拒绝女性，录取男性，因而被诟病存在性别歧视。

事实果真如此吗？Bickel 教授按招生院系分层后，对数据进行了进一步分析，很快就有

了新的发现。如表 9-3 所示,从仅申请 A 院系的学生录取情况来看,男性申请人共 825 人,录取率为 61.94%;女性申请人共 108 人,录取率为 82.41%;男性的拒绝率高于女性,计算所得 RR 为 0.46(95%CI:0.30~0.70),即女性被拒绝的风险是男性的 0.46 倍,女性更不容易被拒绝。可见,Berkeley 大学 A 院系更倾向于录取女性而拒绝男性。

表 9-3　各院系女性相对于男性被拒绝录取的相对危险度 RR

院系	录取情况		女性相比男性被拒的风险 RR(95%CI)
		男性　　女性	
A	拒绝	19　　314	0.46(0.30~0.70)
	接受	89　　511	
		男性　　女性	
B	拒绝	8　　208	0.86(0.48~1.54)
	接受	17　　352	
		男性　　女性	
C	拒绝	391　　205	1.05(0.94~1.16)
	接受	202　　120	
		男性　　女性	
D	拒绝	248　　265	1.02(0.92~1.12)
	接受	127　　142	
		男性　　女性	
E	拒绝	289　　147	0.96(0.87~1.05)
	接受	104　　44	
		男性　　女性	
F	拒绝	321　　347	1.01(0.97~1.05)
	接受	20　　26	

接下来看看申请 B 院系的学生录取情况(见表 9-3)。B 院系男性申请人共 560 人,拒绝率为 37.14%,录取率为 62.86%;女性申请人 25 人,拒绝率为 32.00%,录取率为 68.00%;男性的拒绝率略高于女性,根据两者拒绝率计算所得分层 RR 为 0.86(95%CI:0.48~1.54),由于 95% 置信区间包含了 1.00(RR=1.00 时,表示二者的差别没有统计学意义),即为男性和女性申请 B 院系被拒绝的风险大致相同。由此推断:Berkeley 大学 B 院系录取新生时男女平等。

其他院系的录取情况及女性相对于男性被拒的相对危险度 RR 如表 9-3 所示。可见,C 院系男女性录取率均较低,女性 65.93% 的拒绝率高于男性的 63.08%,但计算所得 RR 为 1.05(95%CI:0.94~1.16),置信区间依然包含了 1.00,二者被拒风险大致相同。可见 C 院系要求严格,男女性被拒的可能性都很高,但仍然男女平等。D、E、F 院系录取新生时男女性被拒率亦无显著差别。

汇总各学院的录取情况,A 院系更倾向于录取女生,其他各院系对于男性和女性的录取率的差异并没有统计学意义,根本不存在所谓的性别歧视。显然,根据总体数据所得出的结论是由于混杂所导致的。那么我们究竟该如何断定 Berkeley 大学对于研究生的录取情况在性别方面有无差别呢？这就需要用到一定的统计学手段。

根据分层后的数据，利用 Mantel-Haenszel 分层分析方法计算调整 RR（aRR）值为 0.97（同质性检验结果表示：各层之间的差异没有统计学意义）；而之前利用总体数据计算粗 RR（cRR）值为 1.25。

由图 9-8 可见，研究生院系共录取了男性申请者中的 46% 和女性申请者中的 30%；男性和女性申请者在申请院系时存在一定的倾向性，即男性和女性申请者在各院系中的分布是不同的，男性倾向于申请 A、B 等科学学科院系，女性倾向于申请 E、F 等人文学科院系；科学类院系录取名额多，接受了大量合格的申请人，录取率较高；相比之下，人文学科名额较少，拒绝率相对较高。

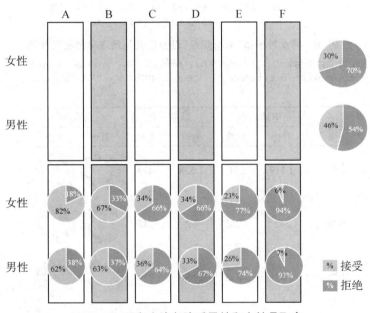

图 9-8　研究生院各院系男性和女性录取率

（改编自：Bickel PJ, Hammel EA, O'connell JW. Sex bias in graduate admissions: data from Berkeley [J]. Science, 1975, 187(4175): 398-404.）

图 9-9 展示了申请"简单"院系的百分比和录取率的相关关系。不论男女，随着申请"简单"院系人数占比的增加，整体录取率也在不断增加；同时，女性曲线一直在男性曲线之上，这说明无论院系本身是否严格，其对女生的录取情况都要好于男生，也就是单从结果来看，各个院系其实都更倾向于录取女生。

根据录取率，将所有院系分为两组，一组为较容易录取的院系（称为"简单"院系），一组为较严格的院系（称为"困难"院系）。结果显示，大多数女性申请者倾向于申请"困难"院系，如英文系；大多数男性申请者倾向于申请"简单"院系。尽管各院系女性录取率均高于或不低于男性，但从总体角度观察时，反而出现了男生的录取率高于女生的情况（图 9-10）。也就是说，在探讨"性别"和"录取情况"之间的关系时，"申院系倾向"既与"性别"有关，

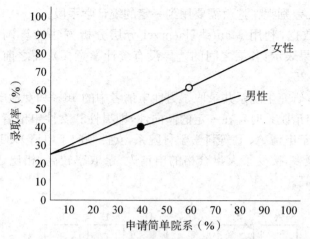

图9-9 男女性申请"简单院系"百分比及与录取率的相关关系

（改编自：Bickel PJ，Hammel EA，O'connell JW. Sex bias in graduate admissions：data from berkeley［J］. Science，1975，187(4175)：398－404.）

院系	申请人数		录取人数		录取率	
	男性	女性	男性	女性	男性	女性
简单	2 449	551	1 528	439		
困难	242	1 285	62	340		
相加	2 691	1 835	1 590	779		

% 接受　% 拒绝

图9-10 申请难度不同院系男女性录取率

（改编自：Bickel PJ，Hammel EA，O'connell JW. Sex bias in graduate admissions：data from Berkeley［J］. Science，1975，187(4175)：398－404.）

又与"录取情况"有关联，也并非二者之间的中间环节，是导致结果扭曲的混杂因素。因此，比较男性和女性申请者的录取情况时，需考虑男女性"所申请院系"这一混杂因素，计算反映两者真实关联的 aRR 值。

▲ 第三节　混杂的识别与控制

　　上述案例形象地展示了混杂因素如何影响研究结果。在流行病学研究中，识别和控制混杂因素是获得正确研究结果的前提条件。

一、混杂因素的识别

在研究设计之初,可以根据既往研究结果或已掌握的先验知识,将所有可能的混杂因素列在调查表中,以便研究实施时收集相关数据。还可根据混杂因素的3个特征进行识别。

1. **与暴露相关的因素** 混杂因素要么是所研究暴露因素的"因",要么与暴露因素"相关"。如"夜灯"的案例中,混杂因素"父母近视"是暴露因素"使用夜灯"的"因",因为父母近视,为了更好地看顾孩子,才会选择在家中安装夜灯。因此,在研究设计时,可从与暴露相关的因素中寻找可能的混杂因素。

值得注意的是,混杂因素与所研究的暴露因素间的关联必须独立于所研究的疾病,即混杂因素与暴露因素间的关联必须可见于无病个体中。例如,在子女没有患近视的父母中,近视的父母也倾向于在在家安装夜灯。此外,暴露与疾病之间的中间变量不能作为混杂因素。

2. **与疾病相关的因素** 混杂因素还可从与疾病相关的因素中寻找。与"疾病相关"并不是说混杂因素一定是疾病的"病因",也可以是真正病因的一个标志性指标。例如,由于近视具有一定的遗传性,"父母近视"往往是导致子女近视的一个高危因素,是"遗传"这一病因的指标。

混杂因素与所研究的疾病间的相关性必须独立于所研究的暴露因素,也就是说,混杂因素与所研究的疾病间的关联必须可见于无暴露个体中。例如,在没有安装夜灯的家庭中,近视父母的子女罹患近视的风险也更高。值得注意的是,围绕疾病寻找混杂因素时,如果某因素是所研究疾病产生的结果,不管其与所研究暴露因素有无关系,该变量都不能作为混杂因素。

3. **暴露因素与疾病因果链上的中间变量不是混杂因素** 所谓的中间变量是指暴露对结果之所以有影响,是通过中间变量而发挥作用的。此时的中间变量不能作为混杂因素。例如,研究吸烟与肺癌的关联,烟草中的3,4-苯并芘是诱导癌变的化学物质,吸烟通过烟草中的3,4-苯并芘而发挥致肺癌作用。分析吸烟与肺癌关联时,血液中检测到的3,4-苯并芘浓度不能作为混杂因素进行控制。

二、混杂因素的测量

除了在研究设计阶段可采用一定的方法避免和控制混杂因素外,还可对其进行测量和研究,探讨混杂因素对研究结果可能产生的影响。对某潜在混杂因素效应的测量,可以通过比较存在和不存在该因素时,所研究的暴露因素对疾病效应估计值的变化来实现。假设存在某混杂因素(f),不考虑其混杂效应时,暴露因素与疾病的效应估计值称之为粗 RR(cRR)或粗 OR(cOR);调整该混杂因素(f)后的暴露效应估计值称为调整 RR(aRR)或调整 OR(aOR),采用 Mantel-Haenszel 分层分析方法予以估计。混杂因素的效应判断方法如下:

(1) 若 $cRR = aRR$,f 无混杂作用,cRR 不受 f 的混杂效应的影响,无混杂偏倚。

(2) 若 $cRR \neq aRR$,f 有混杂作用,cRR 存在 f 的混杂偏倚。

(3) 若 $cRR > aRR$,为正混杂(positive confounding),由于 f 的混杂作用,高估了研究

因素与研究疾病之间的联系。

（4）若 $cRR < aRR$，为负混杂（negative confounding），由于 f 的混杂作用，低估了研究因素与研究疾病之间的联系。

混杂偏倚的程度与方向可用下式测量：混杂偏倚 $=(cRR-aRR)/aRR$。若得值 $=0$，为无混杂。当得值 $\neq 0$ 时，若为正值，为正混杂；若为负值，为负混杂。值的大小表示混杂的程度。以 Berkeley 研究生院男女性录取率差异分析为例，"申请院系"作为混杂因素对研究结果产生了较大的影响。在不考虑"申请院系"的混杂作用时，仅观察男女性的录取差异，得出女性较男性被拒绝的粗 RR 即 cRR 为 1.25（$95\%CI$：$1.20\sim1.32$），也就是说，女性拒绝率是男性的 1.25 倍。按照院系分层，对其各层的同质性进行检验，得出"$P>0.05$，各层之间的差异没有统计学意义"的结果后，采用 Mantel-Haenszel 方法计算调整院系后的 RR，即 aRR 为 0.97。代入混杂偏倚的测量公式，混杂偏倚 $=(cRR-aRR)/aRR=(1.25-0.97)/0.97=0.289$，得值 $\neq 0$ 时，且为正值，为正混杂。"申请院系"对性别与录取率关联的估计起到了正混杂作用，使女性被拒绝的风险（RR 值）被高估了 28.9%。

三、混杂因素的控制

在流行病学研究中，为了消除或控制混杂效应，在研究的设计阶段和数据处理阶段均可采用一定的措施。

1. 研究设计阶段的控制方法　研究设计阶段控制混杂因素的方法通常就是使混杂因素在各个比较组间分布均匀，消除其混杂效应。此方法的缺点是无法评估混杂因素与结局的关联。

（1）限制（restriction）：限制是指在研究设计时针对某些潜在的混杂因素，通过研究对象的入选标准予以限制。例如，在对使用夜灯与近视的关系进行研究时，考虑到父母近视为潜在的混杂因素时，可以只选取不近视的父母为对象进行研究。对牛奶摄入和皮肤癌的关系进行研究时，考虑到性别可能作为潜在的混杂因素，可以只选择男性作为研究对象。

在一项研究中，针对混杂因素对研究对象的入选条件予以限制后，可得到同质的研究对象，提高可比性，以排除该因素的干扰，避免其混杂作用，获得所研究因素与研究疾病关联的正确估计。但这种方法会影响研究对象的代表性，使研究结果外推至一般人群时受限。例如，只选择男性研究牛奶摄入与皮肤癌关联，所得研究结果可反映两者在男性中的真实关联，无法外推至女性。

（2）匹配（matching）：匹配是指在选择对照时，针对一个或多个潜在的混杂因素，使对照与所匹配的病例（暴露者或干预对象）在这些因素上相同或相近，从而消除混杂因素对研究结果的影响。病例-对照研究、队列研究和实验研究均可采用匹配的方法。

匹配通常分为个体匹配（individual matching）和成组匹配，后者也被称为频数匹配（frequency matching）。个体匹配是为每一个研究对象针对要控制的混杂因素匹配上一个或多个对照；成组匹配是为一组研究对象选配潜在混杂因素频率分布可比的对照组。例如，在研究"使用夜灯"和"子女近视"之间的关系时，考虑到"父母近视"可能为潜在的混杂因素，可以为"使用夜灯"的父母，针对"父母近视"这一混杂因素，选择"不使用夜灯"但同样近视或不近视的父母作为对照组。如采用频数匹配，则使"不使用夜灯"对照组中父母近视的频率与"使用夜灯"暴露组相似。这样就能消除"父母近视"对研究结果的影响。

采用匹配的方法消除混杂因素的作用的同时,也失去了对匹配因素予以分析的机会。既不能分析匹配因素作为所研究疾病危险因素的作用,亦不能分析其与暴露因素之间的交互作用。

(3)随机化(randomization):随机化是指采用随机化原则和技术,将研究对象以同等的概率被分配至相互比较的各组中,使潜在的混杂因素在各组间分布均衡,从而排除其混杂作用。随机化多用于实验研究,尤其是随机对照试验(RCT)中最为常用。

2. 数据处理阶段的控制方法　对混杂因素的混杂作用,在资料分析阶段可通过一定的统计学处理方法予以识别和控制。如分层分析法、标准化法、多因素分析等。

(1)分层分析(stratification):分层是指将研究所获得的资料按可疑混杂因素分成数层(亚组)进行分析。分层是最常用的检出和控制偏倚的方法之一。例如,在牛奶摄入量与皮肤癌关联研究中,按性别分层,分别分析男性和女性中牛奶摄入量与皮肤癌的关联,就能获得两者的真实关联结果。

(2)标准化(standardization):比较两个率时,如某个分类变量在两组中分布不同时,这个分类变量就可能成为两组频率比较的混杂因素。标准化的目的是消除混杂因素,即用率的标准化加以校正,使可能影响结果的因素受到同等的加权,使这两个率可比、无偏倚,这种方法称为标准化。例如,比较甲乙两地某病的发病率,因两地人群的年龄和性别构成可能不同,需进行标准化,获得标准化率,再进行比较。值得注意的是,标准化后的标准化率已经不能反映两组的实际水平,只表示相互比较的资料间的相对水平。

(3)多因素分析:根据研究设计即数据特征,常采用协方差分析、多因素 Logistic 回归分析、Cox 模型等多因素分析方法控制混杂因素的影响。相关方法在卫生统计学课程中将详细讲解。

第四节　案例分析:哪家餐厅更好吃

旦旦跟小伙伴们约好周末聚餐,初步选定了两家餐厅。打开相关评分软件,旦旦发现A 餐厅的总体评分高于 B 餐厅,于是建议去 A 餐厅。而另一位小伙伴发现,如果细看不同人群对这两所餐厅的评分,男性对 B 餐厅的评价要高于 A,而女性对 B 餐厅的总体评价也高于 A,因此,B 餐厅更好。于是,旦旦有点迷惑了,这是为什么呢?

这个问题与性别的混杂效应有关。假设男性对 A、B 两餐厅的评分分别为 3.5 及 3.7分,而女性的评分分别为 4.4 及 4.6 分。分类比较发现男女性都更加认可 B 餐厅。而事实上,由于两家餐厅的评分人数中,男女性的分布不同。A 餐厅的评价群体以女性居多,而 B餐厅以男性为主,从而造成在整体得分上 A 餐厅高于 B 餐厅的结果。从而造成了旦旦和小伙伴们一时的困扰。现在,你能替他们做出决定了吗?

总之,在日常生活中,类似的案例还有很多,如果不能正确理解混杂效应,识别混杂因子,就无法得到正确的结果,也就不能做出正确的选择了。

（姚伟元　张铁军）

思考题

1. 举例说明什么是混杂因素？如何识别混杂因素？
2. 如何测量混杂效应的大小与方向？
3. 流行病学研究设计中如何控制混杂因素？

主要参考文献

1. 徐望红.流行病学案例分析[M].上海：复旦大学出版社,2015.

2. 任涛,詹思延,沈霞,等.流行病学研究中的偏倚与混杂[J].中华流行病学杂志,2004,25(9)：811－813.

3. Quinn GE, Shin CH, Maguire MG, et al. Myopia and ambient lighting at night [J]. Nature, 1999,399(6732):113－114.

4. Gwiazda J, Ong E, Held R, et al. Myopia and ambient night-time lighting [J]. Nature, 2000,404(6774):144.

5. 耿直.因果推断与 Simpson 悖论[J].统计与信息论坛,2000(03):9－12.

6. Lovric Miodrag（Ed.）International Encyclopedia of Statistical Science ［M］. Springer-Verlag Berlin, Heidelberg, 2011.

7. Bickel PJ, Hammel EA, O'connell JW. Sex bias in graduate admissions：data from Berkeley [J]. Science, 1975,187(4175):398－404.

8. Pearl J. Causality ［M］. Cambridge：Cambridge University Press，2002.

第十章

"引入歧途"的生态学谬误

你在生活中可能看到过这样的现象或听到过这样的报道：气温骤变时，医院门诊人数远高于平时；食用盐销售量高的地区，居民高血压病患病率也高；北方供暖地区冬季心血管病死亡率比同期南方非供暖地区高。这几个例子有一个共同的特点，就是在人群的整体水平开展研究，以群体作为观察和分析单位。在流行病学上，我们把这样的研究叫作生态学研究。那么，我们是否可以通过这样的观察结果，得出诸如气温骤变是个体就诊的原因，食盐摄入量高是高血压病的发病原因，冬季供暖可能导致居民心血管病死亡？这些结论听起来似乎有些道理，但又不那么令人信服。为什么会出现这样的偏差？为了解答这个问题，本章将介绍生态学研究及其中最容易发生的错误——生态学谬误。

▲ 第一节　生 态 学 研 究

一、生态学研究的概念

生态学研究（ecological study）又称相关性研究（correlational study），属于描述性研究的一种，是在群体水平上研究某种因素与疾病之间的关系，以群体为观察和分析的单位，通过描述不同人群中某因素的暴露状况和疾病频率的相关性，获得该因素是否与疾病发生有关的线索。疾病的测量指标可以是发病率、死亡率等；暴露也可以用一定的指标来测量，一般采用暴露水平的均数和暴露率等来表示。

二、生态学研究的类型

生态学研究可分为生态比较研究（ecological comparison study）和生态趋势研究（ecological trend study）。

（一）生态比较研究

生态比较研究是生态学研究中应用较多的一种方法。生态比较研究中最为简单的方法是观察不同人群或地区某种疾病的分布，然后根据疾病分布的差异，提出病因假设。这种研究不需要暴露情况的资料，也不需要复杂的资料分析方法，如描述大肠癌发病率在世界各地区的分布，发现纬度较高地区大肠癌发病率较纬度低的地区高，从而提出"日晒或体内维生素 D 水平可能是大肠癌的保护因素之一"的病因学线索。有人收集我国不同地区和民族的收入情况,发现在内蒙古自治区,蒙古族家庭人均纯收入高于汉族;而在青海省,藏族、回族和撒拉族的家庭人均纯收入却低于汉族,这提示地区和民族与收入存在着关联。

生态比较研究常用来比较不同人群中某因素平均暴露水平与结局的关系,即比较不同暴露水平的人群中结局的差异,了解这些人群中暴露因素的频率或水平,并与结局事件进行对比分析,从而为找到事件发生的原因提供线索。有人比较了北京、上海、杭州三地学生的睡眠时间和考试成绩,上海学生的睡眠时间最短,而考试成绩最高,这提示睡眠时间可能与考试成绩有关。有人比较了不同时期出生人群的肥胖率,发现 1959～1961 年困难时期出生的人群肥胖率较高,体质指数(BMI)也较高,从而推测胎儿期营养不良可能是肥胖的原因。有人收集了世界各国人均膳食脂肪摄入量和肠癌发病率的资料,发现人均膳食脂肪摄入量越高的地区,肠癌发病率越高,从而提出肠癌与膳食脂肪摄入有关联。

(二)生态趋势研究

生态趋势研究是连续观察不同人群中某因素平均暴露水平的改变和(或)某种疾病的发病率、死亡率变化的关系,了解其变动趋势;也可通过比较暴露水平变化前后疾病发病率、死亡率的变化情况,来推断某因素与某疾病是否存在联系。例如,随着我国人民生活水平的提高,女性初潮年龄逐年缓慢提前,同时我国女性乳腺癌的发病率也逐年上升,从而推测初潮年龄早与乳腺癌的发生可能有关。有人搜集整理 1950～1954 年和 1965～1969 年间宫颈癌死亡的减少与每年进行巴氏涂片筛检的妇女百分比的相关情况。结果发现,筛检妇女百分比越高,宫颈癌死亡率下降越大,两者之间有很强的统计学意义的正相关。因而认为,筛检规划可能导致宫颈癌死亡率减少。

三、生态学研究的应用

生态学研究作为一种描述性研究,可利用现有数据,快速产生病因学假设。此外,由于所研究的人口基数大,可检验多个能改变危险的因素。因此,生态学研究在病因探索上具有一定的优势,常用于以下几个方面。

(一)对病因未明的疾病可提供病因线索,以便开展深入研究

生态学最大的优点之一在于研究者可以利用常规资料或者现有资料迅速获得结果,因而可节省大量的时间、人力和物力。例如,研究城市机动车数量的增长与居民肺癌发病率之间的相关性,机动车数量可以从交通部公布的数据寻找,而肺癌发病率则可以从该城市卫生部门的统计年鉴寻找,从而较快得到结果。

(二)从群体的角度提供病因假设的线索

研究群体水平的暴露因素与某个事件之间的关联时,可以考虑采用生态学研究。例如,研究宿舍熄灯时间与学生上课出勤率的关系,由于熄灯时间在一个群体中是统一的,而上课出勤率是一个群体水平的统计指标,因此,以多所学校为研究对象,采用生态学研究,是探索两者关系的合理选择。研究大气污染与肺癌的关系,由于个体的暴露剂量目前尚无有效的方法测量,再加上某一地区的个体的大气污染暴露状况通常比较接近,这时生态学研究就是比较合适的方法。

（三）评价干预措施的效果，从而检验病因假设

在某些情况下，干预措施并不是直接施加在个体水平上，而是基于群体的防制措施，此时生态趋势研究或许更为合适。例如，研究表明，叶酸缺乏可能与胎儿神经管畸形有关，因此，我国政府免费向孕妇提供叶酸。相较于推行政策之前，推行后某地区胎儿神经管畸形发病率明显下降。由于政策发生在胎儿神经管畸形发病率下降之前，因此该生态趋势研究能够为叶酸与胎儿神经管畸形之间的联系提供强有力的证据。

（四）估计监测疾病的发展趋势

在疾病监测工作中，可采用生态趋势研究，估计监测疾病发病率、患病率和死亡率等随着时间的变化，估计监测疾病未来的发展趋势，从而为制订疾病预防与控制策略和措施提供依据。例如，基于某地区慢性病监测数据，获得1990～2018年的肥胖率，可建立模型预测该地区人群的肥胖率趋势。结果发现，未来10年内人群肥胖率将持续升高，其中40～49岁人群肥胖率上升最快。卫生部门需要采取一定的措施控制该地的肥胖发生率，尤其需要重点关注40～49岁组人群。

第二节　生态学研究案例

生态学研究以人群为研究单位，通过收集不同人群中某个因素的暴露水平和结局信息，分析两者在不同人群中分布的一致与差异，探索与结局发生有关的线索。我们将通过几个案例来更好地理解生态学研究在产生病因假设方面的作用。

一、吃快餐是否会越来越胖

随着人们生活节奏的加快，快餐凭借其上菜速度快、价格相对合理的优势，越来越受到年轻人的欢迎。但是，快餐行业的供给食物，如炸鸡、盒饭、可乐等，往往具有大量的油脂和糖分，这些都是肥胖的元凶。但是，吃快餐真的与肥胖有关吗？由于快餐起源于发达国家，并且在发达国家发展较快，因此，有学者就此问题在25个高收入国家中开展了一次生态学研究。该学者首先从相关数据库获取了1999～2008年每个国家本土和跨国快餐店每年的食物销售量，再用该销售量除以该国人口数，获得人均快餐消耗量。肥胖程度则用年龄调整的BMI来表示。然后，该学者绘制了人均快餐交易量和BMI的散点图，发现人均快餐交易量越大，BMI越大，统计检验的结果也提示快餐交易量和BMI有着正向的相关关系。但仅仅靠这些说明吃快餐与肥胖的关联是不够的，因为即使人们快餐吃得多，配合相应的运动量，使得每天的能量消耗等于甚至大于能量摄入，仍然是不会变胖的。除此之外，相比天然、健康的食物，快餐较为低价，因此在发达国家，大部分低收入者都热衷于光顾快餐店；而且相对于高收入者，低收入者教育水平较低，健康保健意识较差，也可能更容易肥胖。因此，作者在模型中加入了收入、城市化水平等混杂因素，发现在这些因素不变的情况下，虽然快餐交易量与BMI的关系减弱了，但仍然是有统计学意义的。再在模型中调整体育锻炼、摩托车使用和蔬菜水果的消耗量以后，快餐交易量与BMI的关系继续减弱，但也是有统计学意义的。

也许你还会好奇，快餐中食物的选择有很多，比如肯德基有很多套餐都包含炸鸡和可

乐,那到底是炸鸡还是可乐导致了快餐与肥胖的关联呢？作者也有同样的疑问,因此,他将软饮料摄入量、动物脂肪摄入量、总热量摄入量分别放入模型。这样一来,如果软饮料、动物脂肪、总热量确实导致了快餐与肥胖的关联,那么快餐交易量与 BMI 的关系将会大大减弱。结果显示,只有在将软饮料摄入量放入模型后才减弱了快餐交易量与 BMI 的关联,也就是说,快餐中的可乐、雪碧更可能是导致"快餐胖"的元凶。

这个研究说明,对于收入、城市化水平、体育锻炼、蔬菜水果的消耗量等因素相同的两个国家,一个国家快餐交易量越高,该国国民的 BMI 越大。但是这个结论无法说明对于个体来说,吃快餐会导致肥胖。首先,某国的 BMI 只是代表该国国民 BMI 的平均水平,是无法反映个体肥胖程度的。同样的,某国的快餐交易量高只代表该国的总体水平高,不代表该国每一个人吃的快餐都多,而且快餐交易量也不能反映实际进食量。其次,这个生态学研究只能说明吃快餐和肥胖有着正向的关联,至于是吃快餐导致肥胖还是本身肥胖的人偏爱吃快餐,这是该研究无法解决的问题。如果想要解决这个问题,最有说服力的做法是,找两组肥胖程度、体育锻炼水平、收入水平等比较相似的个体,让其中一组人少吃快餐,另外一组作为对照组,不作干预,一段时间以后再观察两组人的肥胖程度。如果少吃快餐的人的 BMI 显著地低于对照组,我们就可以自信地说:吃快餐导致肥胖!

二、结肠癌死亡率地图

通过绘制疾病的死亡率地图也能找到癌症可变危险因素的线索。Cedric F Garland 和 Frank C Garland 基于美国结肠癌死亡率与太阳辐射的关联开展了一次生态学研究。Garland 兄弟从美国气象局获取了到达不同地区地面的太阳辐射(包括紫外线和可见光)的数据,并绘制了美国平均每日太阳辐射的地图。他们发现,1959 年～1961 年期间,在新墨西哥州和亚利桑那州平均太阳辐射最高(500 gm-cal/cm^2),同期这些州的白人男性的结肠癌发病率分别为 6.7/10 万和 10.1/10 万。平均太阳辐射在纽约州、新罕布什尔州和佛蒙特州最低(300 gm-cal/cm^2),而同期白人男性的结肠癌发病率分别为 17.3/10 万、15.3/10 万和 11.3/10 万。这提示太阳辐射可能是结肠癌死亡的保护因子。

Cedric 和 Frank 又对太阳辐射和结肠癌死亡率的关联进行了定量分析。由于人群实际的太阳辐射暴露量难以测量,因此他们拟以到达地面的太阳辐射替代实际的接触量,但是这样做又会带来新的问题:在一些大城市,由于大型建筑物的遮蔽效果以及室内工作的普及,即使其处于太阳辐射较强的区域,人群实际的太阳辐射接触量也处于较低水平。于是,Cedric 和 Frank 在非大都市和大都市分别观察结肠癌死亡率与太阳辐射的关联,这样做至少可以控制由都市和非都市差异带来的测量偏倚。结果发现,无论在大都市州还是非大都市州,结肠癌死亡率均与太阳辐射暴露量呈负相关。

该现象背后是否存在合理的机制呢？Cedric 和 Frank 提到,儿童佝偻病是由于缺乏维生素 D 引起的,并且可以通过晒太阳或者补充含有维生素 D 的食物预防。儿童佝偻病与结肠癌一样,在大城市地区高发,因此他们推断,维生素 D 的缺乏可能是结肠癌的影响因子。此外,多项研究表明,饮食因素与结肠癌的发生发展有着密切关联,在此研究中观察到的不同地区之间结肠癌死亡率的差异会不会是由饮食因素造成的呢？Cedric 和 Frank 也考虑到了这种可能性,他们比较了不同区域的肉类和鱼类消耗量,并未发现明显差别,但是他们也提到,本研究缺少对不同地区在生活方式、遗传因素等方面的比较。无法控制这种在群体水平难以测量的混杂因素所带来的影响,不仅是本研究的局限性,也是生态学研究都会有的缺陷。但值得一提的是,自那时以来,许多生态学研究发现高紫外线暴露可减少 20 多种癌症的发病率,这说明尽管生态学研究在控制混杂因素方面存在不足,但其仍可为后续研究提供新的思路。

三、吸烟率变化与肺癌发病趋势

吸烟已被许多研究证明是肺癌的危险因素之一。从 1999 年以来,美国疾病预防控制中心推荐并鼓励在各个州开展综合性的烟草防控措施,包括禁烟法律的实施、烟草税的增加等。于是,有学者收集了美国各个州 1999～2008 年肺癌发病率以及 1994～2003 年(即 5 年前)吸烟率和戒烟率的数据。结果表明,在男性中,美国西部肺癌发病率低、吸烟率低、戒烟率高,肺癌发病率下降快。肺癌发病率与 5 年前吸烟率和戒烟率的关联系数分别为 0.72 和－0.55,二者均有统计学意义。在女性中,南方肺癌发病率低,吸烟率低,而西部戒烟率高、肺癌发病率下降快。肺癌发病率与 5 年前吸烟率和戒烟率的关联系数分别为 0.69 和－0.33,二者也均有统计学意义。该研究通过美国各个州肺癌发病率、吸烟率和戒烟率的关联变化提供了吸烟是肺癌的危险因素的证据,也提示了烟草防控措施的有效性。

在流行病学中,关联的时序性是进行因果推断唯一要求必备的条件。生态学研究虽然属于横断面研究,但在某些情况下也能提供相对真实的暴露与结局的时序性。有学者收集了美国 1900～1999 年人均烟草消耗量的改变和 1930～2000 年肺癌死亡率的变化(图 10 - 1),发现自 1965 年人均烟草消耗量快速下降以后,1990 年左右男性的肺癌年龄调整死亡率

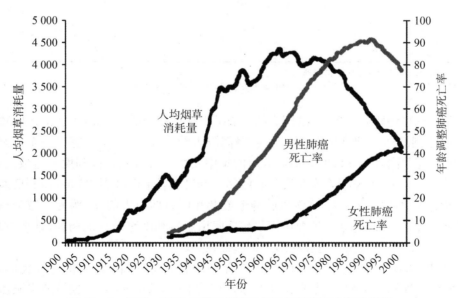

图 10 - 1 1900～2000 年美国烟草使用量与肺癌死亡率的趋势

(死亡率数据来源于 1960～1999 年美国死亡率公共记录,1930～1959 年美国死亡数据和 2001 年美国疾病预防控制中心国家健康数据中心;烟草消耗来源于 1900～1999 年美国农业部数据。)

也出现明显的降低。由于肺癌的死亡一定发生在吸烟之后，这可以增加"吸烟是肺癌的危险因素"这一结论的可靠性。

四、反应停销售量与海豹畸形病例数

沙利度胺，商品名为反应停，因其具有较好的镇静安眠作用，于 1957 年在英国、联邦德国等上市之后被广泛用于早孕反应。1959～1962 年间，欧洲许多国家发现了大量"海豹样短肢畸形"病例，尤以西德和英国最多。因此，多国科学家投入到短肢畸形的病因研究中。Lenz W 通过病例报告发现，20％左右的患儿母亲在孕期服用过沙利度胺。1961 年 11 月，Lenz W 首先想到可能是沙利度胺造成了短肢畸形的发生，于是重新询问这些患儿的母亲，发现沙利度胺使用比例增加到 50％，原因是第一次调查时有部分人认为该药十分安全，不值得提及。随后，Lenz W 和 Knapp K 统计了不同国家沙利度胺的销售量与短肢畸形病例数（表 10-1），发现沙利度胺销售量越高的国家，短肢畸形病例数越多。

表 10-1 不同国家沙利度胺的销售量与短肢畸形病例数的统计

国家	沙利度胺销售量（kg）	短肢畸形病例数（n）
奥地利	207	8
比利时	258	26
英国	5 769	349
荷兰	140	25
挪威	60	11
葡萄牙	37	2
瑞士	113	6
原西德	30 099	5 000
美国	25	17*

注：* 其中 7 例所使用的沙利度胺来自国外。
（引用自：曾繁典，郑永远，詹思延，等. 药物流行病学［M］. 北京：中国医药科技出版社，2016.）

采用生态趋势研究发现，西欧国家的短肢畸形病例在 1959 年开始增加，于 1960 年底和 1961 年初达到高峰，与沙利度胺的销售高峰间隔大约为 9 个月，正好等于一个妊娠期。这些生态学研究共同表明该段时间短肢畸形的集中发生很有可能是沙利度胺造成的。于是，1961 年 11 月 20 日，Lenz W 等提议孕妇停用沙利度胺，同年 11 月 26 日，沙利度胺被全面撤出市场。次年，Weicker 以 50 例短肢畸形婴儿和同时期出生的 90 例无短肢畸形的婴儿为研究对象，调查他们的母亲是否在怀孕初期服用过沙利度胺及其他药物，结果发现，只有母亲沙利度胺的使用与孩子短肢畸形的患病存在关联。

1963 年 McBride 等查询了 1953～1963 年澳大利亚悉尼妇科医院的医疗保健记录，将怀孕初期使用沙利度胺的 24 名女性作为暴露组，同时以 21 485 名妊娠早期未服用过该药的女性为对照组，调查其婴儿是否发生短肢畸形。结果显示，服药组出现婴儿肢体畸形的危险是未服药组的 175 倍。有学者用生态学研究对该事件做了全程回顾（图 10-2），发现

沙利度胺销售量与短肢畸形病例数之间的平行关系:病例数随销售量的上升而增多,随销售量的减少而下降。可以说,在此次沙利度胺事件中,生态学研究起到了快速提供病因线索的作用。而随后的分析性流行病学研究也证实了生态学研究结论的可靠性。

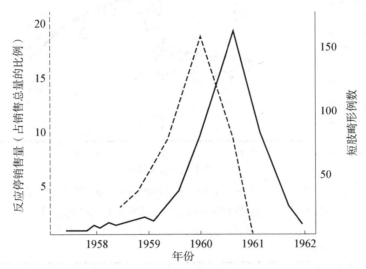

图 10-2 西德沙利度胺销售总量(虚线)与短肢畸形病例数(实线)的时间分布

(引用自:何耀,封康.应大力加强药物流行病学的研究[J].中国药物应用与监测,2005(01):26-29.)

五、供暖政策与期望寿命

近来,由于环境问题越来越严重,有许多科学家开始研究环境问题对健康的影响。但是,在环境流行病学中,个体水平的暴露剂量比较难测量,而且一个地区的暴露剂量往往变异较小,难以检验其与疾病之间的联系。此时,生态学研究的优势就体现出来了:在生态学研究中,研究者可以在短时间内收集多个地区的暴露和结局变量,通过比较环境质量不同的地区的人群结局差异,为环境质量与人体健康之间的关联提供初步线索。

2013 年发表在《美国国家科学院院刊》上的一篇文章就是用生态学的方法探索了空气质量与人均期望寿命之间的关系。20 世纪 50 年代,中国开始为城市居民集中供暖。但当时由于能源、资金的限制,政府只向秦岭淮河以北的城市提供暖气。由于 1950～1980 年期间,供暖的主要原料是煤,而煤在燃烧的过程中会释放大量不利于人体健康的空气污染物,于是,来自美国、中国和以色列的 4 位学者就以秦岭淮河为界,以生态学的方法研究了中国北方和南方城市的期望寿命的差异。他们收集并计算了 1981～2000 年中国共计 90 个城市的空气质量和 1991～2000 年 145 个城市的死亡率和期望寿命的数据。图 10-3 展现了通过断点回归拟合的中国南北方总悬浮颗粒物(total suspended particulate,TSP)的差异。圆圈表示距离淮河 1 纬度内各个城市的平均 TSP 浓度,圆圈的大小与 1 纬度内的城市数量成正比。由图 10-3 可见,在不调整协变量的情况下,北方城市的 TSP 浓度比南方高了247.5 μg/m³。同样,由图 10-4 可见,在不调整协变量的情况下,北方城市的期望寿命比南方低 5.04 年。由于南北方在期望寿命(或死亡率)的其他影响因素方面也存在差异,如天气

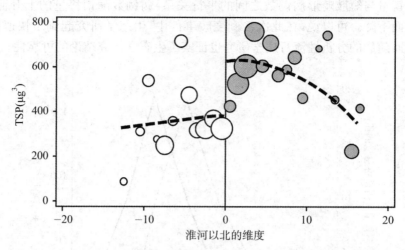

左侧：南方TSP　　右侧：北方TSP　━━━ 断点回归拟合曲线

图 10-3　通过断点回归拟合的中国南北方 TSP 的差异

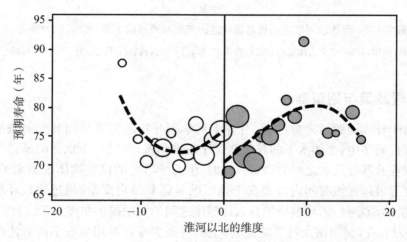

左侧：南方人预期寿命　　右侧：北方人预期寿命　━━━断点回归拟合曲线

图 10-4　通过断点回归拟合的中国南北方期望寿命的差异

状况、教育程度、城市化水平等，于是作者以收集的期望寿命其他影响因素为自变量，通过最小二乘法拟合模型，得到预测期望寿命（图 10-5），结果发现，南方与北方预测的期望寿命无显著差异。调整这些协变量后，作者发现，TSP 每增加 100 g/m³，总死亡率增加 14%，心血管疾病死亡率增加 21%，期望寿命则减少 3 年。这表明南北方的期望寿命的差异很有可能是供暖政策导致的空气污染引起的。2017 年，该杂志又发表了一篇生态学研究论文，指出供暖政策使中国北方可吸入颗粒物（particulate matter 10，PM_{10}）浓度比南方高 46%，并且导致北方人群预期寿命比南方了少 3.1 年。

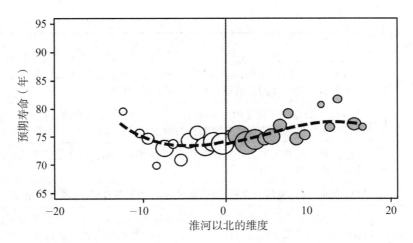

左侧：南方人预期寿命　　右侧：北方人预期寿命　 ----断点回归拟合曲线

图 10-5　通过最小二乘法拟合的期望寿命在南北方的差异

六、酒驾惩罚能否降低交通伤害的发生

　　在中国,酒后驾车已成为交通事故中的第一大"杀手"。近年来,我国加大了对酒后驾车的打击力度。2011 年 5 月 1 日施行的《中华人民共和国道路交通安全法》中规定,饮酒后驾驶机动车,暂扣 6 个月机动车驾驶证,并处一千元以上两千元以下罚款。醉酒驾驶机动车辆将吊销驾照,并在 5 年内不得重新取得。

　　有学者利用广州市的数据,评价了酒驾惩罚法规对道路交通事故的影响。数据来自广州市急救服务指挥中心收集的 2009～2012 年道路交通事故发生数量。由于 4 年间广州市人口和汽车数量均急剧膨胀,可能会导致交通事故数量的增加,因此,将交通事故伤害数标准化为每 100 万人口和 100 万辆汽车的比率。结果显示,2011 年酒驾惩罚法规实施以后,每日标准化交通事故减少了 9.6%。其中,白天减少 6.5%,晚上则减少 13.3%,这个差异可能是由于酒后驾驶更容易在晚上发生。此外,每日标准化酒精中毒率增加了 38.8%,这说明在人们摄入酒精增加的背景下,酒驾惩罚法仍然减少了道路交通事故的发生。作者还发现非交通事故的发生率增加了 3.6%,这说明交通事故 9.6% 的减少并不是所有事故发生普遍下降的结果。

　　美国酒驾惩罚政策颁布时间比中国早,相关条款也更多。为了评价 9 种酒驾惩罚政策(表 10-2)在不同州的影响是否相同,有学者也采用了生态学研究的方法。

表 10-2　美国酒驾相关法规条款

条款名称	内　　容
血液酒精浓度	表示每单位体积血液的酒精含量,很多学者认为将血液酒精浓度限制在 8%,可有效降低与酒精有关的死亡率
驾驶证暂停使用	酒后驾车被捕将暂停驾驶证的使用。如果拒绝进行化学测试、提供的生物样本的酒精浓度超过规定,或者青少年酒后驾车,都会暂停其驾驶证的使用

续 表

条款名称	内　　容
最低饮酒年龄规定	1984 年 7 月 17 日,美国国会通过了《全国最低饮酒年龄法》,要求各州立法并强制把最低购买并公开拥有酒精饮料的年龄设为 21 岁
青少年酒驾零容忍	21 岁以下的青少年驾车时血液中不得检出任何浓度的酒精。虽然该法律叫作"零容忍法律",但大部分州还是将最低血液酒精浓度设置为 2‰而非 0
开放容器	禁止在某些区域放置公开容器和从公开容器取酒喝。这些法律关注的是公共场所或者车辆中的公开容器
酒驾罚款	因饮酒或药物(包括处方药)造成驾驶能力严重损害时,驾驶汽车是违法的
安全带	分主要和次要安全带法律。前者允许执法人员在未发生任何其他交通违法行为情况下给未佩戴安全带的驾驶员开具罚单;后者规定执法人员只在发生其他可引证交通违规情况时才对不系安全带签发罚单
限速	车辆驾驶速度不可超过 55 mph(90 kph)
啤酒税	1990 年,美国平均啤酒税为每加仑 0.43 美元,1991 年急剧上升至每加仑 0.55 美元

　　作者用了两个指标作为因变量:一个是每 10 万人口中与酒精有关的交通事故死亡率(alcohol-related fatalities per 100 000 population,ARFR1),另一个则是交通事故总死亡中与酒精有关的死亡(alcohol-related fatalities per total deaths in traffic crashes,ARFR2)。可以设想,如果某地区的交通状况普遍较好,则其 ARFR1 相对较低,而如果该地区居民饮酒习惯不好则其 ARFR2 更高。因此,ARFR1 的减少可能仅仅是因为该地区的交通状况正在普遍改善,但是这种减少并不能反映居民饮酒态度和行为的变化,相反,ARFR2 则与居民饮酒习惯变化关联更加紧密,从而更能反映酒驾惩罚的作用。结果显示,啤酒税政策对酒驾相关死亡影响最大。在其他变量不变的情况下,啤酒税每增加 1%,ARFR1 下降 0.37%,ARFR2 下降 0.18%。此外,零容忍、安全带和酒驾罚款政策均对 ARFR1 和 ARFR2 具有显著的负面影响,但其影响小于啤酒税政策。最低饮酒年龄规定、血液酒精浓度和最大速度限制政策可显著降低 ARFR2,但对 ARFR1 无影响。相反,ALR 可显著降低 ARFR1,而对 ARFR2 无影响。而开放容器政策对 ARFR1 和 ARFR2 均无影响。当然,这些结果有可能是由于一些不可测量的因素导致的,例如,车辆技术的升级导致了车辆安全系数的增加,或者交通管理水平的提高等。于是,作者在 ARFR1 模型自变量中加入了每 10 万人口非酒精相关死亡,结果发现,各项政策对 ARFR1 的影响几乎没有改变,这可以说明,这些政策确实降低了道路交通事故的发生。

　　为了探索在每个州哪些法律会起到主要作用,作者在每个州内分别构建了回归模型。他们发现,的确,不同政策在不同州的回归系数存在差异,这说明不同政策在不同地方影响不同。比如说,零容忍政策在所有州都有作用。安全带政策在中东部、五大湖区和东南部特别有效。血液酒精浓度条款在中东部、新英格兰、落基山和东南部尤其有效。通过这样的研究,我们可以知道,不同地区应该把未来的防控重点放在对该区域有显著影响的政策上。

　　此外,作者还比较了 1982 年以来模型预测的政策有关死亡人数的减少和实际死亡人数的减少,发现在 2000 年以后,与政策有关死亡人数的减少持续大于实际减少的死亡人数,这意味着 2000 年以后,模型高估了减少的死亡人数。这给我们的提示是,想要长期减少酒驾死亡人数,仅仅依靠严格的法律是不够的,还应从政策以外的其他方面着手,如开展反酒驾运动,减少酒精饮料广告,提高人们安全驾驶意识等。

由上述例子可以看出,生态学研究不仅可以探索一项政策的颁布是否有效,也能探索对于不同地区来说,哪些政策是最有效的,从而使政策的执行更具针对性。此外,生态学研究还能探索政策是否长期有效,从而提示是否有规划其他措施的必要。

第三节　生　态　学　谬　误

一、生态学谬误的定义

生态学研究最主要的缺陷就是生态学谬误。生态学研究由各个不同情况的个体"集合"而成的群体(组群)为观察和分析的单位,个体水平的生物学信息由于被结合于群体(组群)水平的暴露与疾病结果而丧失。这种以各个不同情况的个体"集合"而成的群体(组群)为观察和分析的单位,加上混杂因素的存在等原因造成的研究结论与真实情况不一致,称之为生态学谬误。

二、生态学谬误产生的原因

生态学谬误产生的主要原因是跨水平推理,将从人群水平得到的研究结果推论至个体层面。例如,教育和经济水平越发达的地区生育水平越低这一结论,并不一定能够引申为个人受教育水平越高、收入越多,生育数量越低的结论。这是因为,以人群汇总数据进行分析时,育龄妇女这一真正的行为主体,其各方面特征在汇总时丧失了直接联系。我们不可能知道生育多的妇女是否真的是那些受教育程度低、收入少的妇女,所以并不能彻底排除实际上还存在着另一种可能性,即也许正是高教育程度、高收入的妇女生育较多。可见这种跨水平推理出问题的主要原因如下。

(1)相关资料中的暴露水平只是近似值或平均水平,而不是个体实际值,无法精确评价暴露与结局之间的关联。

(2)研究者只知道暴露和非暴露以及发生结局和未发生结局的人数,但不知道暴露和非暴露人群中结局的发生率是多少,即不能在特定的个体中将暴露与疾病联系起来。

(3)每个组群内部的暴露状态并不一致,因此,由组群间暴露水平与疾病发生的差异得出的生态学联系可能与相应的个体暴露水平与疾病发生的关系截然不同。

三、生态学谬误的案例

下面我们将通过几个案例更深刻地理解生态学谬误及其产生原因。

【案例1】宗教信仰与自杀率的关系
1951 年,著名社会学家 Emil Durkheim 曾收集了西欧若干相邻教区的宗教信仰组成以及各教区的自杀率,他发现,新教徒较多的教区自杀率较高,而天主教徒占多数的教区自杀率较低。于是,Durkheim 推断,相较于天主教徒,新教徒更容易自杀。该结论也许是正确的,但在推论因果关系的逻辑上却存在漏洞。因为没有一个地区完全是由新教徒或者天主教徒组成的,因此有可能是天主教徒在新教徒较多的教区自杀。这在逻辑上也是合理的:宗教少数群体的成员(即在新教徒较多教区的天主教徒)比宗教多数群体的成员更倾向于结束自己的生命。也就是说,Durkheim 将"新教徒较多的教区"与"新教徒"画上了等号。这个逻辑漏洞出现的根本原因在于此研究缺乏暴露与结局联合分布的资料。Durkheim 只收集了两个教区的天主教徒、新教徒的比例和自杀率,而没有收集天主教徒、新教徒中各有多少人自杀,即没有在个体水平确定宗教信仰与自杀率的关系。这个研究结论也只能下在群体水平,无法转换研究对象,将群体的结论应用到个体中去。那么,有没有办法探索宗教信仰与自杀率之间真正的联系呢?方法之一自然是收集个体水平的资料。事实上,Durkheim 也的确收集了新教徒、天主教徒和居住在普鲁士的犹太人的自杀率。结果显示,新教徒的自杀率是其他宗教团体的 2 倍。而新教徒较多的教区自杀率却是新教徒较少的教区的 8 倍,可见一开始的研究确实夸大了新教徒与自杀之间的关系。

但生态学研究能否回答宗教信仰与自杀率关联的问题呢?此时我们可以选择生态趋势研究。在本例中,我们可以观察在仅有新教徒有净移入(或移出)的教区中,自杀率是否有上升(或下降)趋势,如果该趋势确实存在,我们才可以下结论:新教徒较天主教徒自杀概率高。

【案例 2】收入与交通伤害的关系

假设有三个社区,研究者收集了 3 个社区各 7 名个体的收入情况和交通伤害发生情况,收集的数据如表 10-3 所示。3 个社区的人均年收入分别为 23.94、22.43 和 21.41 万元,交通伤害发生率分别为 47%、43% 和 29%。

表 10-3　3 个社区个体的平均收入与交通伤害发生情况

编号	社区一		社区二		社区三	
	年收入(万元)	交通伤害	年收入(万元)	交通伤害	年收入(万元)	交通伤害
1	10.5	是	12.5	是	28.7	否
2	34.5	否	32.5	否	30.2	否
3	28.5	否	24.3	否	13.5	是
4	12.2	是	10.0	是	23.5	否
5	45.6	否	14.3	是	10.8	是
6	17.5	是	38.0	否	22.7	否
7	19.8	是	26.4	否	20.5	否

从绘制的散点图(图 10-6)可见,人均收入越高的社区,交通伤害发生率越高,即较高的收入与较高的交通伤害率有关。但从个体水平进行分析,发现受伤者的平均收入低于未受伤者(图 10-7),即较低的收入与较高的受伤风险有关。同样的数据,却产生了完全相反

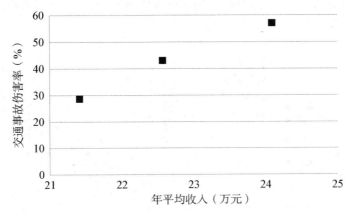

图 10-6　不同社区人均收入与交通伤害发生率关系的散点图

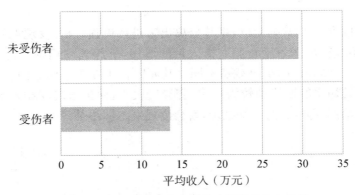

图 10-7　交通受伤者与非受伤者的平均收入比较

的结论!

那么,这两个结论,哪一个是正确的呢? 其实,在各自研究水平上,这两个结论都是正确的。从群体水平上我们发现:较高收入的社区,交通伤害率较高;从个体水平上,我们可以说:交通受伤者的平均收入低于未受伤者。但是,我们不能将群体水平得到的"较高收入的社区,交通事故伤害率较高"用到个体,不能得出"高收入是受伤的危险因素"这一结论,也不能从个体水平"受伤者的平均收入低于未受伤者"推导得出"平均收入高的社区应该有较低的受伤率"这一结论。前者就是生态学谬误,后者称为原子谬误(atomistic fallacy)。在生态学研究中,由于我们收集和分析的都是群体水平的数据,如果将其结果推广至个体层面,就会犯生态学谬误。因此,生态学谬误最本质的原因在于跨水平推理。

【案例3】膳食脂肪与乳腺癌风险研究

有研究者收集了 7 个国家的膳食脂肪平均摄入量及乳腺癌发病率的相关报道数据,绘制了如图 10-8 左图所示的散点图。可见,从整体来看,随着膳食脂肪摄入量的增加,乳腺癌发病率上升,存在较强的正向线性关联。

对 7 个国家报道的数据进行分解,如图 10 - 8 右图所示,任一国家内部膳食脂肪摄入量与乳腺癌发病率均没有关联。

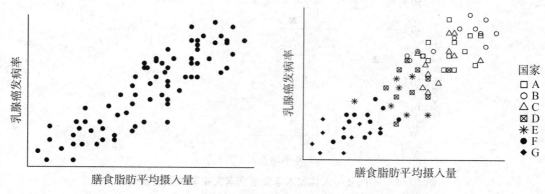

图 10 - 8　7 个国家膳食脂肪平均摄入量以及乳腺癌发病率的散点图

以其中某个国家 A 的数据为例,将其分离出来进行单独分析,发现点的分布并不呈现正向线性关系,不能得出随着膳食脂肪摄入量的增加,乳腺癌发病率上升的结论(图 10 - 9)。可见,局部与整体分析的结果截然不同。其原因在于在单个国家内部,膳食脂肪平均摄入量与乳腺癌发病率的取值均较为集中,变异度较小,而国家之间相差较大。如果我们将整体结果用于局部,即进行跨水平推理,就会出现生态学谬误。

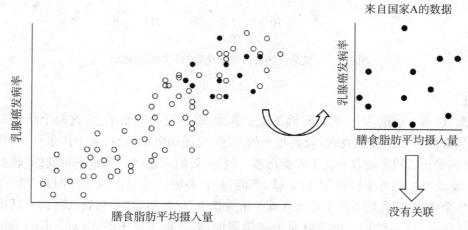

图 10 - 9　各国膳食脂肪平均摄入量与乳腺癌发病率的散点图

第四节　生态学研究的局限性

生态学研究的意义在于为进一步的分析性流行病学研究提供病因学线索。在利用生态学研究结果进行病因假设时,需充分注意生态学研究的局限性。

一、生态学谬误很难避免

生态学研究最主要的缺点是生态学谬误。生态学研究在进行两变量之间的相关或回归分析时采用的观察单位为群体,相关资料中的暴露水平只是近似值或平均水平,而不是个体实际值,不能在特定的个体中将暴露与疾病联系起来,人群水平观察到的关联与个体水平观察到的不一致。需运用适当的统计学方法估计生态学谬误的影响程度,必要时开始生态学趋势研究。

二、缺乏控制可能的混杂因素的能力

例如,河南某县食管癌死亡率与该县食盐销售量同步增长,提示二者有关联,但同时发现酒类消耗量也同步增长,由于饮酒是已知危险因素,在采用关联分析的生态学研究中不能排除其混杂作用。即使在回归分析中控制了混杂因素,但许多社会人口学因素往往彼此相关,容易存在多重共线性的问题,这也会影响对暴露和结局因素之间关联的正确分析。此外,个体水平的混杂因素在生态学研究中也难以控制。

三、证明病因的作用较弱

由于生态学研究以群体为观察单位,其收集的暴露和结局信息只是近似或者平均水平,无法精确测量个体的数据。此外,生态学研究尤其是生态比较研究很少根据时效进行设计,很难证明暴露发生在结局之前,因此其证明病因的能力相对较弱,只能为后续的研究提供病因线索。

综上,生态学研究虽然有其利用现有数据,省时省力的优势,但由于其天然具有的局限性,对其结果提供的病因学线索需持谨慎态度,不可夸大其在病因推断中的作用。

(杨一晖 徐望红)

思考题

1. 20世纪70年代早期,美国口服避孕药(OC)的使用增加,同时育龄妇女中冠心病(CHD)死亡率下降约30%。这些相关资料提示使用OC与致死性CHD间有负向联系。然而,大量分析性研究一致表明,使用OC者比不使用者平均致死性CHD危险增加约1倍。这是怎么回事?

2. 提出并分析一个可能存在生态学谬误的案例。

3. 下列不属于生态学谬误的是:

A. 黑人多的城市比黑人少的城市犯罪率高,因此,黑人比其他人种更倾向于犯罪。

B. 小明刚到上海,见到了五六个上海女生,都很漂亮,因此他认为所有的上海女生都很漂亮。

C. 分析发现,19个国家的酒精消耗量与冠心病死亡率呈负相关,酒精消耗越多,CHD死亡越低,因而认为酒精对冠心病有保护作用。

D. 男生的口头表达能力没有女生好,小明是男生,他的口头表达能力肯定不怎么样。

主要参考文献

1. 詹思延.流行病学[M].第8版.北京:人民卫生出版社,2017.

2. 丁赛,李克强,别雍·古斯塔夫森.西部民族地区农村不同民族间收入分配的差距及原因[J].中央民族大学学报(哲学社会科学版),2015,42(04):36-43.

3. State-specific trends in lung cancer incidence and smoking — United States, 1999 - 2008[J]. MMWR Morb Mortal Wkly Rep, 2011,60(36):1243 - 1247.

4. Garland CF, Garland FC. Do sunlight and vitamin D reduce the likelihood of colon cancer? [J]. Int J Epidemiol, 2006,35(2):217 - 220.

5. De Vogli R, Kouvonen A, Gimeno D. The influence of market deregulation on fast food consumption and body mass index: a cross-national time series analysis [J]. Bull World Health Organ, 2014,92(2):99 - 107,107A.

6. Zhao A, Chen R, Qi Y, et al. Evaluating the impact of criminalizing drunk driving on road-traffic injuries in Guangzhou, China: A Time-Series Study [J]. J Epidemiol, 2016,26(8):433 - 439.

7. Chang K, Wu CC, Ying YH. The effectiveness of alcohol control policies on alcohol-related traffic fatalities in the United States [J]. Accid Anal Prev, 2012,45:406 - 415.

8. Chen Y, Ebenstein A, Greenstone M, et al. Evidence on the impact of sustained exposure to air pollution on life expectancy from China's Huai River policy [J]. Proc Natl Acad Sci USA, 2013,110(32): 12936 - 12941.

9. Ebenstein A, Fan M, Greenstone M, et al. New evidence on the impact of sustained exposure to air pollution on life expectancy from China's Huai River Policy [J]. Proc Natl Acad Sci USA, 2017,114 (39):10384 - 10389.

10. Diez-Roux AV. Bringing context back into epidemiology: variables and fallacies in multilevel analysis [J]. Am J Public Health, 1998,88(2):216 - 222.

11. Morgenstern H. Ecologic studies in epidemiology: concepts, principles, and methods [J]. Annu Rev Public Health, 1995,1661 - 1681.

12. 曾繁典,郑永远,詹思延,等.药物流行病学[M].北京:中国医药科技出版社,2016.

13. 何耀,封康.应大力加强药物流行病学的研究[J].中国药物应用与监测,2005(01):26 - 29.

第十一章

RCT 不是万能的

在科学研究中,实验是在设定的条件下,用来检验某种假设或理论而开展的操作。在多年学习过程中,我们都有过做实验的经验。如在药物半数致死量的急性毒性实验中,小鼠被随机分为 5～7 组,每组 10 余只,每组给予稀释为不同浓度的药液,剂量按等比数列递减,观察并记录每组动物的死亡率,目的在于找出并确定造成 50% 小鼠死亡的剂量。这其中,对不同组小鼠给予不同剂量的药物自然是实验的重点,研究者根据已有的理论与经验设置了每组给药的浓度,设立不同的组别开展比较。还有一些条件未必那么明显,却也是实验结论可靠的保证。例如:纳入实验的小鼠尽可能相同种类、相同性别、相近体重和相近周龄,以排除小鼠间生理特征的差异给实验结果带来的影响,换言之,不同组之间的小鼠是可以互相替代的;在实验过程中,实验室的温度、湿度等是相对固定或稳定的,并且尽可能在短时间内完成对所有小鼠的操作,这些为了排除外部环境对实验结果带来的影响。我们不难归纳,为了保证实验结果的可靠性,除了给予的药物剂量或浓度有不同之外,其他条件应该在研究者的控制下保持相同或近似,使不同浓度下小鼠的死亡率得以比较。在这样外部环境和内在可比性都得到控制的情况下,观察到的不同组小鼠死亡率的差别,就可以归因于不同剂量用药的效应。实验研究是科学研究的重要方法。

▲ 第一节　实验研究的伦理

动物实验的结论不能直接外推应用到人类,对一些科学假设,我们是否也可以对人群进行分组,施加不同程度的暴露因素,比较不同的结局呢? 实验性流行病学研究,或流行病学实验,就是研究者根据研究目的,将研究对象分入不同的暴露组,人为施加不同水平的暴露因素,对研究对象开展随访观察,比较分析不同暴露组间结局发生的不同,以判断暴露因素是否对结局发生有效应。听起来和前文所述的动物实验方法和步骤非常相似。但最为重要的前提是,实验性流行病学研究的对象是人,研究对象的健康利益是首要关注点,因而所施加的暴露不能是明确的有害因素;在疾病救治的情况下,经过充分的权衡,可能的收益应大于危害。而前文举例的药物毒性实验,就绝不可能正常地在人类中开展。令人遗憾的是,历史上出现过臭名昭著的"人体科学实验",它们将被永远记录在生命医学伦理学历史与教科书上,警醒后人。而我们学习的实验流行病学的第一个与生俱来的局限性,便是在伦理约束下,不得施加对研究对象有害的暴露措施。1964 年世界医学协会在第 18 届世界医学协会联合大会发布《赫尔辛基宣言》,制定了涉及人类受试者的医学研究的伦理原则,并多次修订。涉及人类受试者医学研究的开展,大多数预防、诊断和治疗措施都包含风险的负担,必须不断权衡获益与风险。

★RCT 的局限性之一:对研究对象所施加的暴露/干预因素不可是有害因素,药物与疗法的实施必须满足潜在的获益大于风险。

第二节 实验性流行病学

实验性流行病学研究指研究者根据研究目的,将研究对象分入不同的暴露组,人为施加不同水平的暴露因素(干预或对照措施)后,对研究对象保持随访观察,比较分析不同暴露组间结局发生的不同,以判断暴露因素是否对结局发生有效应。实验性流行病学研究多用于验证病因假设,确定疾病的危险因素,以及评价干预手段预防疾病的效果。

一、随机对照试验的概念与目的

随机对照试验(randomized controlled trial,RCT)是通过设立对照,在人群尤其是病人中比较干预手段效果的前瞻性研究,是临床试验的重要方法。一般采用随机分组的形式,试验组给予新药或新疗法,对照组给予常规疗法,随访观察,以评价新药、新疗法治疗效果,收集不良反应,为药物进入临床使用提供有效性与安全性依据。

二、临床试验的设计与实施

新药的临床试验根据研究阶段与目的分为 4 期,从小范围初步研究逐步扩展到大规模人群研究。

Ⅰ期临床试验:新药在实验室经动物试验验证安全且有效,经批准后,一般在 20～100 名健康志愿者中开展Ⅰ期临床试验。进行药效学、药物代谢动力学和人体安全性、耐受性评价。收集药代动力学相关特征,初步探明安全剂量范围与推荐用量,观察不良反应。Ⅰ期临床试验通常在严格控制的诊所中进行,参与者接受密切的医疗观察与检测。

Ⅱ期临床试验:进一步在稍扩大规模的病人中开展试验,一般为 100～300 例。一般使用随机对照试验(randomized controlled trial,RCT)设计,随机分组设立对照,试验组使用新药物,对照组使用标准药物或安慰剂,评价药物是否有效,并继续评价药物安全性,推荐临床用药剂量。

Ⅲ期临床试验:一般为多中心随机对照试验,研究对象规模 300～3 000 人,进一步评价新药新疗法相较同时期标准疗法的有效性与安全性,确认药物在临床实际使用中治疗疾病的效果,收集药物间相互作用及不良反应信息。通过了Ⅲ期临床试验的药物即可经批准上市。

Ⅳ期临床试验:于新药上市后开展,所有接受此新药物或新疗法的病人可作为观察对象,一般为开放队列研究,大规模长时间监测药物效果、确定适应证、扩大使用人群、收集药物间相互作用及配伍与收集不良反应尤其是远期、罕见不良反应。

三、临床试验的特点

除具备前述实验性研究的特征外,临床试验的研究目的与对象有其特殊性。临床试验一般检验新药与新疗法的有效性与安全性,对照组应避免使用安慰剂对照或空白对照,而使用临床现行的"金标准"治疗手段,以保证病人健康不受侵害。

一般我们所称的 RCT,多数指在 II 期与 III 期阶段的临床试验,在病人中开展评价新药、新疗法的有效性(efficacy and effectiveness)与安全性,为降低试验条件的复杂程度,以及保证研究结论的有效性(validity),往往对研究对象有较严格的纳入标准。除了适应证的约束以外,对研究对象的一般情况也有一定要求,如不纳入情况不稳定,或有其他并发疾病的病人等;为避免结果出现严重的选择偏倚,会纳入更多倾向于随访期内留在队列内的病人以保持观察尽可能完整。因而在这些条件下纳入随访病人所得到的干预效果估计的代表性较为局限,难以外推至所有病人。药物上市后的 IV 期临床试验观察有助于弥补这一不足。

★RCT 的局限性之二:新药效果与不良反应未明,常在情况稳定、少有并发症、符合研究特定的纳入标准的、经过高度选择的病人中开展,很难代表临床上所有病人的情况,影响结论的外推。

四、对照的设置、随机化分组与盲法的使用

在经典的二分组实验性研究中,试验组接受干预措施而对照组不接受。理想情况下,试验组与对照组在干预措施外的其他可能对研究结局有影响的特征或外部因素上同质而可比。因而,如果所施予的干预措施对研究结局没有影响,那么两组的结局发生情况应该是一致的;换言之,若在均衡可比的试验组与对照组间观察到结局发生的不同,即可归因为施予的干预措施所带来的效果。为此,研究者在现场试验中采取设立对照、随机分组与盲法等手段,来保证试验组与对照组在研究因素外的可比性,从而判断干预措施的效果。

(一)对照的设置

对照组的设立是比较的基础。设立与选择对照的原则,是尽可能使其除了干预因素外,其他影响结局的因素分布与试验组均衡一致,从而保证与试验组间的可比性。常用的对照有以下几种。

1. 标准对照　是临床试验最常用的一种对照。研究对象的健康不受损害是开展研究的首要前提。因此,试验组接受新药/新疗法的同时,对照组应维持现行有效的治疗方式或保持实际情况下已接受的有利于研究对象的干预方式,研究目的为判别新的方法是否更优于现行方法。因而不可为追求显著差异而在已有现行有效方法的情况下使用空白对照或疗效较低的药物或疗法作对照。

2. 安慰剂对照　常用于应用了盲法的现场试验中,如新的疫苗试验研究。安慰剂的制剂规格外形应与干预手段一致,以保证研究对象乃至研究人员不知其身处哪一个分组,从而确保盲法的有效。安慰剂本身并无治疗或干预效应,然而,却可能在对照组与试验组中都产生一定的"效果",这一心理作用被称为安慰剂效应。使用安慰剂后,可有助于研究者控制这种由接受"干预"带来的心理效应,从而研究干预手段带来的真实效果。然而,如果干预药物或手段本身有一定的不良反应,往往研究对象能逐渐知晓自己所处分组,从而削

弱对安慰剂效应的控制及对盲法的保持。

3. 空白对照 在试验中不加以任何干预药物或措施,常用于尚无标准治疗,及无法应用盲法的研究。

4. 自身对照 以研究对象自身施行干预措施前后不同表现作为对照,或在同时期以研究对象对侧肢体、器官作为对照的方式。同一个体的某些固定特征在干预前后不变而同质可比,但需小心在干预措施给予前后是否有影响结局发生的外界因素发生变化,从而使效应估计受到混杂。

5. 交叉对照 将研究对象随机分为两组,分别施予干预或对照措施;经洗脱期后交换,分别施予对照或干预措施,进行比较和分析疗效。交叉对照试验能一定程度弥补自身对照的不足,但其适用条件受一定假设限制:干预与对照措施的效果不会被带入下一阶段;交叉设计中干预与对照措施的先后施予顺序对试验结果无影响或影响可在分析中被控制。

(二) 随机化分组

临床上,许多观察性研究比较不同治疗手段对病人结局的影响。但当某些影响结局的特征同时又影响治疗方法选择的时候,往往不同分组的病人之间除了治疗方法之外,还有着其他外部因素的不平衡,对治疗方法的效应估计带来偏倚。这种情况称为指征混杂(confounding by indication)。例如,病人的病情严重程度影响疾病的转归与结局;病情严重程度又影响医生选择手术治疗还是药物保守治疗。在这样的情况下,两组病人所观察到的结局差异,除了治疗方式的影响外,还受到病情轻重的混杂。因而,不受主观或客观影响的干预手段的施予对估计干预效果的有效性而言显得重要。

实验性研究的设计以减少和控制干预因素之外的其他因素对结局的影响为重要目标,保证试验组与对照组均衡可比,从而观察干预措施对结局发生的影响。随机化分组(randomization)是达成这一目标所经常采取的重要手段。通过将一定样本量的研究对象随机分组,基线时,研究因素之外的其他对结局有影响的因素将在组间达到平衡,包括那些可能无法收集信息加以控制、甚至未被研究者所知的混杂因素。也就是说,如果所施加的干预因素对结局没有影响,不同组所观察到的结局频率应该是一致的,其差异也为随机误差。当干预因素的施加是随机的,随机化的过程不受任何影响结局的因素影响,且只通过干预因素对结局产生效应,那么任何观察到的两组间结局的系统性差异(非随机变异)都将归因于干预因素本身。

在现场试验中使用的随机分组方法通常包括简单随机法(simple randomization)、区组随机法(blocked randomization)与分层随机法(stratified randomization)。

1. 简单随机法 利用随机数字表或抛硬币等形式将研究对象分组。在样本量足够大时两组研究对象人数皆近一半;但在样本量较小时,组间样本量可能差异较大,各特征分布也可能不均衡。虽然这种不平衡不致使统计结论失效,但却有可能对检验两组差异的统计效率带来损失。

2. 区组随机法 在随机分组过程中保证各组研究对象数相同,用以避免简单随机分组中可能发生的严重组间样本数不平衡问题。当研究对象进入试验组与对照组的概率相同时,对每个偶数人数的区组,一半的研究对象进入试验组,一半进入对照组;而施予暴露方式的顺序是随机的。例如,当区组大小为 4 人,暴露有 AB 两种时,将有 6 种施予暴露的可能:AABB,ABAB,BAAB,BABA,ABBA 和 BBAA。每 4 人进入研究时,随机抽取 6 种中的 1 种依进入顺序施予研究对象。区组随机法平衡了组间样本量,提高了检验的把握度,但由于许多数据分析方法假设简单随机分组,在使用区组随机后,严格意义上需在数据分析阶段反映并考虑这一随机方法的使用。

3. **分层随机法** 简单随机分组在大样本条件下或对多个研究平均状况而言可以取得已知或未知混杂因素在组间分布的平衡,试验组与对照组均衡可比。然而,对单个研究而言,尤其当样本量不太大时,并不能保证简单随机分组后基线时所有的特征均在组间分布平衡;多中心随机分组后总体基线特征平衡的情况下,单个医院研究对象的组间特征分布也可能不均衡。分层随机法将研究对象先按结局的重要已知影响因素分层,在层内进行简单随机或区组随机分组,增强试验组间的可比性。

(三)盲法的使用

为了消除人的心理因素对试验结局的影响,试验研究时在条件允许的情况下选择使用盲法。盲法指研究进行过程中不知道研究对象处在试验组还是对照组,即不知道研究对象的暴露情况。根据应用不同可分为单盲、双盲和三盲。仅研究对象不知道自己所在分组和接受暴露情况的为单盲,可以减少来自研究对象心理因素对结局发生的影响。研究对象和研究观察者都不知道研究对象分组和暴露情况的为双盲,可以进一步减少研究观察者主观因素带来的偏倚。例如,避免研究观察者更积极、细致地记录试验组对象的随访报告信息等。三盲则是在研究对象和观察者之外,增加数据分析者不知道研究对象的分组和暴露情况,以免在统计分析过程中产生偏倚。为保护研究对象,研究方案中应设定试验中途破除盲法的规则,在如何出现不良反应的情况下及时中止试验,避免对象健康状况受到损害。

盲法的应用与随机化分组一起,尽可能消除外在因素对结局产生的差异性影响。然而,并非所有的暴露措施都能使用盲法,而盲法也未必能在实验过程中始终保持。最为明显的例子是新的手术疗法与保守治疗的比较,病人会清楚地知道自己接受了手术,因而在干预组,或在对照组服用了传统药物。即便在新的药物与传统药物的随机对照比较中,在新药组逐渐发生的特异性不良反应也会使病人或医生知道所在的分组,对病情和不良反应的报告也就失去了盲法的保护。

★RCT 的局限性之三:有些客观情况下,盲法不适用;或在实验过程中受试者与研究者逐渐通过疗效或不良反应意识到所在的分组,失去盲法的保护。

五、临床试验的样本量计算

样本含量由以下因素决定:
(1)假设检验中第 Ⅰ 类错误概率 α,即显著性水平。
(2)假设检验中第 Ⅱ 类错误概率 β,或检验效能(power):$1-\beta$。
(3)总体标准差。
(4)预期想要探明的结局指标组间差异的大小。
1)结局为计数资料的样本量计算

$$N = \frac{[Z_\alpha \sqrt{2P(1-P)} + Z_\beta \sqrt{P_c(1-P_c) + P_e(1-P_e)}]^2}{(P_c - P_e)^2}$$

其中,P_c 为对照组结局事件的发生率,P_e 为估计的试验组结局事件发生率,P 为两者算术均数,Z_α 与 Z_β 分别为 α 和 β 水平相应的标准正态差,N 为每组所需样本量。

2)结局为计量资料的样本量计算

$$N = \frac{2(Z_\alpha + Z_\beta)^2 \sigma^2}{d^2}$$

其中,σ 为估计的标准差,d 为估计的两样本均数差,Z_α 与 Z_β 分别为 α 和 β 水平相应的标准正态差,N 为每组所需样本量。

六、临床试验的常用指标

临床试验的常见结局为疾病的治愈或改善、症状的缓解、生存时间的延长,也包括疾病的复发、病人死亡等。

1. 有效率(effective rate)　有效率＝治疗有效例数／治疗的总例数×100％。

2. 死亡率(mortality)　死亡率＝死亡例数／治疗的总例数×100％。

3. 事件发生时间(time to event)　记录从试验开始到研究结局发生所经历的时间。是生存分析比较试验组间事件发生差异的重要指标。

4. 不良反应发生率　不良反应发生率＝发生不良反应的例数／可能发生不良反应的治疗总例数×100％。

七、长期效应的观察

RCT 是前瞻性实验研究,是在人群中开展病因推断的金标准。在详尽的研究方案指导下开展,高度选择病人,严格随机分组,按预定时间节点随访对象并测量记录,成本是非常昂贵的。在大多数情况下,只能观察暴露的短期及中期效应,而一些需要较长时间才出现的事件及副作用,就很难在一次研究的过程中随访观测,有赖于药物上市后Ⅳ期研究的记录更长时间广泛人群的使用报告。而在Ⅳ期研究和广泛人群的药物使用中,无法开展随机分组,也无法以 RCT 的方案定期随访和记录。

受限于药物实验观测长期作用的局限性,教训最为深刻的案例便是反应停事件。1950年代,德国药厂格兰泰公司(Grünenthal GmbH)的产品孕期止吐药反应停(Thalidomide)投入使用,这种药物对妊娠孕吐反应的缓解效果显著,受到世界范围内孕妇的欢迎。然而,不久后在欧洲、澳大利亚、加拿大和日本等国纷纷出现不同寻常的新生儿先天四肢残缺,被称为海豹肢症(Phocomelia)。据统计,在全世界共产下了约 1.2 万名畸形儿。之后进一步发现这种药品对新生儿的危害不仅是四肢,还可导致眼睛、耳朵、心脏和生殖器官等方面的缺陷。1961 年 11 月起,反应停陆续在各国被强制撤回。

另一方面,随着药物在临床上的广泛使用,也不乏出现意料之外的收益。阿司匹林,作为世界上使用最广泛的药物之一,起初用来消炎、止痛与退热。而在长久的使用和实践后,2011 年有大型研究发现长期服用阿司匹林能降低结肠癌的风险;近年来,又发现服用阿司匹林与肝癌、卵巢癌的风险降低有关。其背后的机制尚不明确,可能是阿司匹林抑制了与癌症有关的炎症所致,亟待更多的研究探索验证。药物的长期广泛使用,出现了意外的效果,也能为进一步了解疾病的发生发展机制提供线索。

★RCT 的局限性之四:难以在 RCT 框架下获得长期结局及不良反应的信息。

第三节　群体水平的实验

有些实验研究的干预措施不易于在个体水平落实。例如,相比个体水平的疫苗接种,饮食方式调整干预更易于以家庭为单位开展;增加工间操更易于以办公室或公司为单位开展;改饮用井水为自来水更易于以社区或居民楼为单位开展。这些时候 RCT 的开展受到很大的约束。社区试验以社区人群整体为单位进行试验研究,其与现场试验最大的不同在于,现场试验的干预措施在个体水平施予,社区试验的干预措施则在群体水平施予。

社区试验中的随机分组称为整群随机分组。随机分组效果取决于组内样本量大小相较于总体样本量的大小。进入随机分组的社区数较多的情况下,随机分组的效果较好。若只有两个社区进入随机分组,则随机分组意义不大,两个社区基线特征的可比性将对结果产生较大影响。

★RCT 的局限性之五:一些干预因素难以在个体水平施加。

(刘　星)

思考题

1. 与观察性研究相比,随机对照试验最主要的特征是什么? 优点有哪些?

2. 以下哪一点不是随机对照试验的局限性?
   a. 外推受限
   b. 伦理限制
   c. 受研究对象的依从性影响
   d. 因果推断的时序性难以保证

3. 随机对照试验中应用盲法的主要目的是:
   a. 最小化混杂
   b. 最小化信息偏倚
   c. 最小化选择偏倚
   d. 最小化信息偏倚和选择偏倚

主要参考文献

1. Rothman KJ, Greenland S, Lash TL. Modern Epidemiology [M]. 3rd edition. Amsterdam: Lippincott Williams & Wilkins, 2008.

2. DeMets D, Friedman L, Furberg C. Fundamentals of Clinical Trials [M]. 4th edition. Berlin: Springer, 2010.

3. 赵耐青. 医学统计学[M]. 北京:高等教育出版社,2004.

4. 姜庆五,陈启明. 流行病学方法与模型[M]. 上海:复旦大学出版社,2007.

5. 詹思延. 流行病学[M]. 第 8 版. 北京:人民卫生出版社,2017.

第十二章

神通广大的真实世界研究

第一节 产生背景

长期以来，以随机、对照和盲法为特征的大规模随机对照试验（randomized controlled trial，RCT）是检验创新治疗方法有效性和安全性的金标准。但 RCT 有较多的局限性。首先，RCT 设计严格，往往在特定环境及特定人群中开展，研究对象有严格的纳入和排除标准，受试人群高度均一化，代表性差。其次，RCT 虽然控制了很多混杂因素，内部效度高，但干预措施简单、单一，随访时间短，严重脱离真实的临床实践场景，外部真实性并不高，结果的外推性很差。此外，RCT 获取证据的效率低，难以满足当前精准医疗时代的需求。例如，按肿瘤分子分型后，各亚型病人人数少，难以找到足量的合适受试者实施 RCT。各种抗肿瘤新药不断涌现，需要对各种亚型病人的疗效和安全性开展 RCT，显然，传统的 RCT 难以满足现实需求。伦理学问题也是 RCT 的一大局限。RCT 设计中，半数病人作为对照组不能接受新治疗，安慰剂使用不当或因研究而使人体主动暴露于某个有害致病因子，都会违背伦理学原则。

RCT 这些局限性使病人、制药公司及市场化推动者对 RCT 颇有微词。从病人来看，大规模的 RCT 耗时费力，不适合罕见病疗法的研发，拖延"救命"新药的上市速度。对制药公司来说，三期 RCT 动辄耗时数年，入组数百例病人，推高了新药研发成本。市场化推动者则倡导"市场决定"论，认为只要药品的安全性有保障，不管有效与否，都应许可上市，在市场竞争和理性消费者的共同作用下，性价比高的药物自然胜出。可见，传统的 RCT 越来越难以满足现实需求。大型 RCT 的费用逐渐上升，但由此获得的临床证据并未相应增加。据报道，RCT 获得的证据仅 14% 能在 17 年后广泛应用于临床。从效率和成本角度来讲，RCT 存在明显不足，真实世界研究（real world study，RWS）应运而生。

近年来，RWS 日益受到关注。早在 2016 年 7 月 27 日美国食品药品监督管理局（FDA）就发布了《采用真实世界证据支持医疗器械的法规决策》草案，并于 2017 年 8 月 31 日颁布正式法规。2016 年 12 月 13 日，美国总统奥巴马签署了投入 63 亿美元资助癌症研究和精确药物治疗的法案——《21 世纪治愈法案》（21st Century Cures Act），批准利用真实世界证据（real world evidence，RWE）取代传统 RCT 进行扩大适应证的研究。我国食品药品监督管理总局(CFDA)也于 2017 年 10 月 8 日出台了《关于深化审评审批制度改革,鼓励药品医疗器械创新》的意见,提出为满足临床急需药品医疗器械的使用需求,加快审评审批,允许可附带条件的批准上市,上市后按要求开展补充研究,此类补充研究可部分归属于 RWS 范畴。

当前,医疗大数据的构建给 RWS 提供了前所未有的便利。各级医疗机构、医保部门、医药监管部门积累了大量的医疗数据。这些数据库的电子化,电子设备的普及以及各级数据库平台的建立,极大地增加了利用高质量数据进行 RWS 的可能性。

▲ 第二节　真实世界研究

一、概念

RWS 是利用来自真实临床医疗环境的数据,进行真实条件下关于医疗或干预手段对病人或健康人群健康状况影响的研究,用来评价干预措施的外部有效性和安全性。真实世界数据(real world data,RWD)指从各种来源收集的有关患者健康状况和/或接受医疗服务的数据,数据来源包括但不限于医疗健康记录、医疗保障数据、医疗产品及疾病注册登记处数据。RWD 是 RWS 数据收集和分析的基础,支持多种类型的实验设计,比如实用性临床试验,前瞻性或者回顾性观察性研究等。

基于 RWD,进行严格的数据收集、系统处理、统计分析及多维度的结果解读,才能产生RWE,即基于 RWD 分析得到的关于医疗产品使用以及潜在利益或风险的临床证据。美国FDA 在评估 RWD 能否成为 RWE 时要看数据质量,包括 RWD 与结果的相关性及可靠性等。

二、RWS 与 RCT 的对比

RWS 是对临床常规产生的 RWD 进行系统收集和分析的研究,与 RCT 是互补关系,并不对立。与 RCT 一样,RWS 也需科学合理的研究设计方案以及统计分析规划。

(一) 整体特征的比较

从整体特征来看,RWS 几乎与传统 RCT 相反。传统 RCT 建立在理想条件下,以医生和实验室客观指标为中心,代表传统的"生物-医学"模式(biomedical model),具有一定的前瞻性,通过高度人为干预,获得治疗方法的"功效"(efficacy)。但 RCT 实施过程耗时费力,流程繁琐,涉及巨大的药品和人员开支,一般的中小制药公司难以承担,降低了 RCT 的可行性,缩小了 RCT 的市场范围。

而 RWS 建立在现实条件下,以病人为中心,是一种"生物-心理-社会医学"模式(bio-psycho-social model),主张患者主观感受与客观指标同等重要,应同时兼顾两者对实验的影响;通过回顾性队列研究或病例-对照研究,花费数千美元,即可获得数百万病人的医疗数据,以较小成本获得与 RCT 同等价值的信息,所得到的是治疗方法的"效益"(effectiveness)。很显然,这种低成本有"效益"的 RWS 比耗时费力、成本高昂的 RCT 更受制药公司青睐,市场推行性更强。

此外,RWS 根植于真实的临床实践,较 RCT 拥有更大的样本量,研究对象是更具代表性的广泛人群;根据病人病情和意愿非随机地选择治疗措施,并且接受长期评价,注重和观察更多和更有意义的治疗结局;外部效度高,无需严格设定实施条件、易于开展。

(二) 研究设计

如图 12-1 所示,RCT 与 RWS 在整个研究的各个环节均存在明显的不同之处。

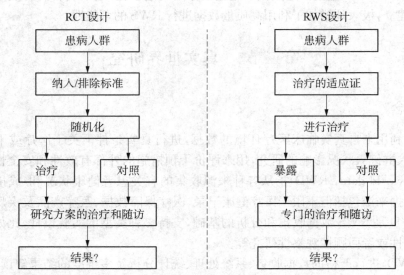

图 12-1　RCT 与 RWS 研究设计流程比较

1. 纳入、排除标准　RCT 的纳入排除标准较为严格,通常要求研究对象为单一疾病,采用单一干预措施或标准治疗,强调纳入同质性较好的患病人群,并通过随机、对照、盲法等手段排除可能影响结果的偏倚,评价干预措施在理想状态下所能达到的最大期望作用,其所关注的是效力研究,内部有效性强。但临床实践情况往往较为复杂,研究对象通常患有多种疾病,需要接受多种治疗,导致 RCT 研究对象缺乏代表性,且需要考虑更多伦理学问题。

而 RWS 更关注效果研究,纳入排除标准较为宽泛,尽量覆盖更广泛的病人人群,拥有更大的样本量,在大样本量的基础上进行分析,旨在获得更符合临床实际的证据,使研究结果能更好地转化到临床实践中,结果也更有说服力。

2. 研究时间以及研究设计　大多数 RCT 研究持续时间较短,以试验性的方法为主,避免研究对象长期接受疗效较差的治疗方案,无法反映治疗手段的长期疗效以及依从性等问题。

而 RWS 一般进行较长的临床观察和随访,因此能对健康结局有比较全面的评价,并且能够根据研究目的和对象选择不同的研究方案设计,比如现况调查、队列研究等,因此、更易反映出新药以及治疗措施的长期疗效以及不良反应等信息。

3. 干预及用药情况　RCT 采用随机分配的方法,用药控制较为严格,对受试者采用单一干预措施或单一用药,有时需要采用安慰剂。

而在 RWS 中用药情况较为复杂,根据患者实际病情和用药意愿主动选择药物或者其他治疗措施,不对用药及治疗情况进行限制,按照实际情况进行治疗和观察记录,还原最真实的临床实践。

4. 结局测量指标、数据采集与统计分析　RCT 结局测量多以一个或者一些特定病症或体征作为评价指标。而 RWS 结局测量多采用具有广泛临床意义的指标,如病死率、复发率、伤残程度、生活质量等,因此更具临床应用价值。RWS 往往还会跟踪随访,收集研究对象的远期结局等相关信息。

统计方法上,RCT 与 RWS 都强调严格控制数据的采集、管理和分析过程,所采用的统计方法都有如卡方检验、ROC 曲线、Fisher 检验、Kaplan-Meier 生存分析等。由于影响因素较多,RWS 还会使用倾向性评分、多因素分析等方式控制混杂因素的影响。

5. 研究质量控制手段　高质量的 RCT 往往通过随机分配、盲法、标准化治疗或安慰剂等措施,达到调整已知、未知或未观察到的混杂因素的目的。而 RWS 是根据研究对象的实际病情和用药意愿选用药物或其他干预措施,更加反映真实医疗环境,不存在外推困难的问题,其结果更加真实可靠,是一种非随机、开放性、不使用安慰剂的试验,但也因此产生了明显的观察者偏倚。因此,RWS 通常采用多因素分析、倾向评分等统计方法控制混杂因素的影响。但是,上述这些方法只能对已知的混杂因素进行调整,对未知的或未观察到的混杂因素则难以控制。

6. 伦理学问题　伦理学问题是 RCT 的核心,贯穿于 RCT 研究的始终。RCT 在实施过程中可能会涉及多方面的伦理问题。为避免过多的受试者长期接受可能疗效较差的治疗方案,导致 RCT 的研究时间较短,并要求在 RCT 进行前就计算出检验效能和可信度都较好时的最小样本量。而 RWS 是在真实医疗环境下,由研究对象自主选择治疗方案和干预措施,所以在伦理上不会对研究时间、样本量等进行限制。

表 12-1 汇总了 RCT 与 RWS 在研究性质、设计方案等各方面的差别。

表 12-1　RCT 与 RWS 比较

项目	RCT	RWS
研究性质	功效研究:内部有效性强	效果研究:外部有效性强
研究时间	较短	较长
研究对象	年龄范围较窄	无特殊要求
设计方案	实验性	观察分析为主
实施场景	理想世界:高度标准化的环境	真实世界:医疗机构、社区、家庭
纳入排除标准	严格	宽泛
样本量	有限	很大,覆盖广泛的患者人群
病情	单一	复杂
随机分组	多采用	不采用

项目	RCT	RWS
用药情况	限制合并用药,条件严格控制	复杂,根据病情
干预措施	干预	不干预
盲法	使用	不使用
安慰剂	使用	不使用
混杂因素	调整所有混杂因素	调整已知混杂因素
偏倚	选择偏倚	观察者偏倚
伦理学	考虑面更广	易满足

三、RWS 的数据来源

(一)数据来源

RWS 的数据来源非常广泛,如电子健康档案记录、医疗保障数据、临床登记注册数据,也可以是基于某种研究目的所收集的人群健康调查数据、病人在其他移动设备或医疗产品所登记的健康状况等。同时,多种机构如医院、医保部门、公共卫生部门日常监测、记录和储存的与健康相关的数据,以及出生/死亡登记项目等,都可以成为 RWS 的数据来源。

(二)数据类型

1. 现有数据和前瞻性数据

(1)现有数据:现有数据主要包含电子病历(electronic medical record,EMR)、电子健康档案(electronic health record,EHR)、医疗保障数据(claims data)、出生/死亡登记、公共健康监测数据以及区域化医疗数据等。这些数据数量非常庞大,但由于数据的采集并非为某特定研究目的而设计,因此数据较为分散,存在较高的异质性,数据的完整性及准确性也存在一些问题。此外,医保数据一般由各级政府机构掌握,因隐私保护上的考虑,可及性较弱。

(2)前瞻性数据:前瞻性数据在收集之前已确定具体的研究目的,需要收集的数据也很明确,比如临床试验的补充数据、实效性临床研究(pragmatic clinical trial,PCT)数据、注册登记(registry)数据、健康调查、公共健康监测数据等,故数据比较规范,完整性、准确性比较好。

2. 结构化数据和非结构化数据

(1)结构化数据:运用二维表结构来进行逻辑表达和实现的数据,简单来说就是数据库,比如企业的财务系统,医疗健康系统数据库等。典型的结构化数据如图 12-2 所示,可直接用于统计分析。

(2)非结构化数据:数据结构不规则或者不完整,没有预定义的数据模型,不方便用数据库二维逻辑表来表现的数据。包括文本、图形、图像、音频、视频等。非结构化数据格式多样,需要利用更加智能化的 IT 技术,通过对海量信息的管理、提取、挖掘和分析,获得所

	Household ID	Individual 1 ID	Individual 2 ID	IDind_1 Gender	IDind_2 Gender	IDind_1 Relationship Code	IDind_2 Relationship Code	Biological/Step/Foster Relationship	1=Maternal 2=Paternal when Known	Western Date of Birth, YYYY	Lunar Date of Birth, YYYY
1	111101001	111101001001	111101001002	1	2	1	1			1935	1935
2	111101003	111101003001	111101003002	1	2	1	1			1932	1932
3	111101004	111101004001	111101004002	1	2	1	1			1979	1979
4	111101005	111101005002	111101005001	1	2	1	1			1958	1957
5	111101006	111101006002	111101006001	1	2	1	1			1934	1934
6	111101007	111101007001	111101007002	1	2	1	1			1938	1938
7	111101008	111101008001	111101008002	1	2	1	1			1943	1943
8	111101010	111101010002	111101010001	1	2	1	1			1954	1954
9	111101011	111101011001	111101011002	1	2	1	1			1973	1973
10	111101011	111101011001	111101011003	1	1	2	12		1	1973	1973
11	111101011	111101011002	111101011003	2	1	2	12		1	1972	1972
12	111101012	111101012001	111101012002	1	2	1	1			1962	1962
13	111101012	111101012001	111101012003	1	1	2	12		1	1962	1962
14	111101012	111101012002	111101012003	1	1	2	12		1	1962	1962
15	111101013	111101013001	111101013002	1	2	1	1			1963	1963
16	111101013	111101013001	111101013003	1	1	2	12		1	1963	1963
17	111101013	111101013002	111101013003	2	1	2	12		1	1966	1966
18	111101014	111101014002	111101014001	1	2	1	1			1975	1975
19	111101014	111101014001	111101014003	1	2	2	12		1	1979	1979
20	111101014	111101014002	111101014003	1	2	2	12		1	1975	1975
21	111101015	111101015001	111101015002	1	2	1	1			1960	1960
22	111101015	111101015001	111101015003	1	1	2	12		1	1960	1960
23	111101015	111101015002	111101015003	2	1	2	12		1	1971	1971
24	111101016	111101016001	111101016002	1	2	1	1			1969	1969
25	111101016	111101016001	111101016003	2	1	2	12		1	1971	1971
26	111101016	111101016002	111101016003	1	1	2	12		1	1969	1969
27	111101017	111101017001	111101017002	2	1	1	1			1970	1970
28	111101018	111101018002	111101018001	1	2	1	1			1967	1967
29	111101018	111101018001	111101018003	1	2	2	12		1	1967	1967
30	111101018	111101018002	111101018003	1	2	2	12		1	1967	1967
31	111101019	111101019001	111101019002	1	2	1	1			1969	1969
32	111101019	111101019001	111101019003	1	1	2	12		1	1969	1969
33	111101019	111101019002	111101019003	2	1	2	12		1	1973	1973

图 12-2 结构化数据示意图

需要的信息。

例如,2009 年,甲型 H1N1 流感暴发几周前,"谷歌流感趋势"成功预测了流感在美国境内的传播,其分析结果甚至具体到特定的地区和州,具有很强的时效性,令公共卫生官员倍感震惊。而传统上,美国疾病控制中心要在流感暴发一两周之后才可以做到这些。谷歌工程师认为,搜索流感信息的人数与实际患病人数之间存在密切关联,设计人员编入流感关键词,如体温计、流感症状、肌肉疼痛、胸闷等,只要用户输入这些关键词,系统就会跟踪分析,创建地区流感图表和流感地图,从而预测出世界上不同国家和地区的流感传播情况。这就是利用了对非结构化数据的采集、检索和提取来实现了对流感趋势的预测。

3. 其他类型

(1)临床注册研究(registry study):以网络数据库为基础的多中心研究,拥有详细的临床资料,采用相似的标准化数据定义,获得高质量的 RWS 数据。美国主张通过临床登记注册来获取数据,运用观察性的研究方法(前瞻性或回顾性)统一收集临床或人口学以及健康相关数据,采用科学的统计分析来评估特定疾病、特定条件、特定人群或者特定医疗产品的效果或者结局,从而服务于一个或者多个预定的科学、临床或政策目的。

(2)病例注册研究(patient registries):根据研究目的,以临床病历、健康档案为基础,收集注册病例的人口学信息、患病、治疗及结局等信息,有时需要随访获得远期结局信息,通过分析评价某项疗法或措施效果,从而得到 RWS 数据。这类数据往往在方案设计与实施、数据收集管理与分析等各个环节都严格要求,以获得相对更真实的信息,得到真实可信的结论。

(3)监测数据:指长期、连续、系统地收集到的有关健康事件、卫生问题的资料,并经过科学分析和解释后获得的重要的信息,也是 RWS 数据的一类。

四、RWS 的研究设计

传统的流行病学研究通常根据固有的设计特征进行分类。RWS 的研究设计也类似,在确定所研究的临床问题、评估现有数据以后,根据分析特征来选择采用何种研究设计,进一步根据研究设计进行数据的收集、整理和分析。整个过程都要对偏倚进行控制。图 12-3 展示了 RWS 的思路与流程。

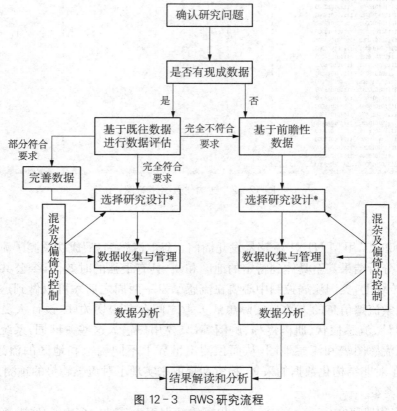

图 12-3　RWS 研究流程

* 研究设计阶段,包括研究对象的选择和纳入排除标准,暴露因素/干预措施的确定,
样本量的计算,研究结局和统计方案的确定,并且都要将质量控制贯穿始终。

五、偏倚和混杂的控制

由于 RWS 更接近真实的临床实际,样本量通常较大,其对研究对象的纳入排除标准较为宽松,在大大增强了结果的真实可信性以及外推性的同时,不可避免地增加了人群的异质性,再加上自主选择治疗措施等研究设计特点,使得 RWS 对偏倚和混杂的控制显得愈发重要。RWS 与其他流行病研究方法一样,在研究设计时就需要关注对偏倚和混杂的控制,在统计方法上也更多地关注如何减小和控制混杂和偏倚,常采用分层分析和多因素分析,如 Logistic 回归、Cox 回归等。在风险因素或者研究因素较多的情况下,倾向性评分(propensity score)和选择工具变量(instrumental variable)也是经常使用的统计方法。

　　RWS还有一个需要重视的偏倚即发表偏倚。发表偏倚是指阳性或者有显著意义的结果发表的机会更多，发表的速度更快，所发表刊物的影响因子更高。当所发表的研究结果被作为重要依据运用到现实中时，过分强调阳性结果可能造成误导，涉及临床领域时可能对患者不利。

　　例如，2008年发表的一篇荟萃分析使用12种FDA批准的抗抑郁症药物数据，结果发现，在74个符合FDA注册要求的试验中，38个试验得到阳性结果，其中37项试验都已经发表在期刊上。而剩下36项被FDA认为是"阴性"的试验中，有11项被公布为"阳性"结果，有22项阴性试验没有出现在任何文献中。研究还发现，已发表的文献夸大了药物疗效的大小，平均夸大了约32%。2008年发表在 *PLoS Medicine* 上的Meta分析使用6种经FDA批准的抗抑郁症药物数据，研究抑郁症的严重程度与抗抑郁症药物和安慰剂的疗效差异之间是否存在关系。研究发现，药物和安慰剂在疗效上的差异通常比较小，但会随着抑郁症严重程度的增加而增大，也就是说，仅在少数患有严重抑郁的病人群体中，抗抑郁症药物和安慰剂在疗效上的差异才显得足够大，而这种差异也只是因为安慰剂失去了疗效，并没有证据证明抗抑郁症药物变得更加有效。这些研究表明，抗抑郁症药物的疗效可能并不像所宣传的那样有效。2018年发表在 *Lancet* 上的一篇Meta分析纳入了更多的文献和试验，结果发现在患有严重抑郁症的成年人中，所有的抗抑郁药均比安慰剂有效，并提示在临床实践中，面对不同对象如病人、医生或政策制定者，应根据他们的需求提供抗抑郁症药物的价值信息。

　　针对发表偏倚，一方面可以利用统计学方法进行检验，包括漏斗图、Eagger检验和Begg检验等。另一方面需规范RWS的研究策略，重视质量控制，提高RWS的整体质量。当研究成果与研究资助方有利益冲突时，研究者最好能主动联系相关机构提供相关数据和信息。在条件允许的情况下，及时更新已发表的系统综述，开展大样本的验证性试验。

六、证据等级评价

（一）正确认识 RWS 证据等级

　　目前国内对RWS的证据等级出现了分歧。部分临床医生和专家学者认为RWE大多来源于观察性研究，尽管样本量大，但纳入排除标准较为宽泛，研究结果存在较大的偏倚，因而认为证据等级比RCT要低；另一部分人则认为RWS更接近于真实的临床实践，得到的结果更具有外推性和可信性，因此比RCT更可靠。FDA于2016年12月发文指出，RWE与其他证据的本质区别不在于研究方法和试验设计，而在于获取数据的环境，因为RWS获取数据的场所不再仅基于各种有严格要求的科研场所，而是来源于各类医疗机构，甚至家庭和社区。

　　由此看来，RCT与RWS的证据并不对立。RCT的研究证据由于其各个环节的严格要求和控制，使其具有很高的内部真实性，仍然是循证医学的基石，是评价临床干预措施有效性和安全性的"金标准"。但由于RCT研究设计的严格要求，降低了其外推性，不能适用于所有的临床实际情况。而RWS的数据来源于较为真实的现实和临床环境，且样本量巨大，可以作为RCT数据的重要补充，更好地服务于临床实践和卫生决策。

（二）RWE 评价方法

自 1979 年加拿大首次提出临床证据的分级体系起,不同国家和专家团队对证据评价体系都进行了不断地探索和改进。大部分的评价体系都是将大样本、设计良好的 RCT 和 Meta 分析作为一级证据,将专家意见或共识等列为最低等级。国际证据分级与推荐 (Grading of Recommendations Assessment, Development and Evaluation, GRADE)工作组 2004 年推出的 GRADE 证据分级体系则综合考虑了研究类型、研究质量和偏倚的控制、研究结果的精确性和一致性等,强调对证据进行总体评价,形成推荐意见,针对医生、患者和政策制定者的不同需求进行推荐,使证据能够适应不同目的、不同人群的需求,更加具有现实意义。

综合来说,不论证据分级体系如何改变,要得到高质量的证据,在研究设计、研究实施以及后续跟踪随访时都不外乎需要做到以下几点:①有充足有效的样本量;②研究人群有代表性;③有明确的纳入排除标准;④对暴露因素/干预措施、健康结局以及混杂因素有准确的认知和评估;⑤能有效控制和分析偏倚、混杂因素和缺失数据;⑥数据收集完整、准确,数据来源可靠;⑦质量控制贯穿始终;⑧随访成功率高,对不完整数据或失访病例进行评估;⑨统计方法使用得当;⑩对结果的分析客观真实可靠;⑪研究结果能够得到既往研究和动物实验等证据的支持。

第三节　真实世界研究案例

【案例一】

真实世界数据在狂犬病疫苗接种方案的调整中起了很大的作用。美国 CDC 最初推荐暴露后注射 5 针狂犬疫苗的预防接种方案。2007 年开始,疫苗供应紧缺,需要对狂犬疫苗的推荐接种次数进行重新评估。由于狂犬病病人出现症状后死亡率极高,接近 100%,出于伦理学考虑,无法开展相关的 RCT 进行研究。

临床实践数据显示:所有暴露者在接种第 4 针疫苗后,体内均出现了足够水平的病毒中和抗体,且接种第 5 针后,抗体水平并无明显上升。而且,现实生活中很多病人因各种原因仅接种了 4 针疫苗,但均未患病,与接种 5 针疫苗的暴露组没有明显差异。基于以上发现,美国 CDC 将原有的"5 针方案"调整为目前推荐的"4 针方案"。

【案例二】

2011 年和 2012 年英国感染百日咳致死的婴儿明显增多。为了解决这一问题,英国疫苗及免疫接种委员会建议妊娠女性于孕晚期接种百日咳疫苗,但该疫苗并未批准用于妊娠女性,缺少妊娠期接种安全性评价的相关数据。2012 年,英国对选择接种疫苗的妊娠女性开展了 RWS,实时评价疫苗的安全性。

基于英国临床实践研究数据库中 650 余个初级卫生保健中心覆盖 1 250 余万人口的数据,获取妊娠女性接种该疫苗的信息,与未接种的妊娠女性配对比较,未发现孕晚期接种疫苗增加妊娠女性或新生儿死亡率及产科并发症发生率。这项RWS研究消除了人们对妊娠期接种百日咳疫苗安全方面的顾虑,为该疫苗在英国乃至全世界妊娠女性中的推广使用提供了有力的证据支持。

【案例三】

Cardiff大学应用英国临床实践研究资料链(CPRD),纳入近18万人,进行了一项中位观察时间为2.4年的回顾性分析。结果如图12-4所示,二甲双胍治疗的2型糖尿病病人的死亡率显著低于磺脲组,甚至低于匹配的非糖尿病人群,二甲双胍组较磺脲组的中位生存时间增加38%,较匹配的非糖尿病人群中位生存时间增加15%。而根据既往研究结果,糖尿病病人更胖、有较多的合并疾病,本应减寿8年。

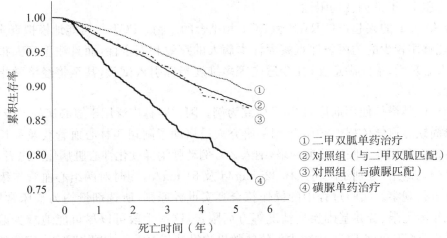

①二甲双胍单药治疗
②对照组(与二甲双胍匹配)
③对照组(与磺脲匹配)
④磺脲单药治疗

图12-4　单用二甲双胍、单用磺脲治疗2型糖尿病与其对照组之间生存率的对比

(改编自:Bannister CA, Holden SE, Jenkins-Jones S, et al. Can people with type 2 diabetes live longer than those without? A comparison of mortality in people initiated with metformin or sulphonylurea monotherapy and matched, non-diabetic controls [J]. Diabetes Obes Metab, 2014, 16(11):1165-73.)

尽管该研究为回顾性观察性分析,存在许多局限性,如病人并非随机分配,纳入及排除标准宽松,有人资料不全,基线指标有差异,磺脲组较二甲双胍组的平均年龄大6.6岁,A1c高0.6%,血肌酐值较高,合并癌症和CVD比率较高,其结果的解读需谨慎。但是,两组死亡率差距很大,基线指标的差异不足以影响研究结论。

▲ 第四节　发展趋势及展望

RWS和RCT一样,均需科学合理的研究设计、研究方案以及统计分析规划,以提高其结果的可信度和应用价值。RWS与RCT的互补关系以及几乎完全相反的研究设计,决定了两种研究设计相向而行的发展方向。

从 RWS 的发展方向来看,目前的 RWS 多采用回顾性研究,存在较大的选择偏倚、信息偏倚和混杂偏倚。为了克服这些局限性,RWS 也越来越趋向于前瞻性研究设计。

其次 RWS 在方法学上也进行了大量探索。计算机技术的迅猛发展和支持为对临床实践所产生的大量临床数据进行科学研究奠定了基础。随着机器学习(machine learning)的发展,图像识别,文本识别,声音识别等新技术可以快速帮助临床数据结构化,大数据分析方法,人工智能,云储存及云计算等技术的逐渐成熟以及区块链技术(block chain)的提出和应用,使多维度数据整合及一体化管理成为可能。这些都给 RWS 带来了前所未有的便利,为 RWS 的开展和长期应用奠定了基础。

最后,需发展 RWS 的研究策略和规范,使 RWS 遵循既定研究策略,减少发表偏倚。

从 RCT 的发展来看,RCT 在进行一些适应性改变,如改进试验设计,增强 RCT 在真实世界的结果外推性;强调纳入多样化人群;有意识地吸引一些既往不愿意参加临床试验的人群,以克服 RCT 的内在局限性。

近年来 PCT 的兴起正是 RWS 和 RCT 相结合的产物。PCT 尽可能地模拟真实治疗场景,同时能够用较少的约束条件观察大样本病人的疗效和安全性,而且注重病人报告的结果,将病人心理学、治疗满意度、社会适应等多维度指标引入试验,甚至将经济学指标引入临床试验。

以阿司匹林最佳使用剂量的 PCT 研究为例。阿司匹林广泛用于冠心病的二级预防,但最佳剂量尚缺乏科学依据。2015 年相关研究人员启动了阿司匹林心血管获益和长期效果研究。该研究利用 6 个临床数据网络,纳入 2 万例动脉粥样硬化性心脏病住院患者,将这些患者随机分为两组,分别予阿司匹林 325 mg/d 及 81 mg/d,同时对两组心血管二级预防效果的差异进行观察。实验过程中的操作符合真实世界原则,所选剂量均为临床常用剂量,受试者无年龄上限、合并基础疾病情况等方面限定,这些手段可以尽可能地减少偏倚。由此可以看出,PCT 可将 RCT 中减少偏倚的随机化设计与 RWS 中更贴近临床实践的研究环境相结合,在保证一定内部效度的前提下,大大提升了外部效度。

我国 RWS 正处于起步阶段,已经得到广大临床医生和专家学者的重视。专家团队已制定了"中国临床医学真实世界研究施行规范",对研究设计、样本量计算、数据管理与分析、研究对象的随访管理都提出了意见和要求。相信随着高质量的真实世界数据的增多,将会推动我国循证医学、临床实践以及卫生决策的发展。

综上所述,RWS 越来越受到重视,提供的决策证据也越来越多,将发挥越来越重大的作用。在基于 RWS 产生 RWE 时,需充分认识到 RWS 的局限性,不应过分夸大其应用价值。

(蒋惠如 徐望红)

思考题

1. RCT 和 RWS,哪种研究方法更适合进行中医中药的疗效研究?
2. RCT 和 RWS 各有什么优缺点?

主要参考文献

1. 梁立荣. 真实世界研究的是与非[J]. 中华结核和呼吸杂志,2018,14(5):323 - 326.

2. 曹越,殷庆锋. 真实世界研究概述[J]. 武警医学,2018,28(4):400 - 403.

3. 付玲,周雪平,李国春."真实世界研究"—中医药科研新思路[J]. 浙江中医药大学学报,2013,37(9):1127 - 1129.

4. Sherman, RE,Anderson SA,Dal Pan GJ, et al. Real-world evidence-what is it and what can it tell us? [J]. N Engl J Med Med, 2016,375(23):2293 - 2297.

5. 中国临床医学真实世界研究施行规范专家委员会. 中国临床医学真实世界研究施行规范[J]. 中华实验和临床感染病杂志(电子版),2017,11(6):521 - 525.

6. 张薇,李小娟,邓宏勇. 中医临床证据分级和推荐体系发展现状[J]. 中国中医药信息杂志,2020,27(5):133 - 136.

7. Ioannidis JP. Effectiveness of antidepressants:an evidence myth constructed from a thousand randomized trials [J]. Philos Ethics Humanit Med, 2008,3:14.

8. Cipriani A, Furukawa TA, Salanti G, et al. Comparative efficacy and acceptability of 21 antidepressant drugs for the acute treatment of adults with major depressive disorder:a systematic review and network meta-analysis [J]. Lancet, 2018,391(10128):1357 - 1366.

9. Bannister CA, Holden SE, Jenkins-Jones S, et al. Can people with type 2 diabetes live longer than those without? A comparison of mortality in people initiated with metformin or sulphonylurea monotherapy and matched, non-diabetic controls [J]. Diabetes Obes Metab, 2014,16(11):1165 - 73.

第十三章

因果推断的规则和要点

长期睡懒觉可以导致智力低下,引起肥胖?感染了幽门螺旋杆菌就一定会患胃癌?长期熬夜容易诱发脱发?吃芹菜可以预防结直肠癌?在人们对健康问题越来越关注并且信息如此发达的今天,这样的讨论在网络媒体上会经常出现。那么,这些因素与疾病之间是否有因果关联?要回答这个问题,必须进行因果推断。

明确某个因素是某个结局的原因需要进行复杂而漫长的因果推断。探索病因是艺术与科学的交织,其过程如同福尔摩斯探案,在细节中发现问题、分析问题和解决问题。因果推断是公共卫生的重要环节,确定疾病的病因可为疾病的预防提供方法和依据,既可促使人们预防疾病,也可为疾病诊断和治疗提供重要依据。

第一节 病因的概念

一、病因学发展历程

在人类社会发展之初,对疾病的认识尚浅,将疾病归咎于鬼神或上帝的惩罚。为了祈求平安健康,人们往往采用祭拜鬼神的方式。至今我国有些地方仍有人采用"跳大神"的方式驱除病魔。

在公元前5世纪时,我们祖先创立了阴阳五行学说,认为木、火、土、金、水5种最基本的条件是构成世界不可缺少的属性。这5种特性相互滋生、相互制约,处于不断的运动变化之中。人体内这5种"元素"一旦失衡,将导致疾病的发生。如《素问·调经论》中提及"夫邪之生也,或生于阴,或生于阳。其生于阳者,得之风雨寒暑。其生于阴者,得之饮食居处,阴阳喜怒。"根据"气-阴阳-五行"理论,气的变化决定着疾病的发展。

19世纪末期,随着科学技术发展,显微镜的发明打开了微观世界的大门,使人们对疾病的发生有了新的认识,发现许多疾病是由微生物引起的。那时的科学家们发现炭疽杆菌可以引起炭疽,结核杆菌可以导致结核病,痢疾杆菌可导致痢疾,于是形成了单一病因学说,即认为每一种疾病必然是由于某一种特异的病原体引起的。德国学者 Robot Koch 随后提出了确定某种疾病特异性病原体的方法,即著名的科赫(Koch)法则:①每一位该疾病的病人体内均可以通过分离培养得到该病原体。②在其他疾病病人中没有发现该病原体。③实验动物感染该种病毒后也可以发生该病。④患了该病的实验动物体内能够分离出该病原体(图13-1)。

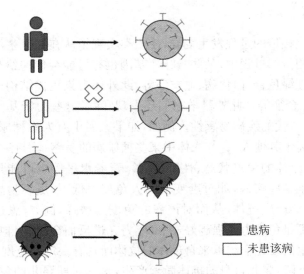

图 13-1 科赫法则示意图

此时,人们已经在病因认识方面有了很大进步,这个时期就是所谓的"病原体万能时代"。科赫法则至今仍然适用于确定某些新发传染病的病原体,如2019年发生的新冠病毒性肺炎,所有病人均能检出病毒特异的核酸序列。然而该学说过于强调了病原体的致病作用,无法解释慢性非传染病的病因。

随着医学发展,越来越多的疾病无法用科赫法则来解释。人们逐渐意识到,疾病的发生不仅仅是由单一的病原体导致的,并不是所有的疾病都像传染性疾病一样可以在体内找到病原体,如肿瘤、心血管疾病、糖尿病、慢性肾病、精神病等无法用科赫法则来解释,这些非传染性疾病往往是由于遗传、环境等多因素综合作用导致的。

二、现代病因学

20世纪,流行病学家们逐渐意识到"能够使发病概率增加的因素就是病因"。目前,流行病学对病因的定义采用约翰·霍普金斯大学流行病学教授的定义:那些能使人群发病概率升高的因素就是病因,其中某个或多个因素不存在时,疾病频率就会下降(A cause is a factor that increases probability of the consequent outcome in population)。这种对病因的定义与认识是建立在概率论因果关系的基础上的,在疾病防治上具有重大的实际意义。

第二节　疾病的常见危险因素

一、个体因素

遗传物质在代代相传的过程发生变异，使人类实现了从在树上生活到利用下肢行走的进化，然而，在代代相传的过程中，某些"缺陷"基因也有可能会传递给下一代。众所周知的基因遗传性疾病有红绿色盲、白化病、血友病等，此外还有染色体结构或数量变异导致的遗传病，如：21-三体综合征等。此外科学家们还发现，除了这些由于基因导致的先天性疾病外，人们还会遗传上一代的疾病易感性。例如，如果亲属中有人患糖尿病，那么其一生中患糖尿病的概率就会高于其他人，这与人体中某些糖尿病的易感基因有关。

除遗传基因外，个体的免疫状态、性别、年龄、营养水平等也可能是疾病的病因。免疫能力下降者容易感染某些疾病，如过度疲劳的人免疫力低下，更容易患感冒。人体感染某些病原体，在痊愈后会产生抗体，从而对该病的免疫力增强，例如，患过水痘的人就不容易再患水痘。但是并不是免疫力越强越好，免疫能力亢进反而会引起自身免疫性疾病如系统性红斑狼疮。刚出生的婴儿会继承来自母体的抗体而具有一定的免疫力，至6个月大时，来自母体的抗体水平下降，婴儿自身的抗体尚未产生，这一时期婴儿的免疫力较低，最容易生病；随着年龄的增大，人体免疫力逐渐上升，到成年期达高峰；而后，随着年龄的增长，免疫功能逐渐下降，老年人就更容易生病。此外，身体各脏器、骨骼等也会随着年龄增大而逐渐老化，更容易出现问题。

除了人体本身的属性影响疾病的发生外，个人生活习惯也是诱发疾病的原因。例如吸烟的人患肺癌的危险比不吸烟的危险度高，过度饮酒的人容易患肝硬化，静脉注射毒品者有更大的概率感染艾滋病毒，不健康的饮食习惯更易使人发生肥胖、患心血管疾病等。

二、环境因素

环境因素可分为生物因素、物理因素、化学因素、社会因素。

生物因素包括病毒、细菌、真菌、寄生虫以及有害动植物等。大多数的感染性疾病都是由于生物因素导致的，比如2003年引起全球恐慌的非典型肺炎，2009年在全球蔓延的甲型H1N1流感以及2019年全球新冠肺炎的大流行，都是由病毒引起的。细菌性痢疾、肺炎等是由细菌感染引起的。有些皮肤皮癣、真菌性肠炎是由真菌引起的疾病。血吸虫病、包虫病等则是由各种寄生虫引起的疾病。此外，被毒蛇咬，或者食用有毒的植物同样也会导致人体中毒。

物理因素包括气象、地理、地质、大气污染、噪声、电流、电离辐射、气压等，这些因素的异常都会引起疾病。例如，在炎炎夏日进行高温作业，会导致人体体温调节系统异常进而导致中暑；如不提前做好降噪防护措施，长时间工作于声强过大的声场可导致噪声性耳聋；劳动生产过程中长期接受外界振动可罹患振动病；核泄漏后处于高辐射下的人会患辐射病，并增加白血病和其他肿瘤的发病风险。

化学因素包括有机物和无机物，有机物比如苯、有机氯、有机磷、生物毒素等，无机物如重金属汞、铅、砷化物等。这些物质经各种途径进入人体，会导致人体急、慢性中毒。

社会因素包括经济、文化、医疗设施、风俗习惯、人口流动等。良好的社会因素可促进人类的健康及发展，然而，在一定条件下，社会因素会成为疾病发生的危险因素，诱发疾病的发生。例如，计划免疫可以降低某些传染性疾病的流行，而人口密集、流动性大可以使传染病更容易传播。

三、基因环境交互作用

随着急性传染病的防控水平提高，人类的疾病谱逐渐向慢性非传染病转变。慢性病的病因往往也更为复杂，糖尿病、高血压、心血管疾病、肿瘤等慢性病不仅仅是遗传或环境单一因素导致的，而是由遗传和环境共同作用而导致的复杂疾病。

▲ 第三节　因果推断过程

因果推断的过程即为证明某因子是疾病病因的过程。无论是基础医学、临床医学还是流行病学研究，都涉及疾病的病因学探索。不同研究的角度和方法各有不同，各种方法各有所长，相互补充，相互结合，从宏观和微观不同角度对疾病病因进行更全面的阐述，有利于疾病的防控和治疗。

流行病学研究中的因果推断过程可分为3个步骤：建立病因假说、检验病因假说和验证病因假说，每个步骤分别采用不同的研究方法，包括描述性研究、分析性研究以及实验性研究（图13-2）。

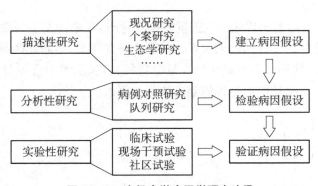

图 13-2　流行病学病因学研究步骤

（改编自：詹思延. 流行病学[M]. 第8版. 北京：人民卫生出版社，2017.）

一、建立病因假设

病因研究的第一步是建立病因假设，主要通过描述性研究提出病因假设。描述性研究包括现况研究、个案研究、生态学研究等。现况研究观察、描述疾病在不同时间、地点和人群中的分布，从其分布规律中找到病因学线索。生态学研究以人群为观察单位，分析人群发病状况与某一可能致病因素之间的相关性，探索该因素是否为该疾病的病因。病例报告则是以病人为切入点,通过分析其暴露特征,探索其可能的患病病因。除了以上 3 种外,描述性研究还有个案研究、病例系列研究等,这些都是提出病因假设的主要途径。

提出病因假设并不是异想天开随意而定,而是要基于一定的医学和生物学知识,结合已有研究以及相关文献逐步推导而建立的。现场流行病学鼻祖 John Snow 在调查伦敦地区霍乱暴发时,对患病个体的居住位置进行标注,发现宽街附近的发病较为集中,因此怀疑是宽街附近的水井受到污染,使饮用者生病。关闭水井后,霍乱流行终止,确定了霍乱的暴发确实是由于井水受到污染而引起。

在提出病因假设的过程中思维要遵循一定的逻辑性,流行病学常常遵循 Mill 准则进行病因推理。

1. **求同法** 是指在发生相同事件的不同群体之间寻找共同点,即根据患同种疾病病人的共同特点,寻找可能病因。例如,一个野外探险队,采集各种野菜进行烹饪,第二天有一部分人出现头晕、恶心、呕吐等症状,这些症状类似于食物中毒,经过询问,这些人都食用过蘑菇汤、喝过了从山上打来的溪水。那么可以猜测,这些症状的发生可能是由于食用蘑菇汤或者饮用的溪水不洁引起的。

2. **求异法** 是指在事件发生情况不同的群体或个体之间寻找不同点。对于群体来说,不同群体的患病率、发病率存在巨大差异,而对于个体来说,则表现为发病还是不发病。对比不同群体或个体之间某因素的暴露情况,可对可能的病因进行猜测。在上述探险队的例子中,虽然患病队员饮用了溪水,但是其他没有症状的队员也饮用了溪水,而且溪水是烧开后才饮用的,因此饮用溪水致病的可能性就大大降低了;出现不适症状的探险队员都喝了蘑菇汤,而没有症状的队员都没有喝蘑菇汤,那么就可以猜测,蘑菇汤是导致恶心、呕吐等一系列肠道症状的原因。

3. **共变法** 当某因素出现频率或强度发生变化时,某事件发生的频率与强度也随之变化,则该因素很可能与该事件呈因果关系。如图 13-3 所示,不同地区每 100 名儿童恒牙患龋齿数与该地区居民饮用水源中氟化物含量呈负相关,提示水中含氟量和患龋齿可能存在一定关联,水中含氟化物量增加是预防龋齿的保护因素。

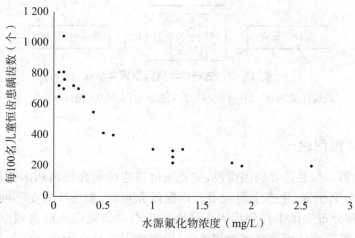

图 13-3 水中含氟量与儿童患龋齿情况关系

4. **类推法**　是指疾病分布与病因已明的疾病的分布特征相似,进而推测两者具有共同的病因。2019 年底发生的肺炎,其致病菌为冠状病毒,其病毒类型、病人症状及传播途径与 2003 年的 SARS 类似。基于已知的 SARS 病毒来源于野生动物,最后造成人传人的大流行,使人很容易联想到此次新型冠状病毒肺炎也可能起源于野生动物,为追踪病毒的起源提供了基础。

5. **排除法**　是指当某事件的发生是由多种因素所致时,把已知有关联的因素去掉后,仍不能排除的因素就有可能是病因。例如,某人出现了过敏症状,根据医学常识,不让病人接触过敏原症状就会好转,而生活中可能导致过敏的因素有很多,包括宠物、花粉、劣质衣服、被子等。将这些可能致敏的物品一一移开排除后,患者的过敏症状依旧没有改善,那么过敏原可能另有其物。

二、检验病因假说

从描述性研究结果获得病因线索,提出病因假设后,需要对所提出的可能致病因素与疾病的关联进行检验。采用分析性研究方法,包括病例-对照研究和队列研究,以检验病因假设。

病例-对照研究,顾名思义,是将病例组与对照组进行比较而得出结论。将发生某病的人群设定为病例组,将未发生该病且具有可比性的健康人群作为对照组,通过回顾性调查,比较两组某因素的暴露情况,来评估该危险因素与疾病是否有关联及关联大小。"队列"原指古代罗马军团中的一个分队,后来被流行病学家借用,特指某个特定的研究人群。队列研究就是对纳入的特定人群进行前瞻性研究,通过多次的随访调查,比较危险因素暴露组与未暴露组的发病率或死亡率,计算相对危险度,明确危险因素与疾病发生风险的关联。

病例-对照研究尤其适用于罕见病,可以在短时间内集中收集足够的病例组,并为其设立对照组,可以很快得到研究结果;而队列研究从建立队列到后期随访,等待病例出现需要花费更长的时间,尤其是针对发病率低的疾病更是困难。病例-对照研究从暴露与疾病的因果时序来看,是一个由"果"及"因"的过程,无法判断暴露与疾病的因果时序,只能确定两者的关联;而队列研究通过随访,保证"因"(暴露)在前,"果"(结局)在后,检验病因假设的能力更强,可信度更高。

三、验证病因假说

病因假说最终还是要通过实验性研究进行验证。实验性研究主要包括临床试验、现场试验和社区试验。实验性研究多采用干预试验或类试验,其原理是通过"人为"干预,减少或阻断实验组所研究疾病某个可能病因的暴露(或增加某个保护因素的暴露),随访观察疾病的发病率或死亡率是否低于未干预的对照组,从而验证病因假说。例如,通过增加水中氟含量,发现加氟地区儿童龋齿发病率显著下降,而未加氟地区发病率没有变化,可确定氟与龋齿的关系。将慢性萎缩性胃炎患者随机分组,一组给予复合维生素补充剂,一组不给予干预措施,随访观察两组胃癌的发病率,如果干预组的胃癌发病率显著低于对照组,则可验证维生素缺乏与胃癌的病因学关联。

四、因果关联的推断步骤

在因果推断过程中,观察到某因素与疾病具有统计学上的关联,仅能提示两者可能存在因果关联,但远远不能确定,还需排除虚假关联和间接关联,再经过系统的因果推断,判断两者是否真的有因果关联。图 13-4 所示为因果推断的过程。

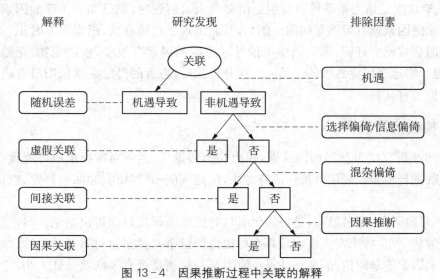

图 13-4　因果推断过程中关联的解释

（改编自:詹思延. 流行病学[M]. 第 8 版. 北京:人民卫生出版社,2017.）

（一）排除虚假关联

虚假关联,又称人为关联,是指由于研究设计出现的失误,而使得实际上没有联系的某因素与疾病出现了统计学上的关联。虚假关联可由选择偏倚和信息偏倚引起,研究对象的选择不当、对照选择方法不当、测量方法不当、观察指标不客观、被调查对象对暴露情况回忆不清等,都可导致虚假关联。以医院病人为研究对象时,如果从性质或级别不同的医院选取对照,由于对照组所患疾病种类和严重程度不同,可能对研究结果有所影响。研究吸烟与肺癌之间的关系时,如若只纳入了现患病例,那么其吸烟行为习惯可能早已改变,吸烟与肺癌之间的关联就会受到影响。

（二）排除间接关联

间接关联又称继发关联,通常指由混杂因素所致的关联。指的是原本两件事不存在因果关联,但由于两事件都与另外一种因素有关,结果两事件之间出现了统计学联系,即产生了混杂,混杂的意思就是这个因素歪曲了另外两变量原有的关系。实际上,许多关联仅仅是间接关联,并非因果关联。例如,口服避孕药使用与乳腺癌的关联研究中,由于社会经济水平既与乳腺癌发生有关,又与口服避孕药使用有关,如不考虑社会经济水平的混杂效应,很容易得到口服避孕药与乳腺癌有显著关联的研究结果。

（三）判断因果关联

疾病的因果关联是指某一因素发生频率或性质改变可造成某一疾病发生频率发生改

变,该因素即为该疾病的病因,两者之间的关联即为因果关联。"因"与"果"之间不但具有时序上的先后关系,在空间上也具有一定的联系。因此,因果关联的判断需要进行多方面综合考虑,遵循一定的推断标准,是一项"系统工程"。

第四节 因果推断标准

因果的判断要遵循一定的标准,最早的因果判断标准起源于"吸烟与健康"的报告,后来英国流行病与卫生统计学家 Hill 结合 Mill 准则进行总结形成,后人对该准则又进一步修订,形成了如今国际上认可的 Hill 标准。

一、关联的时序性

"因"与"果"必然存在着一定的先后关系,"因"一定发生在"果"之前,这是病因推断过程中唯一的必要条件。在判断时序性上前瞻性队列研究有着较大的优势,在研究之初就根据暴露与否,将尚未患所研究疾病的人群分为暴露组与非暴露组,通过随访观察疾病的发生,确保所要研究的因素暴露在前,所研究的疾病发生在后。病例-对照研究和横断面研究在判断因果时序上困难得多,特别是病因较为复杂且潜隐期较长的慢性病,与暴露因素的因果关联尤难确定。例如,横断面研究中发现某病现患病人某生化指标的水平异常增高,但无法判断是由于该生化指标的升高导致疾病的发生,还是由于疾病的发生造成的血液中该种生化指标的升高,根本无法确定该生化指标的升高与疾病的因果关联。即使是队列研究,因不清楚从暴露到疾病发生的潜隐期长短,所得研究结果有时不可靠,需要采用去除随访前几年确诊的病例或更新暴露信息等方法,进行敏感性分析。

二、关联的强度

关联的强度是判断因素与疾病因果关系的重要指标,关联强度越大,所研究的因素与疾病是因果关联的可能就越大,由误差或偏倚导致的虚假关联和间接关联可能性就越小,做出错误判断的可能性就越小。流行病学中的关联强度通常用比值比(odds ratio, OR)值或相对危险度(relative risk, RR)值来衡量。OR 值或 RR 值离 1.0 越远,表示其关联程度越大,当 $RR > 2.0$ 时即可认为病因和疾病是强关联。吸烟与肺癌的 RR 值可以达到 10 以上,病因学关联的证据较强。当然,这并不代表关联弱就一定不具有因果关联,大多数环境因素与健康结局的关联通常较弱,但确实是病因学关联,例如,$PM_{2.5}$ 短期暴露与心血管疾病住院风险的 OR 值仅 1.038(95%CI:1.022~1.053),但两者已证实有因果关联。

三、关联的可重复性

指研究某因素与疾病的关联时,在不同时间、不同地域、不同人群中,在不同的条件下,由不同的研究人员采用不同的研究设计和方法得到一致的关联结果。重复的次数越多,因果推断就越有说服力。以抛硬币为例,可形象地说明重复性会使得结论更确切。我们都知道抛一枚材质均匀的硬币,只要次数足够,得到正面和反面的概率是一样,均为 50%。因此,无论在教室里抛,在家里抛,你的朋友抛,你来抛,春季抛,夏季抛……得到的结果都接近 50%，经过重复的多次试验，可以证实抛硬币得到正面或反面的概率都是 50%。然而在现实情况下，一位研究者往往只能在某个特定研究人群中通过一次研究获得研究结果。因此，系统综述和 meta 分析应运而生，将多项研究的结果进行定性或定量的合并，为因果关联的推断提供更强的证据。

四、关联的特异性

关联的特异性是指某因素与某疾病之间的关联是特异的，可以理解为某种因素只能引起某种特定的疾病，而这种疾病的发生也必须有这种因素。该标准由前面提到的 Koch 法则而来。关联的特异性常见于传染性疾病的病因学研究，通常可以确立病原体与疾病之间的特异性因果关联。然而，慢性非传染病病因较为复杂，呈现一"因"多"果"和一"果"多"因"的复杂病因网络，很难确立某种致病因素与慢性病关联的特异性。例如，吸烟已被反复证明是肺癌的危险因素，然而吸烟的坏处并不仅仅导致肺癌，还会增加心血管疾病、糖尿病等疾病的风险；反之，肺癌的病因也并非只有吸烟，石棉暴露、空气污染等均是肺癌的危险因素。因此，如果病因与疾病之间具有特异性关联，可以增强因果推断的可靠性，但某因素与疾病缺乏特异性关联并不意味着可以否认两者的病因学关联。

五、剂量反应关系

剂量反应关系是指暴露的剂量、时间与疾病发生之间呈现一种阶梯曲线关系，即暴露剂量越大、暴露时间越长，患某病的概率越大。以吸烟与肺癌关联为例，吸烟越多，烟龄越长，肺癌发病率越高。暴露与疾病的剂量反应关系常见于职业场所，如蓄电池厂、金属冶炼厂等。这些工作场所的工人会长时间暴露于高剂量的职业危险因素如重金属、噪音、高温等，并由此诱发疾病。观察到显著的剂量反应关系是因果推断的有力证据。但实际研究中，由于存在阈值效应和饱和效应，未能观察到剂量反应关系也不能排除因果关联的可能性。

六、生物学合理性

生物学合理性指的是所研究的因果关联可以用目前已有的生物学知识进行解释。具有生物学合理性的关联为因果关联的可能性更大。例如，吃烫食是食管癌的危险因素之一，其生物学解释为烫食反复损伤食管上皮，在上皮修复过程中出现异常增生，导致上皮细胞癌变。由于人类认识的局限性，不具有生物学合理性并不能排除因果关系，尤其对一些新发传染病的病原学研究，已有的知识非常有限，需要经过较长时间的研究才能发现其致病的生物学机制。

七、关联的一致性

关联的一致性是指所研究的因素与疾病的关联符合疾病的自然史，与生物学原理一致，生物学合理性相似。例如，在幽门螺旋杆菌与胃癌的研究中，胃癌的发展往往是从胃黏膜萎缩、肠上皮化生和异形增生发展形成的，而幽门螺旋杆菌是借助其鞭毛提供动力穿过胃壁的黏液层到达上皮细胞表面，然后通过其 Cag 致病岛、空泡细胞毒素和外膜蛋白 BabA

等的直接或间接作用,导致胃上皮细胞功能失调和基因突变。提示幽门螺杆菌是胃癌发生的主要危险因素之一。

八、实验证据

实验证据来源于现场试验、临床试验和基础医学实验。通过去除研究中怀疑的某疾病可能致病因素,观察该疾病的发生频率是否会下降,进而证明该因素与疾病的关联具有终止效应。终止效应对危险因素与疾病的因果关联论证强度很高。John Snow 在伦敦霍乱暴发的病因学研究中,通过切断怀疑污染的井水,让人群饮用其他井水,发现该地区的霍乱病例大大减少,从而证实了导致霍乱暴发的原因是污染的井水。20 世纪 50 年代末至 60 年代初,反应停因其可有效防止孕妇的早期妊娠反应,在世界许多地区的孕期妇女中广泛使用,随后大量"海豹肢"婴儿出生,因而怀疑婴儿的畸形是由于使用反应停引起的。反应停被禁止销售,此后"海豹婴儿"流行减弱,强有力地证明了反应停与婴儿畸形的因果关联。

Hill 因果推断标准中,因与果的时序关系在因果推断中必须满足,其他标准也具有重大的意义,但并不要求满足所有的标准。总体来说,满足的标准越多,因果关联成立的可能性越大,做出错误判断的概率就越低。

第五节　因果推断案例

2003 年的非典型肺炎疫情引起了全社会的恐慌,导致了 8 000 多人感染,900 多例病人死亡。其病因的确定一波三折,真实演示了因果推断的全过程。

非典型肺炎又称 SARS(severe acute respiratory syndrome),中文全称为严重急性呼吸综合征。起初在广东省暴发,第一例病例住院后不久就引发了医护院内感染,迅速引起了广东省的重视。在医务人员对感染者进行积极治疗、探索有效救治方案的同时,科学家们紧锣密鼓地探寻导致疫情的病因。然而,确定一种新疾病的病因并不容易,疫情之初,病人体内检出衣原体,被误认为是这场疾病的罪魁祸首,险些导致做出错误的防控决策。

2003 年 3 月份我国香港大学和美国疾病预防控制中心,先后在 SARS 病人的样本中分离出了一种病毒,经过形态学鉴定和遗传物质的确定,科学家们认为这是一种新型冠状病毒。深圳市东湖医院对 27 名 SARS 病人进行冠状病毒检测,并以健康人为对照,在所有病人中均检测出了冠状病毒,而健康人群中检测结果全部阴性。将分离的冠状病毒与我国香港等其他地区分离的 SARS 冠状病毒核酸序列进行比对后,发现同源率在 99% 以上。广州市疾病预防控制中心采集了疑似感染者的漱口水及死亡病例的尸解标本,分离出的病毒通过一系列检测,证实其为冠状病毒,并证明其就是 SARS 的致病因子。上述判断病原体和疾病的病因学关联的推断过程符合因果推断原则。

首先,在 SARS 病人中可分离出同种病毒,而在其他发热病人或健康人体内未分离出病毒,表明病毒与 SARS 的关系具有特异性,符合科赫法则,满足因果推断的关联特异性原则。

其次,不同的科研机构对病毒的分离和比对得出相同的结果,说明该冠状病毒与 SARS 的关联具有可重复性。

此外,迄今约有 15 种不同冠状病毒株被发现,能够感染多种哺乳动物和鸟类,有些可使人发病。冠状病毒引起的人类疾病主要是呼吸系统感染,是成人普通感冒的主要病原。从 SARS 病人体内分离出来的冠状病毒是一种新型病毒,其攻击的目标也是呼吸系统,符合因果推断中关联的一致性原则。

而且,病毒分离成功后,科学家们对病毒的致病机制展开了研究,发现 SARS 病毒通过 pH 依赖性通道进入细胞内,在感染前期首先使机体产生先天性炎症反应,而非针对病毒的特异性免疫应答,虽然一定程度上可以限制病毒,但对机体组织有病理损伤作用。病毒感染可以诱导细胞凋亡,宿主细胞通过细胞凋亡清除细胞内病毒的同时也促进了病毒的释放。在 SARS 感染者的肺上皮细胞中观察到细胞凋亡,因此可确定 SARS 病毒诱导的细胞凋亡带来了机体组织的损伤,可能是造成病人呼吸困难的原因。有研究发现,肾素-血管紧缩素(RAS)在 SARS 病毒感染中起到了重要的作用,可能是引起成年 SARS 患者呼吸窘迫或呼吸衰竭,直至死亡的主要原因。这些有关 SARS 病毒的致病机制足以说明该病毒与 SARS 的因果关联具有生物学上的合理性。

根据早期的流行病学调查,广东省 13 个市的部分 SARS 首发病例的职业可接触野生动物,推测此次疫情可能与野生动物有关。后来,在广东省野生动物市场的果子狸体内检测出了 SARS 病毒;其后武汉病毒研究所的石正丽团队追踪近 10 年,在云南菊头蝠体内分离出与 SARS 高度同源的冠状病毒,进一步确认了 SARS 病毒的源头来源于动物,证实该病毒是由动物传染至人。全球首个确诊病例导致部分医护人员院内感染,广东省 SARS 首例确诊病例的密切接触者中出现二代、三代病例,充分证明了病毒具有人传人能力。对 SARS 病毒进行基因检测,发现是一种新型的冠状病毒,是由病人经动物或感染者感染后获得,在因果关联推断上提供了因果时序的证据。

科学家们能很快确定导致 SARS 元凶,除了病原体研究结果和致病机制上的证据外,人群的流行病学调查进一步提供了佐证,尤其是采用隔离传染源、切断传播途径、保护易感人群等措施后,很快扑灭了 SARS 流行,为因果推断提供了实验证据。

可见,因果推断是一个复杂而漫长的过程,需要一系列研究的求证过程来佐证,反复探索加以证实,并需要包括流行病学、生物学、临床医学、统计学,乃至其他专业学科的相关理论支持,在这个过程中,研究人员需要保持批判性的头脑,谨慎地做出因果关联成立与否的论断,从而为疾病的防控提供参考依据。

（裘创锋　王　娜）

思考题

1. 请简述 Koch 法则,并阐述其在病因推断中的局限性。
2. 请阐述病因推断过程。
3. 请阐述 Hill 准则有哪几条。

主要参考文献

1. 詹思延. 流行病学[M]. 第 8 版. 北京:人民卫生出版社,2017.

2. 夏果,廖芳芳,邹延峰,等.基因与环境交互作用分析方法在复杂疾病研究中的应用[J].中国卫生统计,2009,26(1):87-90,95.

3. 王文奎,王峰,王岭.中医的渊源和对中医学发展的思考[J].中国工程科学,2006(04):1-11.

4. 张文博,阎磊,解淑艳,等.大气 $PM_{2.5}$ 短期暴露对心脑血管疾病住院风险的滞后效应和累积效应研究[J].中国循环杂志,2019,34(6):575-581.

5. 何剑峰,彭国文,郑慧贞,等.广东省13市传染性非典型肺炎首发病例流行病学分析[J].中华流行病学杂志,2003,24(5):347-349.

6. 周伯平,陈心春,王火生,等.一种新型冠状病毒基因的克隆和序列分析与传染性非典型肺炎病原学的调查[J].中华实验和临床病毒学杂志,2003,17(2):137-39.

7. 狄飚,何丽娟,周端华,等.冠状病毒是引起广州地区严重急性呼吸综合征(SARS)的主要病因[J].病毒学报,2003,19(3):199-202.

8. 罗会明,余宏杰,倪大新,等.传染性非典型肺炎的病因研究和现场调查思路[J].中华流行病学杂志,2003,24(5):336-339.

9. 张富强,范泉水,李作生,等.严重急性呼吸系统综合征(SARS)分子致病机理研究[C].全军防生物危害医学专业学术会议论文集,2007,327-333.

第十四章

伦理学之"痛"

纪录片《孪生陌生人》讲述了 3 个 19 岁离散多年的同卵三胞胎意外找到彼此的故事。在激动、开心之余，人们发现他们在 1961 年 6 个月大的时候，在没有知情同意的情况下，作为一项秘密科研项目的对象，被一个犹太儿童机构送到不同的收养家庭。随后，科学家们以关注孩子成长为由，定期进行单独访问、拍摄和测试。

用于研究竟然是孪生儿被迫骨肉分离的原因！随着三兄弟身世的曝光，这个违反伦理学的项目于 1982 年被终止。此事件再一次警告我们，人不是"小白鼠"，一个个体即使再渺小，也有不可侵犯的自由意志。科研项目的实施必须符合道德伦理规范。

流行病学作为医学的核心学科之一，其研究的最终目的是预防疾病，促进人群健康，提高生命质量。流行病学是一门以人群为研究基础的学科，不可避免会开展与人体相关的试验。即使是观察性研究，也必须通过伦理学委员会的审核，确保被研究个体的隐私及利益不受侵犯，并在研究对象知情同意的情况下方可进行；临床试验更是要经过严格而复杂的伦理学审核。本章从医学伦理学的发展历程、原则以及若干违反医学伦理学案例等几个方面，简要介绍流行病学研究相关的医学伦理学知识。

第一节 医学伦理学发展概述

一、中国古代医学伦理思想

中国古代的医学伦理学思想主要体现在古代医学典籍中。在上古时期，职业是世代传承的，专长和技能会通过内部教育传授的方式在部族内传递下去。具有这些专长技能的人逐渐演化成为职官，医生这个职业在春秋时期有医缓、医和等职官。西周时期，世卿世禄体制瓦解，民间医生逐渐成为新的社会阶层，医生的职业化也逐渐凸显。医生的职业化促使医生行业内逐渐形成内部行为规范，我国医学道德的萌芽就此而诞生。

《黄帝内经》标志着我国传统医德的初步形成。《黄帝内经》强调了医生要具有高尚的品德，对医学研究要有钻研精神，要有仁爱之心，有志于服务大众，还提出传授医学要因材施教，择人而授。《黄帝内经》提出"十全"标准来衡量医生医术水平及品德修养：医者不能达到"十全"的治疗效果，是由于精神不能专一，意志没有条理，不能将病人外在表现和内在变化联系起来综合分析。

《素问·征四失论》章节中还提出了医者诊治过程的 4 种过失:"诊不知阴阳逆从之理,此治之一失矣。受师不卒,妄作杂术,缪言为道,更名自功,妄用砭石,后遗身咎,此治之二失也。不适贫富贵贱之后,坐之薄厚,形之寒温,不适饮食之宜,不别人之勇怯,不知比类,足以自乱,不足为自明,此治之三失也,诊病不问其始,忧患饮食之失节,起居之过度,或伤于毒,不先言此,卒持寸口,何病能中?妄言作名,为粗所穷,此治之四失也。"其大意是:4 种过失其一是在诊断治病的过程中,不知晓其中阴阳逆从的道理;其二是学习医术不精,把错误当真理,为自己的做法开脱找理由;其三是治疗过程并未针对病人的贫富、居住环境等个性特点加以考虑;其四是问诊过于粗略,未明确实际病情就乱下诊断。这 4 种过失既包括了因医术不精造成的过失,也强调了因诊断态度不端正,诊断过程粗略、肤浅、招摇撞骗、夸大其词等劣行造成的过失,由此可见,"十全"标准已不仅仅是对于医术水平的衡量,更是对医德的考量。

东汉时期张仲景的《伤寒杂病论·自序》推崇儒学仁爱观念,这种仁爱讲求不仅仅是亲人、子女之间的亲情,更是对于没有血缘关系的人的一种博爱,在治病诊断时讲求换位思考,切身体会病人的疾苦。在《伤寒杂病论·自序》中,他描述百姓因疾病而死亡的凄凉场景,从人类情感出发,充分体现了张仲景的博爱之心和人道主义精神。此外他淡泊名利,主张医者不应以金钱名利作为追求,对来求医的人无论贫穷富贵都应全力以赴予以救治,他还抨击追逐权势,唯利是图,舍本逐末的人,表达了他主张医者要具有崇高道德情操,淡泊名利的观点。

三国时期以董奉为标志性人物创建的"和谐杏林园"所衍生的杏林文化也是我国古代医德史的发展过程中的一个标志。董奉在庐山修道行医,救济众人,他医术精湛,能够将疾病与地理气候相结合,治疗疾病的方法也是神乎其神的。董奉除了过人的医术受人称赞外,他行医时的品行也有口皆碑。《神仙传》中对他的描述说"奉居山不种田,日为人治病,亦不取钱。重病愈者,使栽杏五株,轻者一株,如此数年,郁然成林。乃使山中百禽群兽,游戏其下,卒不生草,常如耘治也",他不慕金钱,追求人与人、人与自然的和谐。他治病不取钱财,救济贫乏者,人们对他的评价极高。以董奉杏林精神为标志的杏林文化包含着医者应具有的"仁、和、精、诚"等品质,逐渐成为医家间共同遵守的道德标准。

唐代孙思邈,不计钱财,不慕功名,一心只为救济百姓,他在前人的基础上在《千金要方》中提出了"大医"的标准,他全面地论述了作为医生在精通医学知识的同时,也要恪守医德要求,具有高尚的道德情操,尊重生命。《千金要方》中的《大医精诚》也成为中国医德史上著名的参考文献,它首次全面地论述了医德思想。

明代龚廷贤的《万病回春》中提及"医家十要","十要"中多条与医德相关,要求医者要存仁心,心胸宽广,恩施百姓,通儒道,遵从道德,不要怀有嫉妒之心,莫重利忘义,对待穷人富人一视同仁。

《医家十要》(明 龚廷贤)

一存仁心,乃是良箴,博施济众,惠泽斯深。

二通儒道,儒医世宝,道理贵明,群书当考。

三精脉理,宜分表里,指下既明,沉疴可起。

四识病原，生死敢言，医家至此，始称专门。

五知运气，以明岁序，补泻温凉，按时处治。

六明经络，认病不错，脏腑洞然，今之扁鹊。

七识药性，立方应病，不辨温凉，恐伤性命。

八会炮制，火候详细，太过不及，安危所系。

九莫嫉妒，因人好恶，天理昭然，速当悔悟。

十勿重利，当存仁义，贫富虽殊，药施无二。

二、中国近代医学伦理思想

我国第一部医学伦理学著作是由宋国宾编写的《医业伦理学》，他在对我国传统的医德思想继承和发扬的基础上，融入了西方的思想，强调医德教育和传播的重要性。他在《医业伦理学》中主张医业从传统的"道德化"转变为"职业化"，阐述了医生人格、医患关系、同行关系和医生与社会关系的伦理主张等。他把才能、敬业、勤业和良好的仪表言辞作为医师的理想人格；重视应诊、治疗、健康人事指导、手术、医业秘密等伦理问题；在医师与同行的关系上，注重"敬人"与"敬己"；强调医师对社会、国家应尽的义务；并且已开始注意安慰剂的作用和行为疗法。

三、中国现代伦理学发展

19世纪80年代初是我国现代医学伦理学建设和学科发展的初期，在1981年于上海举办的"全国第一届医德学术讨论会"首次提出了我国的"社会主义医德基本原则"。

1987年11月，在苏州召开的"全国第四届医学辩证法学术研讨会"上，医院伦理委员会这一概念在我国第一次提出，1988年，中华医学会医学伦理学会就成立了。与此同时，我国唯一的一本关于医学伦理学、生命伦理学的杂志《中国医学伦理学》创刊，延续至今，记录了我国近30多年来伦理学的发展与演变。

1994年，我国医学伦理法规委员会在广州召开的第四次会议上讨论了北京医学伦理学会起草的《医学伦理委员会通则》，倡议各地医院建立医院伦理委员会，并以此通则作为各地建立医院伦理委员会的参照文本。

20世纪90年代中期起我国医院伦理委员会迅速发展，1995年2月卫生部关于颁发《卫生部临床药理基地管理指导原则》的通知中要求，各个临床药理基地或所在单位均应建立独立的医学伦理委员会，由5~7个成员组成。

1996年，中国医学科学院肿瘤医院药物临床中心成立了我国第一个抗肿瘤药物临床试验伦理委员会。

1997年，卫生部药政局领导和专家参加国际协调会（International Council for Harmonization，ICH）。随后参照ICH的药物临床试验质量管理规范（Good Clinical Practice，GCP），经7次修订，于1998年3月颁布我国《药品临床试验管理规范》（试行）。

1998年8月，国家药品监督管理局（SDA）正式成立，制定并颁布了《药品临床试验管理规范（GCP）》等一系列管理法规。

2001~2002年卫生部相继颁布《人类辅助生殖技术管理办法》《人类精子库管理办法》

《产前诊断技术管理办法》等,第一次将"设有医学伦理委员会"作为申请开展人类辅助生殖技术的医疗机构应当符合的必备条件。

2003 年,国家食品药品监督管理局(State Food and Drug Administration,SFDA)修订《药物临床试验质量管理规范(GCP)》的第三章"受试者的权益保障"中专门对伦理委员会工作提出具体要求。

2007 年,卫生部颁布《涉及人的生物医学研究伦理审查办法(试行)》。

四、国外医学伦理学发展

1. **古希腊医学伦理思想**　古希腊的医学伦理学代表人物是希波克拉底(Hipocrate,公元前 460~377 年)。在那个理性主义时代,凡事都会问"为什么?"希波克拉底将神话、巫术等引向医学科学。他主张尊师如父母;接济病人急需犹如兄弟;竭尽所能为病患谋幸福,不违背誓言、良心;平等对待病人;敬重医学同道;作风正派;为病人保守秘密;举止高雅,给病人以信心;破除迷信与骄傲,此外他誓不为人堕胎,体现了他对生命的最大尊重。《希波克拉底誓言》是他留给世人的宝贵精神财富。

2. **古罗马医学伦理思想**　古罗马的医学伦理学代表人物盖伦(Claudius Galen,129~200 年),他的代表性著作为《最好的医生也是哲学家》,他的主要的思想有:医学是一门艺术;合理的知识结构＝逻辑学＋物理学＋伦理学;要重视医患关系。

3. **古印度医学伦理思想**　"印度外科鼻祖"苏斯拉他(Sushruta Samhita)所著的《苏斯拉他集》以及"印度内科鼻祖"科拉加(Caraka Samhita)所著的《科拉加集》中均包含有医学伦理思想,具有广泛的影响。

苏斯拉他的主要医德思想如下:

- 为医须具备四德,即正确的知识、广博的经验、聪敏的知觉和对病人的同情心。
- 医生要尽一切力量为病人服务,甚至牺牲自己的生命。
- 医生应有良好的仪表、习惯和作风。
- 医生要全面掌握医学知识和技术。
- 在外科治疗中,医生要和助手密切配合,挑选助手时要选那些聪明能干、乐于助人、和蔼忍让的人。
- 军医除了学识应高深外,还应兼有高尚的道德,并为神明所喜悦。

4. **古阿拉伯医学伦理思想**　古阿拉伯医学伦理学代表人物迈蒙尼提斯(Maimonides,1135~1204 年),他的代表著作有《迈蒙尼提斯祷文》《摩西箴言》《养生法》《论毒物》等,其中《迈蒙尼提斯祷文》的中心思想就是作为一个医生一切要为病人着想,不能有贪欲、吝念和虚荣,不为名利侵扰。

5. **近代西方医学伦理思想**　德国柏林大学医学家胡佛兰德(C. W. Hufeland,1762~1836 年)发表的《医德十二篇》是其中的代表作。

英国医学家、医学伦理学家帕茨瓦尔(Thomas Percival)为英国曼彻斯特医院起草了《医院及医务人员行动守则》,并在此基础上于 1803 年出版了世界上第一部比较规范的《医学伦理学》著作。

1847 年,新成立的美国医学会(AMA)制定的伦理准则,其主要内容也是直接引自帕茨瓦尔的《医学伦理学》。帕茨瓦尔《医学伦理学》的出版,标志着医学伦理学学科的诞生。

第二节　流行病学研究中的伦理学

流行病学研究主要采用人群调查、随访和干预的形式进行,是医学研究的重要组成部分,因此需遵循一定的医学伦理学原则。

一、流行病学研究需遵循的伦理学原则

(一) 尊重原则

在备受社会关注的生物医学背景下,流行病研究要尊重研究对象的生命健康与人格尊严,不能将研究对象简单地当做试验品,在此基础上还要尊重研究对象的自主权,以研究对象参与研究的意愿为基本伦理学原则。了解研究目的是研究对象的权利,研究对象有权决定是否加入研究也有权利在任何时候退出研究。

知情同意就是研究人员向研究对象提供充足的信息,让研究对象充分理解,以便做出合理的选择。研究对象在充分获知并理解研究内容后自愿,或者在有资格帮助其做出决定的人的帮助下同意参加研究。

将研究对象纳入流行病学研究前,需签订知情同意书,知情同意书的内容必须经过伦理委员会审查。签订知情同意书要保证研究对象充分"知情"的条件下签署,而非经过欺骗、利诱强迫等手段"同意",知情同意注重的是签署过程中的交流,其目的并不是研究对象在知情同意书上的签字。此外,知情同意书的签订并不意味着知情告知的结束,知情同意应具有连续性,人体相关的研究是一个漫长而不可预知的过程,当研究过程出现新的状况或者是研究内容有所变动时,研究人员有责任及时通知研究对象,进行新一轮知情同意。

对于一些特殊的脆弱人群,尤为注意尊重研究对象的自主权利,例如,对社会认知较少的儿童、孤儿院的孤儿、智力受损的成人、监狱中的囚犯、医院中昏迷不醒没有意识的病人等,这些人群可能不具备足够的能力正确全面了解研究的目的以及可能存在的风险等,也由于知识或权力的缺失而无法做出自主的判断,那么就无法保证研究对象的自主性,也无法正确实施知情同意。

(二) 有利与无害原则

流行病学研究中强调对研究对象利益的考虑高于一切,保证研究对象在研究过程中最大程度受益,并尽可能地避免伤害。确保研究对象不参与研究或者退出研究不会影响研究对象获得医疗服务的权利,这是人体相关研究最为重要、最为核心的伦理学原则。

在医疗诊治和医学研究中不伤害具有相对性,例如,通过拍摄 X 线胸片,可以帮助医务人员进一步了解病人的肺部结构,为下一步的诊治提供更加明确的方向,但是拍摄 X 线片也会对病人有少许的危害。因此在医疗诊治和研究中要权衡利弊,选择更优的方案尽量降低对病人或研究对象的伤害,例如,采用无创检查替代有创检查,采用微创手术替代开胸、开腹等大手术。

有利无害原则要求所采用的研究方法必须在现有条件下被证实为安全可靠,尤其是人体试验,需要保证在动物实验中无明显毒害作用的基础上进行。在研究方案设计上要求科

学严谨并经过严格的审批,参与研究的研究人员需接受科学严格的培训,具有一定的技术水平和经验,还需做好各种应急措施以应对在研究过程中遇到的突发事件。在临床随机对照试验中,对照组需采用当前最认可的有效治疗方法,而试验组使用的治疗手段至少不比对照组差,保证研究对象尽可能获得最大利益。

(三)公正与公益原则

流行病学研究在研究对象知情同意,确保研究对象无害的前提下,研究疾病在人群中的发生发展进程,增加人们对疾病的正确认识,寻找有效的干预措施并进行评估,研究结果将有益于个人和群体的健康。正因为如此,在研究设计上选择采用盲法的随机对照试验,保证研究对象随机地分配到实验组和对照组,纳入和排除标准符合科学依据,研究对象的受益和负担合理,使利益在研究人群中合理分配。研究过程也要公正,研究方案、知情同意书等需要接受伦理委员会的伦理审查,研究对象的招募、随机分组过程均要保证程序公正。另外,要保证研究对象的回报公正。研究对象在参与研究过程中会产生交通费,食宿费,检查费等一定的经济消耗,应对研究对象给予一定的补偿。如若研究对象在参与研究的过程中因研究而受到伤害,研究者有责任对研究对象进行经济或其他方面的补偿。

(四)保密原则

与一般的临床研究不同,流行病学研究不仅涉及研究对象生物样本的采集,而且需要收集很多有关研究对象的人口学信息、社会经济状况、职业、生活习惯等较为隐私的个人信息。因此,对研究对象的个人资料采取有效的保密措施显得尤其重要。收集到的个人资料需加密存放,受试者的全名、身份证号、地址和电话等个人识别信息不得出现在分析数据库中,只能用编码代替。研究对象的个人识别信息与编码对应的表格需单独存放。发表结果时不得公布涉及个人信息的内容,研究结束后需销毁含有研究对象识别信息的内容,除非得到伦理委员会许可。除了这些研究过程中的举措外,研究者需定期向研究对象强调个人隐私和保密的重要性。

(五)安慰剂和盲法的使用

在临床随机对照试验研究中,为保证研究结果的准确可靠,在给实验组使用研究药物外还常在对照组中使用安慰剂,从而避免实验组的效果是由于吃药行为所带来的心理变化所引起的,如若研究过程中使用安慰剂,也需在实验开展前对研究对象进行知情同意。

安慰剂对疾病没有实质性的治疗效果,意味着使用安慰剂时病人接受的治疗停止,因而有可能错过疾病的最佳治疗时期。因此,安慰剂对照试验不适用于危重病或病情变化较快疾病的研究。

盲法也是临床试验过程中配合安慰剂的使用使得研究设计更为严谨的做法,尤其是双盲,除了受试的研究对象不了解自己是对照组还是试验组外,研究人员也不知晓研究的分组情况,确保研究结果的客观准确。

安慰剂与盲法的使用需严格遵循《赫尔辛基宣言》中的伦理要求,保障研究对象的权益。

(六)科学性原则

科学性原则是指流行病学研究必须符合科学理论及规律,必须具有明确的科学根据。研究设计必须经过严谨的科学的设计,人体试验需要在大量动物实验验证安全后,在保护研究参与者自身权益基础上,保证其不会在研究中受到危害,才可以开展。

研究的设计者,研究人员需具有相关的研究资格,在实施研究前需进行专业科学的培训,研究机构需要具备该项研究的条件,并能够保证能够良好控制研究的质量。

二、不同类型流行病学研究所需遵循的伦理学原则

流行病学研究需遵循所有医学伦理学原则。然而,不同类型的流行病学研究因研究目的和内容的不同,涉及的伦理学条款亦不同(表14-1)。

表14-1　不同类型流行病学研究需遵循的伦理学原则

	尊重	保密	有利无害	公正与公益	安慰剂和盲法	科学性
横断面研究	√	√				√
病例-对照研究	√	√				
队列研究	√	√				
临床试验	√	√	√		√	
现场试验	√	√	√	√		√
社区干预试验	√	√	√	√		√

首先,所有的流行病学研究均涉及现场调查,采集研究对象的相关信息,包括个人隐私信息,因此,需遵守知情同意原则和保密原则。如涉及生物样本采集,更需要知情同意,有时还需申请遗传资源采集批准。

队列研究需对研究对象进行随访,以更新暴露信息,获得结局信息。无论是主动还是被动随访,均需遵守保密原则,不得泄露被访者的个人识别信息及结局信息。

干预试验除收集信息外,还涉及干预措施的实施。所有干预试验均需遵循知情同意原则和有益无害原则。现场试验和社区干预试验涉及广大社区人群,需严格遵守公正与公益原则,而临床试验中还涉及安慰剂和盲法使用的问题。

三、知情同意书

知情同意书(informed consent form)在临床治疗上指的是病人表示自愿进行医疗治疗的文件证明,另外在生物医学研究中也是受试者自主参与研究以及对于研究内容知晓并同意参与的证明,是根据"赫尔辛基宣言"、国际医学科学组织(CIOMS)的"人体生物医学研究国际伦理指南",国家食品药品安全监督管理总局(CFDA)"药物临床试验质量管理规范"以及临床试验方案进行设计的。

知情同意书必须符合"完全告知"的原则。采用受试者能够理解的文字和语言,使受试者能够"充分理解""自主选择"。知情同意书不应包含要求或暗示受试者放弃他们获得赔偿权利的文字,或必须举证研究者的疏忽或技术缺陷才能索取免费医疗或赔偿的说明。

(一)知情同意书的分类

知情同意书根据应用场景不同可分为:治疗方案知情同意书、特殊检查(治疗)知情同

意书、输血治疗同意书、手术知情同意书、麻醉知情同意书及同意自愿参与生物医学研究的知情同意书。

（二）知情同意书的基本内容

知情说明书主要包括8个部分内容：项目介绍、风险描述、利益描述、替代方式、保密描述、赔偿描述、联系人联系方式、退出试验的说明。

知情同意书首先要对研究的项目进行详细的介绍，包括研究项目的名称、研究的性质、研究的目的、研究的意义、研究过程中的分组情况、研究持续的时间、参与项目的程序等。

研究者需要在知情同意书中说明受试者在参与研究的过程中可能带给参与对象的不便，可能潜在的危险与不适。研究对象也应可以通过知情同意，了解到参加研究可以获得的直接或间接益处，在研究过程中哪些费用是研究机构承担，哪些需要参与对象自付，可以获得哪些补贴。

如有适当的替代治疗方式，应向研究对象说明，以便其充分了解可供选择的范围，做出合理的选择。

在知情同意中还要提及研究对象的个人隐私信息及生物样本的保护，包括研究记录在什么范围内保密，参与研究后的与对象个人有关的所有识别信息，将不出现在数据库和任何形式的结果报告中，受试者的调查、检测记录将自动成为研究资料库的一部分，研究结束后所有资料将被销毁。

此外，还应在知情同意书中明确指出如果参与研究中出现了可能存在的风险，是否给予赔偿，赔偿的标准是什么，赔偿的具体情况，以及对于可能出现的损伤应会采取何种措施加以治疗。

因为知情同意符合自主原则，因此，研究参与人员有权利在任何时间退出研究，而且要保证其退出与否不会对其健康产生危害，也不会加重其现有的疾病。

最后，需留下联系人及联系方式以便研究对象在参与研究过程中遇到问题方便解答。

（三）使用知情同意书的情形

1. 具有下列情形之一的诊断、治疗活动

（1）有一定危险性，可能产生不良后果的检查和治疗。

（2）由于病人体质特殊或者病情危笃，可能对病人产生不良后果和危险的检查和治疗。

（3）临床试验性检查和治疗。

（4）收费可能对病人造成较大经济负担的检查和治疗。

2. 任何涉及人体的生物医学研究前

（1）观察性研究：横断面研究、队列研究、病例-对照研究等，纳入研究对象前需对受试对象知情同意。

（2）实验性研究：社区干预实验、临床药物试验等，纳入受试对象前需充分告知试验的内容，可能带来的利害等。

（3）研究计划、程序、条件等在研究过程中发生变化与原本知情同意内容不同时，应重新对研究对象进行新一轮的知情同意。

▲ 第三节 违反医学伦理的案例

【案例一】美国塔斯基吉(Tuskegee)医院梅毒试验

美国"塔斯基吉梅毒实验"是美国公共卫生部于1932年启动并持续至1972年7月份的一项以黑人男性为试验对象的梅毒研究,旨在研究梅毒的自然史及对人体造成的伤害。招募之初,研究人员除告诉病人简单的病情外,并没有说明试验的目的、方法及可能导致的不良后果,并蒙骗研究对象接受"假治疗"。研究对象被隐瞒了长达40年之久,直到1997年才得到迟到的道歉,这距1970年代美国政府彻查该项目并给予赔偿已是25年之后,对大多数研究对象来说为时已晚。"塔斯基吉实验"不仅成为后世违背伦理学医学研究的典型案例,也成为让黑人谈之色变的种族主义代名词之一。

该试验于1932年秋开展,研究对象是贫困的塔斯基吉乡镇男性黑人,该乡村的黑人多是文盲,成为该研究团队理想的"小白鼠"。研究人员以检查身体、提供福利、治疗疾病为由,招募了600名黑人男子,将其中399名感染梅毒者设为实验组,201名未感染者作为对照组。研究人员未告诉研究对象研究的真正目的,也未真正履行为他们治疗疾病的承诺,蒙骗黑人病人用维生素C及阿司匹林进行治疗。研究团队就是想要尽可能地保证病人在未接受到任何治疗的情况下,任由疾病自然发展,以便观察疾病的自然史。在1941年已知青霉素可以治愈梅毒的情况下,研究人员却阻止所研究的病人接受治疗。1947年美国政府组建了"快速治疗中心",目的在于消灭梅毒。然而,该研究团队却想尽各种办法屏蔽黑人男性病人接收到这些信息,甚至还对他们进行监控,目的就是保证研究对象病情自由发展,不会受到抗生素的影响,从而获取在未经任何治疗情况下人体感染后的反应及状态。该团队研究人员还曾表示,研究对象去世后尸体解剖才是他们最感兴趣的内容。因此,实验中还涉及尸体解剖计划。研究人员为确保研究对象不会中途退出,还说服病情危重的病人参与尸体解剖,并以提供免费丧葬来利诱病人。

1972年美国政府媒体披露这个丑闻时,由于梅毒直接死亡的、由其并发症导致死亡的病人占到了绝大比例。此外,由于没有良好地控制研究对象的梅毒传播,很多研究对象的妻子、儿女也感染上了梅毒。在停止研究25年后,美国政府于1997年才对该事件给出迟到的道歉,而此时,当年的研究对象已经所剩无几了。虽然该事件已经逐渐淡出人们的视线,但其带来的伦理学之"痛"让后人永远警醒。

【案例二】黄金大米试验

黄金大米是一种转基因稻米品种,因其通体色泽发黄而得名。该大米由美国先正达公司研发,通过基因工程手段使稻米部分胚乳中能合成维生素A前体——β胡萝卜素,其主要目的是为了改善贫困地区人群维生素A的缺乏状况。

绿色和平组织称该研究团队选取了湖南省衡阳市一所小学72名6～8岁的健康儿童,令其中24名儿童在21天内每日中午进食60 g黄金大米,并测量其体内维生素A的含量。该行为受到了国际环保组织绿色和平的强烈谴责。

然而,该研究团队最初做出回应称,参与研究的 68 名学生并未食用转基因大米,所有大米均在本地采购;而且在试验开始之前,学校还召开过两次家长会,并签订了告知同意书。美国塔夫斯大学发言人安德烈娅·格罗斯曼调查此事件时也声称:"塔夫斯大学过去一直并且将来也会在研究中保持最高水平的伦理和科学标准,我们承诺完全遵从与国际研究相关的所有要求"。直到 2012 年 12 月 6 日中国疾病预防控制中心、浙江省疾病预防控制中心联合发布关于黄金大米事件的调查结果,确认"黄金大米"试验于 2008 年 6 月在江口镇中心小学开展,确实有 25 名儿童食用了"黄金大米"。调查结果清除了长达 3 个月的"黄金大米试验"疑云。事后,参与研究的儿童均获得了补偿。

虽然该研究团队称食用"黄金大米"的效果与食用维生素 A 胶囊效果相当,然而其研究目的及设计备受争议:一方面,"黄金大米"不能从根本上解决维生素 A 缺乏的原因——贫困和缺乏多样化的饮食结构,单一的补充维生素 A 不能从根本上解决微量元素缺乏;另一方面,在研究设计上,参与实验的志愿者本身并不缺乏维生素 A。抛开研究的科学性不谈,在不能确定转基因食物的安全性之前,在"黄金大米"还未在世界上任何一个国家上市前,将转基因大米让儿童试吃,以儿童为实验品,其引发的科学伦理问题就值得人们深思。

【案例三】安徽农村老人成试药人

2008 年,安徽省南山村来了一批自称"安徽医科大学教授"的专家,打着为乡下高血压老年病人免费送医送药的旗号,为当地的高血压病病人提供免费的高血压药物,村委会也认为"送医下乡",大医院专家义诊送药是好事没理由拒绝,积极给予配合。朴实的村民们对这种活动也是积极参与,100 多名参与者每隔 3 个月来到村委会排队取药。

2 年过去后,部分高血压病病人感觉不适退出了研究,仍有参与者继续坚持。然而,这些村民所不知道的是,他们所吃的免费药"依那普利叶酸片"是处于临床试验阶段的新药,根本没有意识到自己已经成了 2 年的"试药人"。

后续的走访调查发现,该药处于临床试验阶段,"送医送药"活动只不过是该临床药物试验的包装。此前县食品药品监督管理局对此事并不知情,开展该项临床试验的机构为"安徽大学生物医学研究所"。根据《药物临床试验质量管理规范》,新药各期临床试验必须在有资质的医院进行,然而该机构当时并没有进行临床试验的资格,该项药物临床试验完全是违规的,更重要的是,参与此项临床药物试验的老人对此事毫不知情,也未与该机构签订任何的知情同意书,严重违反了生物医学研究中的知情同意原则。

(裴剑锋 张铁军)

思考题

1. 如对某社区开展慢性病健康教育干预,并测量干预效果,是否需要对研究参与者进行知情同意?知情同意书应该包括哪些内容?

2. 如在具有资质的医院开展一项抗肿瘤新药物的三期临床试验,请简述需要注意生物医学研究中的哪些伦理学原则。

主要参考文献

1. 王明旭,赵明杰等.《医学伦理学》[M].北京:人民卫生出版社,2018.

2. 饶洪,张会萍.孙思邈医德思想的基本原则[J].中医学报,2018,33(09):1672-1674.

3. 曹变玲,李亚军.《黄帝内经》中的医德教育思想[J].中国医学伦理学,2015,28(4):510-513.

4. 任廷革.《黄帝内经素问(新校版)》[M].北京:人民军医出版社,2005,09.

5. 李向宇.《伤寒杂病论·自序》的精神内涵[J].河南中医,2009,29(04):406-407

6. 舒长兴,冯模健,陈辉.杏林文化的内涵及其当代价值[J].中医药文化,2012,7(01):28-31.

7. 张静娴,杨芳.从《医业伦理学》看宋国宾的现代医德思想[J].吉林医药学院学报,2014,35(04):278-281.

8. 边林.中国医学伦理学30年发展反思[J].中国医学伦理学,2018,31(12):1507-14.

9. 张鸿铸.中外医院伦理委员会综览与展望[J].中国医学伦理学,1995(1):20-22.

10. 樊民胜,奚益群.医院伦理委员会建设若干问题的探讨[J].中国医学伦理学,2007(05):9-12.

11. 李本富.美国的医院伦理委员会[J].国外医学(医院管理分册),1989(2):95-97.

12. 杜丽燕.希波克拉底精神与西方人文医学理念[J].自然辩证法通讯,2006(6):12-16.

第十五章

调查数据的解读

第一节 误差和偏倚

在流行病学研究的整个过程中,需要跨越重重"陷阱",突破重重"障碍",才能获得能反映客观真实的研究结果。进行流行病学研究时,不论采用何种研究方法,许多因素会影响结果的准确性,使研究所得结论与真实情况存在偏差,有时相去甚远。造成这种偏差的原因,归纳起来有两个方面:一是随机误差(random error),主要是抽样误差造成的;二是系统误差(systematic error),包括选择偏倚、信息偏倚和混杂。

图15-1汇总了流行病学研究过程中可能存在的误差。可见,从总体中抽取样本时,可能发生抽样误差和选择偏倚,前者导致"机遇"发现,后者使样本不能代表总体;在研究实施过程中,因报告或测量的信息不准确,导致信息偏倚,使研究结果系统偏离真实结果;分析过程中,如果不调整可能的混杂因素,可导致研究结果夸大或低估真实结果,有时甚至得到完全相反的估计。

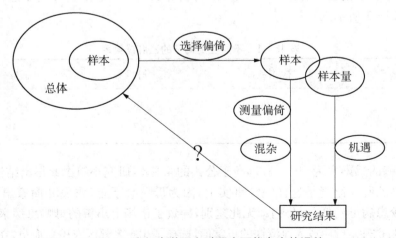

图15-1 流行病学研究过程中可能存在的误差

一、抽样误差

抽样误差是指由于研究对象个体差异、机会因素或偶然原因等，使得测量结果偏离真实值的一类不恒定、随机变化的误差，表现为样本统计量与总体参数之间的差异。例如，某地区儿童的平均身高为 110.4 cm，标准差为 4.4 cm。现从中随机抽取 100 人，测量其身高，计算平均值和标准差，用于估计当地儿童身高的总体情况。共抽取 5 次，得到的样本均值和标准差如图 15-2 所示。可见，每次抽样计算得到的均值和标准差都与总体有差别，但总是在总体均值附近上下波动。这就是抽样误差。样本量越小，抽样误差越大。

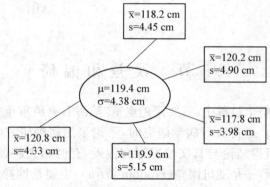

图 15-2　抽样误差示意图

二、选择偏倚

由于选入的研究对象与未选入的研究对象在某些特征上存在差异而引起的误差称为选择偏倚（selection bias）。选择偏倚是一种系统误差，使得研究结果系统地偏离真实值。例如，为了调查鸭子的乙肝感染率，在农贸市场上对农妇和商家出售的鸭子进行了调查，调查结果如表 15-1 所示。

表 15-1　不同性别鸭子的乙肝感染率

	检测数	鸭乙肝例数	感染率（%）
公鸭	3 028	148	4.9
母鸭	239	47	19.7

可见，母鸭的感染率为 19.7%，远高于公鸭的 4.9%，研究小组由此得出结论：母鸭比公鸭更容易感染乙肝。但真是这样吗？事实上，因为母鸭会下蛋，农民和商家出售健康下蛋母鸭的概率较患病母鸭低，而公鸭却无此差别，导致了市场上出售的母鸭患病率更高。

另举一例：欲确定健康成人血清铁的正常值，选择了 126 名郊区农民献血员，在某次献血前进行检测，取平均值作为健康成人血清铁正常值。后续研究发现该值低于正常人水平。这是怎么回事呢？原来，血清铁含量与营养状况有关，郊区农民献血员营养状况不佳，部分献血员长期多次献血,影响其血清铁水平;此外,血清铁一日波动大,测量时间不同,检测值也会有差别。

还有一个著名的案例,深刻地说明了选择偏倚的危害。1936 年,美国民主党的罗斯福和共和党的兰登竞选总统。美国权威的《文学摘要》杂志社为了预测哪位能当选,按电话簿和俱乐部成员名单的地址发出了 1000 万封调查信,收到回信 200 万封,可谓调查史上最大样本量的调查,杂志社为此花费了大量的人力和物力。调查统计结果显示,兰登将以 57% 对 43% 的比例获胜。杂志社十分自信,并进行了大力宣传。然而,最终结果却是罗斯福以 62% 对 38% 的巨大优势获胜,连任总统。这个调查使《文学摘要》杂志社威信扫地,不久就关门停刊,这件事也成为统计学历史上有名的错误案例。

是什么导致了这样的结果呢? 显然,这次调查存在非常大的选择偏倚,调查样本并非从全体美国公民这个总体中随机抽取,而是从电话簿和俱乐部成员中选取。而在 1936 年,美国拥有私人电话和参加俱乐部的家庭都比较富裕。加之 1929~1933 年的世界经济危机使美国经济遭到重创,罗斯福新政动用行政手段干预市场,损害了部分富人的利益,但广大美国人民却从中得到了好处。因此,从富人中抽取的样本严重偏离了总体,不具有代表性,所得结果自然也与真实情况不同。

选择偏倚普遍存在于各类流行病学研究中,在研究设计时要选用适当的方法加以控制。

三、信息偏倚

信息偏倚(information bias)又称观察偏倚(observation bias)或错分偏倚(misclassification bias),是指在收集和整理有关暴露或疾病资料时所出现的系统误差,主要发生在观察、收集资料及测量等实施阶段。Schull 和 Cobb 研究类风湿性关节炎(简称类风关)家族史,发现病例比对照更有可能提供阳性家族史。进一步调查病人家中未患类风湿关节炎的正常同胞,得到的阳性家族史与对照组相比并没有显著差异(表 15 - 2)。

表 15 - 2 类风湿关节炎家族史调查

家族史	类风湿关节炎病例(%)	对照(%)	病人正常同胞(%)
双亲都无	16	55	50
一位有	53	37	42
双亲都有	31	8	8

病人同胞提供的家族史也与提供者本人有无类风关而有关,有类风湿关节炎的同胞所提供的阳性家族史显著高于无类风湿关节炎的同胞(表 15 - 3)。

表 15 - 3 病人兄弟姐妹提供的家族史

家族史	提供者有类风湿关节炎(%)	提供者无类风湿关节炎(%)
双亲都无	27	50
一位有	58	42
双亲都有	18	8

可见,类风湿关节炎家族史信息是研究对象根据回忆产生的,如果调查事件发生时间过久,研究对象可能记忆不清,存在回忆偏倚;而且,研究对象对调查内容关心程度不同,回忆的认真程度不同,会产生回忆误差,也会导致比较组之间存在"虚假"差异。

四、混杂偏倚

由于一个或多个外来因素(又称第3因子)的存在,掩盖或夸大了研究因素与疾病(或事件)的联系,从而部分或全部地歪曲了二者的真实联系,称为混杂偏倚(confounding)或混杂。混杂是观察性研究最常见的问题。多个著名的研究因未充分考虑混杂因素的效应而得到错误的结论。

1999 年一篇发表在 *Nature* 上的"Myopia and ambient lighting at night"一文报道了"小于2岁儿童长期使用卧室夜灯会导致近视发病率更高"。这一研究结果很快就被新的研究结果推翻。新的研究在控制了种族和遗传因素后,未发现夜灯使用与儿童近视有显著关联。其实,孩子近视的真正原因是父母近视这一遗传因素。患有近视的家长夜晚不戴眼镜时视力更为有限,为了方便照看独立睡觉的孩子,更倾向于在孩子的卧室安装夜灯。1999年的研究未考虑到父母近视(遗传因素)的混杂效应,扭曲了使用夜灯与儿童近视的真实关联,从而得到错误的结论(图 15-3)。

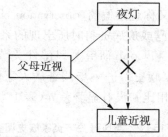

图 15-3　父母近视作为夜灯与儿童近视关联研究中的第3因子

(改编自:Gwiazda J, Ong E, Held R, Thorn F. Myopia and ambient night-time lighting [J]. Nature, 2000 Mar 9,404(6774):144.)

2009 年的一项研究使用干扰素治疗766名丙肝患者,追踪4年后发现,与不喝咖啡者相比,每天喝1~3杯咖啡的病人肝病恶化发生率比不常喝者低30%,每天喝3杯以上的病人,肝病恶化概率可降低53%。这样的结果可信吗? 答案是否定的,这个研究最大的问题在于没有说明喝咖啡与不喝咖啡病人是否有可比性,也就是除了喝咖啡这一个因素以外,其他情况如病情严重程度、是否饮酒、工作劳累程度等在两组病人中有差别吗? 在没有控制这些混杂因素的情况下,研究所得结果并不可信。很可能不喝咖啡的病人病情更重,医生不允许他们喝咖啡。

第二节　数据的误读

数据误读可分为无意误读和有意误读,最终的结果都导致分析结果与事实不符,得出错误结论。

一、无意误读数据

非个人主观上的误读,可能因对统计指标不熟悉而误用了平均数、中位数或众数等指标。例如,评价某班级同学的身高,最好的评价指标是身高的均数,因为身高呈典型的正态分布,均值有助于了解群体的大致情况。但是,对非正态分布数据如收入就不宜使用均数。举个极端的例子,100 户居民,其中 1 户的年收入为 1 亿元,其余 99 户年收入均在 1 万左右。计算户均平均年收入,得出的是这 100 户居民年均收入达 100 余万的荒谬结论。此时采用中位数描述平均水平更为合适。

二、有意误读数据

有意误读数据指出于个人主观意愿或为了取得某种利益而对数据进行误读。例如,某洗发水公司为了让自家产品销量更好,在报道洗发水去屑止痒持续时间时,有意去掉最小值,保留最大值,或使用最有利于疗效的指标。显然,研究者在提取数据之前已经有了结论,所做的无非是验证这个结论。如果抱着这种思想,总能找到数据证明已有想法,而且技术越娴熟,就越容易做到。

美国作家 Darrell Huff 曾写过一本揭露数据造假的经典工具书"How to Lie with Statistics",译为《统计数字会撒谎》。英国政治家本杰明·迪斯累利也曾说:"有 3 种谎言:谎言、糟糕透顶的谎言和统计资料"。统计分析可帮助人们从一堆杂乱无章的数据中找到规律,数据可视化技术更是帮助人们直观地看到规律。然而,滥用统计分析可能会"助纣为虐",给谎言披上专业的外衣。

例如,某公司对某地区使用的手机品牌进行了调查,发现品牌 A 手机使用者占 22%,品牌 B、C、D 手机使用者分别占 20%、18%、15%,使用其他品牌手机者占 25%。基于图 15 - 4,很容易因品牌 A 占比 22% 而得出其使用率最高的结论。这是因为在注释中,占比 25% 的"其他"类别由 E、F、G、H 等品牌手机构成,诱导人们认为这许多种品牌手机的占比均小于品牌 A。假如"其他"类型主要是品牌 E,占比为 23%,此时使用率最高还是品牌 A 吗?

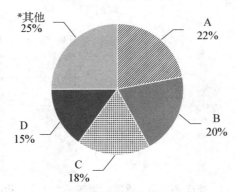

图 15 - 4　某地区各种品牌手机的使用占比

＊其他中包括 E、F、G、H 等品牌手机

图 15 - 5 所示为某公司 2018 年销售量增长率。假如你是公司财务人员，在公司年会上对 2018 年公司产品销售情况进行汇报时，左、右两张图你会选择哪一个？很显然，右图更吸引人，让人感觉销售量增长更快。但实际上两张图来自同一组数据，只是纵轴取值范围不同而造成了视觉上的差异。

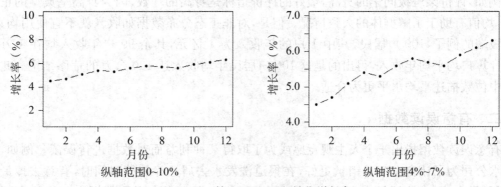

纵轴范围0~10%　　　　　　　　　　　　　　纵轴范围4%~7%

图 15 - 5　某公司 2018 年销售增长率

同样，图 15 - 6 显示经某种干预后人群平均血压随时间的变化情况。上图所示貌似随着时间的推移，平均血压显著下降，可以得出干预措施有效的结论。然而细心观察就会发现，该图的纵坐标并非从 0 开始，而且纵轴的分度值较小，血压的实际变化趋势应该如下图所示。

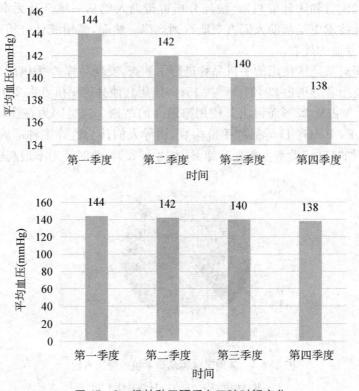

图 15 - 6　经某种干预后血压随时间变化

显然,这种细小的差别可能只是血压的正常波动。即使血压的差别在统计学上有显著意义,但仅仅1～2 mmHg的血压下降并无临床意义。

面对形形色色的统计数据,我们要保持理智,警惕一些数据处理的小伎俩,不要被数据的视觉效果所蒙蔽,采用科学的方法对结果进行解读。

第三节　常见的数据分析误区

流行病学研究中,只有所收集的数据准确,对数据的分析方法科学,才能找出规律,揭示真相。数据分析和解读需要专业知识,一不小心可能会陷入误区而不自知。以下是几种数据分析和解读中常见的误区,需要警惕,以免"触雷"。

误区一:部分数据当全部数据

此类错误又称幸存者偏倚。流行病研究中,以患某病而存活下来的人为研究对象时,由于只能获得这部分存活者的相关信息,而不能获得那些因为疾病死亡者的信息,因信息缺失而带来的误差称为幸存者偏倚。幸存者偏倚产生的社会现象比比皆是。以"读书无用论"为例,很多人认为读书无用,就算没有读书也能挣很多钱,并列举比尔·盖茨、乔布斯、扎克伯格作为例证,他们没有读完大学,不也成了世界富豪和响当当的人物?这种荒谬的结论就是"幸存者偏倚"造成的。"没有读书"的"成功者"全世界少之又少,却经常为社会所报道;而中途辍学创业但失败的多数人则鲜为人知。大众只看到成功的富豪而错误地得出读书无用的结论。科学理性的思考方式应该是比较读书者和不读书者中成功人士的比例。

"幸存者偏倚"有时还会影响战争的胜负。第二次世界大战时英国空军希望增加飞机的装甲厚度,提高安全系数,然而,如果全部装甲加厚,会降低飞机的灵活性。最终决定:只增加受攻击最多部位的装甲。工作人员对飞机中弹部位进行了统计,发现大多数飞机的机翼弹孔较多,决定增加机翼的装甲厚度。直到一个专家提出疑问:可是机头中弹的那些飞机根本没有飞回来!只根据部分数据或具有相同特征(受伤)的某类数据进行推论,不能代表全部类型的数据,得出的结论很可能是错误的。英国空军本应该对全部飞机进行统计,但统计的样本中不包括已经损毁的飞机,得出飞机机翼需要加固加厚的错误结论。幸亏专家及时提醒,英国空军最终加固了机头,而非机翼,否则历史或将被改写。

可见,在分析和解读数据时,要关注是否还有其他情况,是否有其他数据类型,所分析的数据能否代表全部类型的数据。

误区二:缺乏对照或对照选择有误

"某感冒药真有效,吃了1周就好了"这种说法显然是不科学的,因为人体对普通感冒的自愈时间也在1周左右。对药物疗效进行评估,必须设置对照组。缺乏对照或对照选择有误,会导致错误结果甚至无法得出结果。例如,调查喷漆职业暴露与患支气管哮喘的关系时,那些对油漆气味过敏或耐受性差的人,可能一开始就不选择喷漆工的职业,或者虽然选择了这一职业但因不适应而很快调离此岗位。采用病例-对照研究设计时,可能会低估暴露油漆后产生支气管哮喘的作用,甚至可能得出暴露油漆与支气管哮喘无关的结论。这就是健康工人效应,其根源在于所选对照有误,与病例组的身体状况缺乏可比性。

　　图 15-7A 是不采取任何措施的情况下,某种传染病(假设病人治愈后不再发病)的暴发曲线。可见,病例数快速上升至峰值后因免疫屏障等原因而快速下降。图 15-7B 是采取某种有效的预防措施后的疾病暴发曲线。可见,与图 15-7A 相比,采取措施后发病人数大大降低了。但如果不与图 15-7A 比较(即不设置对照组),仅从图 15-7B 根本得不出措施有效的结论,而是看到采取措施后病例数仍然上升,将有效的措施误判为无效。同样,不设置对照组时,如果在传染高峰期采用了没有任何效果的措施,仅从图 15-7C 很可能得出措施有效的错误结论。

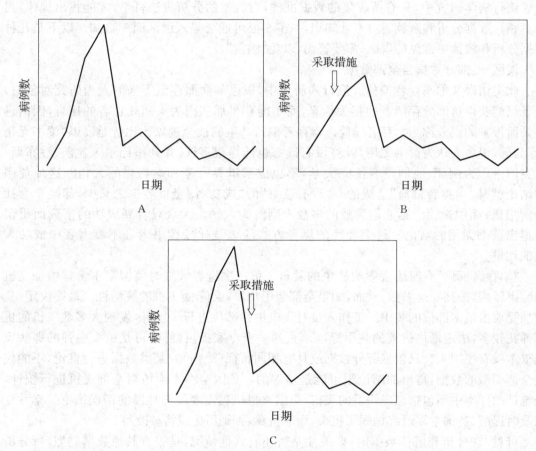

图 15-7　某种传染病的暴发和流行过程

误区三:绝对数与相对数的混淆

　　绝对数通常反映一定时间、地点条件下的规模或水平,有计数或计量单位;相对数通常以增长幅度、增长速度、指数、倍数等形式出现。相对数往往是对绝对数进行加工后获得的,适用于进行比较。例如,某杂志社报道了一则新闻说"去年飞机失事造成的人员死亡比 2000 年多",但据此不能得出"乘飞机变得更危险"的结论,因为很可能是由于"去年乘飞机的人更多"而导致基数过大造成的。如果要正确评估乘飞机的危险性,应该用相对数进行比较,比如飞机失事造成的人员死亡率。"天气晴朗时驾车比有雾时更危险,因为有更多的交通意外"的推论犯了同样的错误。

误区四:将相关看作因果

观察某个研究对象时,如果变量 A 的变化总是伴随变量 B 的变化,则 A 和 B 是相关的。如果变量 A 的变化总是引起变量 B 的变化,则两者不仅相关,而且存在因果关系。在数千年没有时钟的岁月里,古人鸡鸣而起,日落而休。即使是小孩子也知道鸡鸣不是天亮的原因,鸡不叫,天一样会亮,两者不存在因果关系,只具有相关性。夏天太阳镜和雪糕的销售量也是相关关系,它们受同一因素——日光辐射强度的影响,都是日光辐射变强产生的结果。如果基于相关关系进行因果推论,必然会得到错误的结论。

误区五:鲜明事件的影响

鲜明事件更容易占据视线,导致人们高估事件发生的概率。"没有读书"的富豪凤毛麟角,却经常为社会所报道,以致人们夸大"不读书"的好处,使"读书无用论"盛行。鲜明事件经常发生在日常生活中,误导人们。例如,新闻报道某人买彩票中了数亿元巨奖,你可能也会想买上几注,说不定下一个中奖的就是自己,但彩票的中奖率低至百万分之一。周围有人买股票赚了好多钱,你可能也想投身股市一试运气,而忽略了散户 8 赔 1 平 1 赚的整体概率。看到各种创业成功者的报道,认为自己也可以尝试,但那些创业不成功者根本没有被报道的机会,实际创业成功者可能不到 1%。

第四节　Titanic 号乘客生存分析案例

1912 年 4 月,当时世界上最大的豪华客轮,号称"永不沉没"的泰坦尼克号在自己的处女航中,迎面撞上了漂浮的冰山,沉没在冰冷的北大西洋中。这次事件共造成 1 514 人遇难,生还者仅 710 人。在灾难面前人们是如此无助,但在电影《泰坦尼克号》里,我们看到了一幅充满人性温情的画面:一位仁慈而勇敢的牧师冒着生命危险返回正在沉没的泰坦尼克号,"让妇女和儿童先上救生艇"。历史的真相真有这么温暖吗? 假如你是泰坦尼克号上的一员,哪些特征会影响你的存活概率? 统计学家能用数据为你解答这些问题。

泰坦尼克号海难发生后,人们通过各种途径获得了乘客是否生存、舱位等级、姓名、性别、年龄、家庭成员个数、票价、客舱等信息。该数据可在 Kaggle 平台免费下载。基于这些数据,可以通过采用流行病学与统计学方法来分析、预测。

首先,通过图 15-8 所示的分析结果,可以得知该数据集包含了 1 309 位乘客信息,男女比例为 1.8:1,乘客年龄最小 0.17 岁,最大 80 岁,除去缺失值,平均年龄 29.8 岁。约 32% 的乘客有一个或以上的兄弟姐妹或配偶陪伴,77% 以上的乘客没有与父母孩子同行。客舱分为头等舱、二等舱和三等舱。

随后,根据旅客的基本特征及生存状况,绘制了图 15-9 和表 15-4,汇总了泰坦尼克号不同类型旅客的获救情况。可见,乘客获救的总概率是 0.38,女性、头等舱、有 1 名同胞/配偶同行或有 1 名父母或子女同行者生存概率最高。其中,女性的获救率为 73%,远远高于男性的 19%,性别对生存率具有显著的影响,即船上的男士在生死面前具有"女士优先"的绅士风度。轮船的头等舱主要由富人居住,二等舱乘客大部分是中产阶级职员和商人,

6 Variables   **t3**   **1309 Observations**

---

pclass

n	missing	unique
1309	0	3

1st (323, 25%), 2nd (277, 21%), 3rd (709, 54%)

---

survived : Survived

n	missing	unique	Info	Sum	Mean
1309	0	2	0.71	500	0.382

---

age : Age [years]

n	missing	unique	Info	Mean	.05	.10	.25	.50	.75	.90	.95
1046	263	98	1	29.88	5	14	21	28	39	50	57

lowest :   0.1667   0.3333   0.4167   0.6667   0.7500
highest: 70.5000 71.0000 74.0000 76.0000 80.0000

---

sex

n	missing	unique
1309	0	2

female (466, 36%), male (843, 64%)

---

sibsp : Number of Siblings/Spouses Aboard

n	missing	unique	Info	Mean
1309	0	7	0.67	0.4989

	0	1	2	3	4	5	8
Frequency	891	319	42	20	22	6	9
%	68	24	3	2	2	0	1

---

parch : Number of Parents/Children Aboard

n	missing	unique	Info	Mean
1309	0	8	0.55	0.385

	0	1	2	3	4	5	6	9
Frequency	1002	170	113	8	6	6	2	2
%	77	13	9	1	0	0	0	0

图 15 - 8　泰坦尼克号生存率的单变量分析软件输出结果

（引用自：Harrell FE. Logistic Model Case Study 2：Survival of Titanic Passengers. In：Regression Modeling Strategies [M]. New York：Springer Series in Statistics. Springer，2001.）

三等舱则主要由去美国的贫穷移民乘坐。头等舱高达 62% 的生存比例远高于二等舱的 43% 和三等舱的 26%，提示乘客的身份、地位、财富对获救率有显著影响。在年龄上，22 岁以下的年龄组的生存率最高，为 43%，提示年幼者生存率高。

在另一项以 0～10 岁组人群为对象的研究中，儿童的生存率达到了 59.4%，再次提示"女士和孩子优先"在船上是可能存在的。同行的同胞/配偶个数与同行的父母/子女个数为 1 时，生存率最高，分别为 51% 和 59%，其次是有 2 个同行者的乘客。

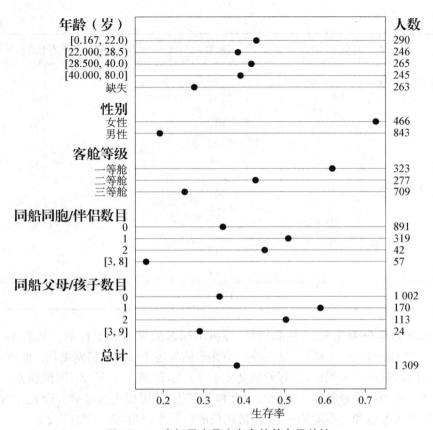

图 15-9 泰坦尼克号生存率的单变量总结

（改编自：Harrell FE. Logistic Model Case Study 2：Survival of Titanic Passengers. In：Regression Modeling Strategies [M]. New York：Springer Series in Statistics. Springer，2001.）

表 15-4 泰坦尼克号乘客基本情况及生存比例

特征	人数	生存比例（%）
年龄（岁）		
<22	290	43
22~28.5	246	39
28.5~40	265	42
40~80	245	39
年龄不明	263	28
性别		
女性	466	73
男性	843	19
舱位等级		
一等	323	62
二等	277	43
三等	709	26

特征	人数	生存比例（%）
船上同胞/配偶个数		
0	891	35
1	319	51
2	42	45
3～8	57	16
船上父母/子女个数		
0	1 002	34
1	170	59
2	113	50
3～9	24	29
合计	1 309	38

　　进一步将旅客分为儿童、女性和男性，分析不同客舱乘客的生存率。从表15－5可见，头等舱男性乘客的生还率（33%）与三等舱中儿童的生还率（34%）相差无几。此外一、二等舱共有儿童32人，只有1人死亡；三等舱的儿童有75人，却死亡了55人，因此在泰坦尼克号上的绅士风度表述为："头等舱和二等舱的妇女和儿童优先"可能更为准确。而且三等舱的女性生还率也只是头等舱和二等舱的一半，经济地位的差异终归为"绅士风度"投上一抹阴影。

表15－5　泰坦尼克号旅客获救整体情况

乘客	客舱级别	总人数	获救人数	死亡人数	获救比例（%）	死亡比例（%）
儿童	头等舱	6	5	1	83	17
	二等舱	24	24	0	100	0
	三等舱	79	27	52	34	66
女性	头等舱	144	140	4	97	3
	二等舱	93	80	13	86	14
	三等舱	165	76	89	46	54
	船员	23	20	3	87	13
男性	头等舱	175	57	118	33	67
	二等舱	168	14	154	8	92
	三等舱	462	75	387	16	84
	船员	885	192	693	22	78

　　值得一提的是，当时这艘船上男性船员共885名，获救192名，存活率仅21.6%，与三等舱男性的生存率16%相差不大，可以说船员们很负责，他们牺牲了自己，把更多生存的机会给了乘客。眼尖的同学会发现二等舱男性的生存率只有8%，仅为三等舱男性的生存率16%的一半，为什么会出现这种反差？这里就又体现出了流行病与统计学的另一个令人着迷

的地方：发现不同寻常之处，通过流行病学调查，找到最接近真相的原因，还原事情发生场景。

　　研究人员也发现了这一奇怪之处，特意进行了相关流行病学调查和统计分析，结果发现：二等舱乘客中的遇难者很多要么盲目相信泰坦尼克号是"不沉之船"而不愿意上救生艇，要么在等待家人中错过了逃生机会，统计分析也发现二等舱家庭票最多。反观三等舱乘客，大多数单身年轻男子因跳入水中搭上救生艇而获救，这也是为什么年轻男子生存率比男性平均生存率高的原因。

　　单因素分析因未考虑混杂、交互作用等因素，所得结果并不可信，需进一步进行分层分析和多因素分析。以图 15-10 为例，左上图显示的是对生存概率的未分层估计，可见总体上生存率随年龄的增高而呈下降趋势，但在 20～40 岁有一个小高峰，提示年富力强的成年人的生存概率在一个较高的水平。右上图是按性别分层后男、女性乘客年龄与生存概率的关联曲线。可见，女性生存率较高，且随年龄增长而上升，而男性生存率则随年龄增长而下降，再一次证明了泰坦尼克号上"女士、孩子优先"的绅士风度是存在的。

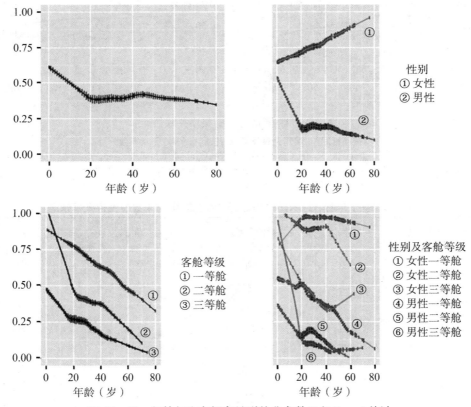

图 15-10　年龄与生存概率关联的非参数回归（loess）估计

（改编自：Harrell FE. Logistic Model Case Study 2：Survival of Titanic Passengers. In：Regression Modeling Strategies [M]. New York：Springer Series in Statistics. Springer，2001.）

　　图 15-10 左下图按客舱等级分层后的分析结果。可见，随着客舱等级的下降和年龄的升高，生存概率呈下降趋势，说明乘客的年龄和富裕程度对获救概率有影响。同时按年龄

和客舱等级分层(右下图),可见,无论客舱等级,女性生还率均高于男性;无论男女,客舱等级越高,生存概率越高。一、二等舱女性无论年龄大小,生存概率远高于其他人,三等舱男性的生存概率最低,年龄越大,生存概率越低。

从图15-11可见,同行的同胞/配偶个数以及同行的父母/子女个数对个体生存率的影响不大。成年独行者的生存概率低于有同行者。

最后采用logistic回归模型,基于年龄、性别、舱位等级、同行同胞/配偶人数,对乘客的生存概率进行预测,结果如表15-6所示。假如一位21岁的男性乘上泰坦尼克号,没有同胞/配偶同行,他购买一等舱、二等舱和三等舱票的生存概率分别为46%、7%和13%,而同龄女性的生存概率分别高达98%、90%和56%。

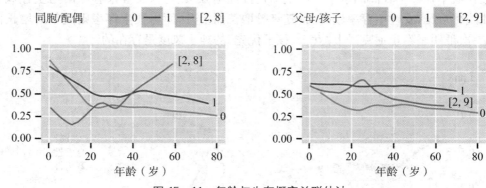

图15-11 年龄与生存概率关联估计
左:按同行同胞/配偶人数分层;右:按同行父母/子女人数分层

(改编自:Harrell FE. Logistic Model Case Study 2: Survival of Titanic Passengers. In: Regression Modeling Strategies [M]. New York: Springer Series in Statistics. Springer, 2001.)

表15-6 基于年龄、性别、舱位等级、同行同胞/配偶人数的生存概率预测

	年龄	性别	舱位等级	同胞/配偶数	生存概率(%)
1	2	女	一等	0	97
2	21	女	一等	0	98
3	50	女	一等	0	96
4	2	男	一等	0	86
5	21	男	一等	0	46
6	50	男	一等	0	27
7	2	女	二等	0	100
8	21	女	二等	0	90
9	50	女	二等	0	78
10	2	男	二等	0	100
11	21	男	二等	0	7
12	50	男	二等	0	3

续　表

	年龄	性别	舱位等级	同胞/配偶数	生存概率（％）
13	2	女	三等	0	87
14	21	女	三等	0	56
15	50	女	三等	0	35
16	2	男	三等	0	93
17	21	男	三等	0	13
18	50	男	三等	0	6

有兴趣的同学可以从 Kaggle 平台下载泰坦尼克号乘客的数据进行进一步分析，探究更多泰坦尼克号上的"秘密"。

（谭松松　徐望红）

思考题

1. 1898 年"美西战争"期间，美国海军的死亡率是 9‰，而同期纽约市市民的死亡率为 16‰。后来，海军征兵部门的人就拿这个数据来说明待在部队更安全。你知道其中的陷阱吗？

2. 日常生活中有许多存在"幸存者偏倚"的事件，请举例说明并探讨其可能带来的危害？

3. 有媒体报道高中生成绩和吸烟之间存在关系，这种关系是相关还是因果？我们应该如何去区分两者的关系？

◁ 主要参考文献 ▷

1. 詹思延. 流行病学［M］. 第 8 版. 北京：人民卫生出版社，2017.

2. 赵耐青，陈峰. 卫生统计学［M］. 北京：高等教育出版社，2008.

3. Cobb S，Schull WJ，Harburg E，et al. The intrafamilial transmission of rheumatoid arthritis［J］. J Chronic Dis，1969，22(4)：193 - 194.

4. Quinn GE，Shin CH，Maguire MG，Stone RA. Myopia and ambient lighting at night［J］. Nature，1999，399(6732)：113 - 114.

5. Gwiazda J，Ong E，Held R，Thorn F. Myopia and ambient night-time lighting［J］. Nature，2000，404 (6774)：144.

6. Darrell H. How to Lie With Statistics［M］. Eastbourne：Gardners Books，1991.

7. 迟艳琴. 统计数据的误导与误读［J］. 中国统计，2008(06)：37 - 39.

8. 关于数据的两个误区_数据分析师［EB/OL］. http://cda. pinggu. org/view/1803. html，2014 - 11 - 27.

9. 闻新芳. 揭秘"泰坦尼克号"逃生真相［J］. 报刊荟萃，2012(6)：37 - 38.

10. Harrell FE. Regression modeling strategies ［M］. Springer Series in Statistics. New York：Springer，2010.

第十六章

疾病可以预防吗

疾病是一个与健康相对应的概念,指机体由外界致病因素与个体因素相互作用而产生的一个损伤与抗损伤斗争的有规律过程,导致体内一系列功能、代谢和组织器官病理的改变。疾病主要分为传染性疾病、非传染性疾病以及单基因遗传疾病。通过大量的人群研究,流行病学家们了解了各种疾病的流行特征,发现了各自独特的病因及共同的危险因素,提出了相应的预防控制及措施。本章从宏观的健康生态学模型到具体疾病的危险因素,讲解了疾病能否预防、从哪些方面预防以及如何预防。

第一节　健康生态学模型

健康是指一个人在身体、精神和社会等方面都处于良好的状态。健康包括两个方面的内容:一是主要脏器无疾病,身体形态发育良好,体形均匀,人体各系统具有良好的生理功能,有较强的身体活动能力和劳动能力,这是对健康最基本的要求;二是对疾病的抵抗能力较强,能够适应环境变化,各种生理刺激以及致病因素对身体的作用。此外,精神和心理健康与躯体健康可以相互影响。健康生态学模型作为一种思维方式,是总结和了解预防医学与公共卫生实践的重要理论模型(图16-1)。

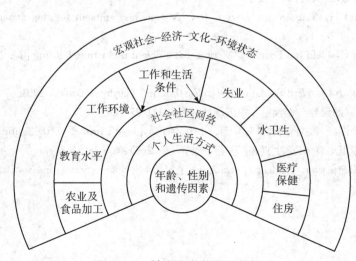

图 16-1　健康生态学模型示意图

该模型可分为五层:第一层,核心层:是先天的个体特质,如年龄、性别、种族和遗传因素。第二层:在核心层之外的是个体的行为特点,如吸烟、饮酒、运动情况等。第三层:社会、家庭和社区的人际网络。第四层:生活和工作的条件,包括:工作环境及职业因素、社会经济地位、自然和人造环境、公共卫生服务、医疗保健服务等。第五层:最外的一层(宏观层面)是国家、全球水平乃至当地的社会、经济、文化、卫生和环境条件以及相关的政策等。事实上,人群健康管理及疾病预防需要多个层面共同努力。

第二节　疾病的危险因素

许多情况下,人体从健康到疾病是一个由量变到质变的过程。当外界致病因素作用于机体细胞,达到一定强度或持续一定时间,即致病因素有了一定量的积累,就会引起细胞损伤,损伤的细胞继而出现功能、代谢、形态结构紊乱,最终引发组织器官以及身体功能的病变。开展疾病的预防和控制,首先需要明确疾病的危险因素,即增加疾病发生可能性的因素。疾病的发生与危险因素有一定的因果关系,当消除该因素时,疾病的发生概率也随之下降。

一、慢性病的危险因素

慢性非传染性疾病简称慢性病,是一类由遗传与环境因素共同作用而导致的复杂疾病。因此,慢性病的预防应该考虑环境因素、遗传因素以及二者的交互作用。我们以恶性肿瘤和阿尔兹海默病为例,讲解慢性病相关危险因素及基因环境交互作用机制。

(一)恶性肿瘤

恶性肿瘤是一类多因素多阶段的复杂性疾病,其发生的分子遗传学基础是基因突变。人体大概有近3万个基因,真正和癌症有直接关系的大概400多个,包括癌基因和抑癌基因。这些基因中的一个或几个发生突变,将导致癌症发生概率上升。癌基因具有促细胞增殖作用,是与胚胎正常发育相关的重要基因,在成体体细胞中不表达或者很少表达。然而,在某些因素诱导下高表达,易引起细胞癌变。抑癌基因也存在于正常细胞中,具有抗细胞增殖作用,两个等位基因都存在时,会抑制恶性肿瘤的发生;一个等位基因处于失活状态时,具有肿瘤高发风险;当一对等位基因均异常或缺失时,细胞就易转化为癌细胞。事实上,人体每时每刻都在发生基因突变,每一次细胞分裂都会产生突变,多数突变都不在关键基因上,而且机体具有识别和修复突变基因的机制,因此癌症发生是小概率事件。

基因突变除少数是因某些代谢中间产物具有致变作用或DNA复制过程中出错而引起的自发突变外,大多数都是在物理(电离辐射、紫外线)、化学(羟胺、亚硝酸等烷化剂)或生物因素(病毒、寄生虫与细菌)作用下发生的诱发突变。不良生活习惯是导致致癌物进入人体内的重要途径。例如,湖南一带盛行吃槟榔。研究发现,有嚼食槟榔习惯的民众,其口腔癌发病风险是正常人的28倍;嚼食槟榔又喝酒者,癌症发病概率是正常人的54倍;嚼食槟榔又抽烟者,致癌概率是正常人的89倍;嚼食槟榔、喝酒加抽烟者,致癌概率则是正常人的123倍。槟榔果中含有列在世界卫生组织国际癌症研究机构致癌物清单上的120种一类致癌物。因此,肿瘤的形成是在环境和遗传因素共同作用下,基因发生异常,癌基因激活,抑癌基因失活,细胞开始无限增殖,从正常细胞转变成癌变前细胞和癌变细胞,形成肿瘤,最终发生转移,危及生命。

如图 16-2 所示,环境和遗传交互作用模式可以分为以下 3 种。

(1) 完全由遗传因素决定发病,例如遗传性肿瘤(遗传性综合征)。遗传性肿瘤占所有肿瘤的 1%～5%,与胚系突变有关,即基因缺陷通过生殖细胞传递,或突变发生在生殖细胞,使个体所有细胞含有同样的遗传变异信息。遗传性肿瘤最突出的表现是家族性肿瘤病史,其特点是发病年龄轻,常为双侧发生或呈多发性。例如,结直肠癌中约 5% 是 Lynch 综合征,又称遗传性非息肉病性结直肠癌(HNPCC),是一种常染色体显性遗传病,外显率约为 80%。如果患者家属携带有突变基因,则一生中患结肠癌的可能性近 80%,且多在 45 岁左右或更早发病。HNPCC 与多个基因突变有关,体现了遗传异质性。值得注意的是,临床上观察到的癌症家族聚集性并非都是由于遗传因素所致,家庭成员共同的生活环境和相似的生活习惯也可能是主要原因,是环境因素和遗传因素共同发挥作用的结果。例如,一家人都喜欢喝滚烫的热茶,同样具有饮酒的习惯,因而都具有较高的患食管癌风险。

(2) 完全由环境因素引起。如核爆炸辐射导致的白血病。此类癌症极少,仅占 2%。

(3) 遗传和环境因素对发病都有作用,例如散发性肿瘤,其占所有癌症的 90% 以上。散发性肿瘤与体细胞突变有关,不会遗传给后代,但可引起自身突变细胞遗传结构或表型的改变。散发性肿瘤通常涉及单个脏器,发病年龄较晚。以散发性乳腺癌为例,患者虽然未携带具有高外显率的致病基因突变,但可能具有一定的风险易感遗传位点,此外还受环境因素的影响,包括荷尔蒙、生殖因素(初潮早、初产晚、未生育、未哺乳,绝经晚等)、大量使用雌激素、酗酒、缺乏体力活动等。

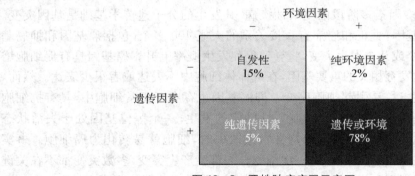

图 16-2　恶性肿瘤病因示意图

(二) 阿尔兹海默病

阿尔兹海默病是一种发病缓慢、不断恶化的神经退行性疾病。病人出现认知能力退化和身体功能恶化等现象且无法治愈,确诊后平均存活期约为 7 年。阿尔兹海默病与大脑中的淀粉样蛋白沉积斑块(主要是不可溶的 a 淀粉样蛋白沉积)和神经纤维结(由于微管结合蛋白 tau 蛋白积聚形成)有关。

阿尔兹海默病是一种多因素致病的复杂疾病,危险因素包括遗传因素和非遗传因素。研究表明,阿尔兹海默病的遗传度高达 76%。阿尔兹海默病分为早发性(<65 岁)和晚发性

（≥65 岁）两种，两者都与基因有关。早发性阿尔兹海默病仅占 5%，多有同病家族史，目前发现的致病基因主要有 *App*、*PSEN1* 和 *PSEN2* 等，大多为常染色体显性遗传病。绝大多数患者为晚发性阿尔兹海默病（95%），呈散发性发病，*APOE*、*TREM2*、*SORL* 等基因突变会增加迟发型阿尔兹海默病的发病风险。*APOE* 有 3 个等位基因形态：ε2、ε3 和 ε4，其中 ε4 是风险等位基因，携带 1 个 ε4 的个体较之正常人增加 3 倍的患病风险，携带两个 ε4 的个体患病风险将增加 15 倍。约 40% 的晚发性阿尔兹海默病病人至少有 1 个 *APOE* ε4 等位基因。影响阿尔兹海默病发生的环境因素包括教育程度、年龄增加、性别、高血压病、糖尿病、肥胖、脑血管疾病、脑外伤，还包括吸烟、饮食、体力活动和智力活动等因素。

二、传染性疾病的危险因素

（一）传染病相关概念

传染性疾病（infectious disease 或 communicable disease）是由病原体引起，能在人与人、动物与动物以及人与动物之间相互传播的疾病。病原体（pathogen）是指能够引起宿主致病的各类生物，包括病毒、细菌、立克次体、支原体、衣原体、螺旋体、真菌以及朊病毒等各种微生物以及寄生虫等。病原体侵入宿主机体后能否致病，与病原体的特征、数量、侵入的门户以及在机体内的定位密切相关。病原体进入宿主机体后，与机体相互作用、相互斗争的过程称之为传染过程（infectious process）。传染过程是个体现象，是个体传染病发生、发展，直至结束的整个过程。在没有干预的情况下，在一个全部是易感人群的环境中，平均一个病人可以传染的人数称为基本再生数（basic reproduction number），通俗来讲，就是自由传播情况下一个病人平均能感染多少人，它是评价疾病传染性的一个指标，用 R_0 表示。$R_0=0$，表示没有人传人；$0<R_0<1$，非常有限的人传人。只要小于 1，则疫情会逐渐自我限制，最终消失。如果 $R_0>1$，则在理论上可能引发流行，值越大，越容易流行。表 16-1 所列是部分新发传染病的 R_0。

表 16-1　常见的新兴病毒的 R_0 值

疾 病 名 称	R_0
埃博拉病毒	2.3
H1N1 流感病毒（1918 年）	1.4～3.8
免疫缺陷病毒	3.4
H1N1 流感病毒（2009 年）	1.2～1.6
中东呼吸综合征冠状病毒	<1.0

传染性疾病的流行过程（epidemic process）是指病原体从传染源排出，经过一定的传播途径，侵入易感者机体而形成新的感染，并不断发生、发展的过程。与传染过程的个体现象不同，流行过程是在人群中发生的群体现象。流行过程必须具备传染源、传播途径和易感人群 3 个基本环节，这 3 个环节相互依赖，协同作用，共同影响传染病的流行。缺少其中任何一个环节，传染病就不能在人群中传播和流行。

传染源(source of infection)是指体内有病原体生长、繁殖,并能排出病原体的人和动物,包括传染病病人、病原携带者和受感染的动物。传播途径(route of transmission)是指病原体从传染源排出后,侵入新的易感宿主前,在外环境中所经历的全过程。传染病可通过一种或多种途径传播。在外界的病原体必须借助一定的媒介物或传播因素(如水、空气、食物、土壤等无生命物质)或者传播媒介(vector)(如虫媒等活的生物)才能进入易感宿主体内。传染病的传播主要有水平传播(horizontal transmission)和垂直传播(vertical transmission)两种方式。水平传播是指病原体在外环境中借助传播因素实现,即人与人之间的传播;垂直传播指由母体直接传播给子代。最常见的传播途径是空气传播和接触传播。许多病原体导致的恶性传染病在人类历史上留下难以磨灭的痕迹,甚至改变了人类历史的进程。以鼠疫(俗称黑死病)为例,该病暴发于中世纪后期,入侵欧洲并肆虐了4年之久,夺去了欧洲2 500万人的生命,使欧洲人口损失1/3以上。鼠疫的病原体就是耶尔森菌,俗称鼠疫杆菌,通常寄生在老鼠等啮齿动物体内,通过跳蚤等媒介传播给人类。

(二)传染病的危险因素

传染病在人群中流行必须具备传染源、传播途径和易感者3个环节,任何一个环节的变化都可能影响传染病的流行和消长。而这3个环节均受到自然因素和社会因素的影响和制约,其中社会因素更为重要(图16-3)。

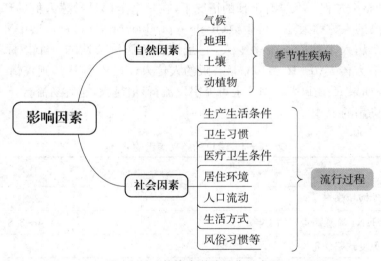

图16-3 传染病危险因素示意图

1. 自然因素 自然因素包括气候、地理、土壤和动、植物等,以气候和地理因素的影响较为显著。许多传染病会呈现出地方性和季节性特点,主要与气候、地理因素对动物传染源的影响有关。虫媒传播病受自然因素影响最为明显,媒介生物的地理分布、季节消长、活动能力以及病原体在媒介生物体内的发育、繁殖均受自然因素的制约,从而影响到传染病的流行特征。如登革热夏秋季高发,随着全球气候变暖,蚊虫活动季节延长,活动区域扩大,病毒在蚊虫体内增殖活跃,登革病毒的致病力和独立增强,登革热的流行强度增大。

　　自然因素可以通过影响人类的生活习性和机体抵抗力而改变传染病的流行特征,如夏季天气炎热,人们喜食生冷的食品,所以增加了肠道传染病发生的机会;冬季天气寒冷,人们在室内活动时间增多,导致呼吸道传染病发病率升高。SARS 和新型冠状病毒感染性肺炎(novel coronavirus pneumonia,NCP)等呼吸道传染病都是在冬春交际的时节暴发。流行性感冒也有明显的季节性,北方为 11 月~次年 3 月,南方为冬季和夏季。

　　2. 社会因素　社会因素包括人类的一切活动,如生产和生活条件、卫生习惯、医疗卫生条件、居住环境、人口流动、生活方式、风俗习惯、宗教信仰、社会动荡和社会制度等。与自然因素相比,社会因素对传染病的流行过程影响更大。随着科技的发展,新发传染病的流行范围显著增大。

　　生活方式、风俗习惯可以影响传染病的流行过程。新型冠状病毒(SARS‐CoV‐2)的宿主为野生动物,可能为中华菊头蝠。最初,大部分 NCP 病人都来自华南海鲜市场,相关专家也在该市场中的多个摊位中提取出病毒,人们可能因吃野味而食用了病毒的中间宿主,因而感染了该病毒,从而引起肺炎。中国一年一度的春运,几十亿人次的人口大迁徙,导致了新型冠状病毒肺炎在全国范围内的传播。由于当今社会交通非常发达,人口流动加速了传染病的传播,SARS‐CoV‐2 不仅在国内肆虐,而且已经形成了全球范围内的传播,波及了日本、新加坡、泰国等国家的数十个城市。此外,经济危机、战争或动乱、难民潮等因素促进了传染病的传播和蔓延。抗生素和杀虫剂的滥用使病原体和传播媒介耐药性日益增强。

　　政府对传染病预防与控制的重视程度直接影响传染病的流行与蔓延。例如,对传染源进行严格的管理,可以有效控制疾病的扩散。我国非常重视对传染源的管理,先后颁布了《国境卫生检疫备例》和《中华人民共和国卫生检疫法》以防止传染病从国外输入;颁布了《传染病防治法》,对传染病采取积极的治疗,对危害较大的传染源实行严格的隔离制度,以防止传染源的蔓延。

　　早在 2006 年,中国医学科学院就对中国 181 位传染病及相关领域的资深专家进行了访谈,分析和综合了资深专家的共识,确认了 47 个影响未来传染病在中国发生和流行的主要危险因素,其中 17 种危险因素在未来 10~25 年在中国可能有增加的趋势,包括老龄化、气候变暖、移民和城市化;5 种危险因素可能基本保持现有的状况不变,包括密集式耕作和失业;8 种危险因素可能有减少的趋势,包括收入差距,贫穷和营养不良以及医院内感染;17 种有利于控制传染病的因素在未来 10~25 年有增加的趋势,包括教育水平,水和食品安全以及公众的健康意识。这些变化将会深刻影响中国传染病的流行及防控。

第三节　疾病的预防

　　健康生态学模型为疾病预防提供了理论模型。根据该模型的五层次理论,疾病的预防需针对不同疾病的危险因素,从政策、自然和社会环境、人际网络及个体行为等多方面进行。基于该模型,疾病的预防可分为零级预防、一级预防、二级预防和三级预防。零级预防是通过全人群健康干预,预防整个社会发生疾病危险因素的流行,而非等有了危险因素后再预防。一级预防是指在疾病尚未发生时针对病因或危险因素所采取的措施,通过降低病因或危险因素的暴露水平,增强个体对抗有害暴露的能力来预防疾病的发生。二级预防又称慢性病的"三早"(早发现、早诊断和早治疗)和传染病的"五早"(早发现、早诊断、早治疗、早报告和早隔离)。三级预防又称临床预防或疾病管理,指在疾病的症状体征明显表现出来之后,为了延缓疾病进展,防止并发症,药物不良反应以及防止疾病导致的残疾及后遗症等进行的措施。

一、慢性病的预防

(一)零级预防

零级预防1978年由美国学者Strasser最初提出的一个预防医学概念,其与一级预防的区别在于前者是阻止或尽量减少疾病风险因素的发生,防止其在一般人群中流行;而后者则是干预或改变个体及群体已经存在的风险因素,防止其引发疾病及临床事件。慢性病的零级预防可通过制定和实施科学的公共卫生政策和立法,限制疾病危险因素的产生和发展,预防不良后果的发生。慢性病零级预防的成功案例莫过于 WHO 颁布的控烟MPOWER策略。吸烟是导致慢性病的主要和共同危险因素,政府可通过实施监测烟草使用与预防政策(monitor)、保护人们免受烟草烟雾危害(protect)、提供戒烟帮助(offer)、警示烟草危害(warn)、禁止烟草广告、促销和赞助活动(enforce)并提高烟税(raise)6项有效的MPOWER控烟策略,尤其是颁布控烟条例,预防"吸烟"这一危险因素在人群中出现,从而降低慢性病风险,达到的"零级预防"的目的。对饮酒,也可由国家制定、实施、检测和评价减少有害使用酒精的公共政策。WHO建议相关政策应该包括监管酒精饮料的销售、监管和限制酒精的可得性、制定适当的酒后驾驶惩罚政策、通过征税和价格机制减少酒精需求。

(二)一级预防

慢性病的一级预防是在疾病尚未发生时针对危险因素而采取措施,包括两方面的内容,一方面针对各种环境暴露因子所采取的消除病因的预防,也称病因学预防,如戒烟、限酒、调整饮食结构和加强体育锻炼、实施职业防护等。通常采取"全人群策略",对一般人群进行健康生活方式的教育,让公众掌握慢性病的预防知识,提高对慢性病相关知识的知晓率、治疗率及控制率。这是降低慢性病发病最根本、最经济的手段。以膳食和体力活动为例,WHO建议的膳食目标包括:①达到能量平衡和健康的体重;②限制来自脂肪的能量摄入,不超过摄入总能量的30%,并使脂肪摄入从饱和脂肪转向不饱和脂肪,逐步消除反式脂肪酸;③更多的食用水果、蔬菜、豆类、全谷食物和坚果;④限制摄入游离糖,将占能比降至总能量的10%以下,如可能,建议将游离糖的摄入量进一步降至摄入总能量的5%以下;⑤限制食用所有来源的盐,确保对盐进行碘化,将盐摄入量控制在每日5g以下。体力活动方面,WHO建议:5~17岁儿童青少年应每天累计至少60分钟中等到高强度身体活动;18岁以上的成年人每周至少150分钟中等强度有氧身体活动,或每周至少75分钟高强度有氧身体活动,或中等和高强度两种活动相当量的组合;对于由于健康原因不能完成所建议身体活动量的老人,应在能力和条件允许范围内尽量多活动。

另一方面,针对高血压、脂代谢紊乱、肥胖、糖尿病和胰岛素抵抗等代谢异常所采取的药物干预措施,即发病学预防。通常采用"高危人群策略",对高危人群进行危险因素的重点管理,控制高血压、高胆固醇血症和糖尿病,必要时进行个体化干预治疗,包括药物干预和行为干预。

(三) 二级预防

慢性病的二级预防主要指早发现、早诊断和早治疗。一方面,可采用临床常规的筛检、诊断和实施治疗方案,称之为临床学预防。例如,对于已有心肌梗死病史的病人,通过改变生活方式以及应用阿司匹林和他汀类等药物预防再次心肌梗死的发生。针对恶性肿瘤,通过特定的检测方法,定期对健康人群进行检查,将外表健康但可能患有癌症或癌前病变的人鉴别出来,通过进一步诊断,早期发现病人,及时治疗,达到预防疾病发生或减缓疾病进程的目的。以宫颈癌为例,WHO 建议从 21 岁开始妇女应每 3 年进行一次宫颈检查和刮片细胞学检查;30~65 岁妇女应每 5 年进行一次宫颈细胞学和人乳头状瘤病毒检查或每 3 年进行一次宫颈细胞学检查;具有高危因素的妇女可以适当增加检查频率或者持续至 65 岁以后。

另一方面,还可采用流行病学与临床相结合的方法,筛检高危人群,在高危人群中综合采取一、二级预防措施,可称之为综合性预防。例如,冠心病的二级预防,可收集并综合应用冠心病的各种危险因素,定量预测个体发病的绝对风险,并开发出可应用与防控实践的风险评估软件系统。目前许多国家已成功开发了相应的评估工具和软件系统,如美国 Framingham 评分系统、欧洲风险评分系统(EuroSCORE)、英国的 QRSK2、ASSGIN Score 和 JBS3 评分系统、新西兰的 Know Your Numbers 评估工具等。我国也基于人群数据开发出了适用于中国人群的评估工具,预测个体未来 10 年的发病风险。此外,还可针对具有高血压、血脂异常、肥胖、糖尿病和吸烟等高危因素的人群开展早期筛查,识别动脉粥样硬化,采取有效措施如生活方式改善、药物综合治疗等进行干预,避免动脉硬化持续进展,有效减少心血管意外的发生。

(四) 三级预防

慢性病的三级预防依疾病的临床阶段而不同。早期,通过适当的治疗缓解症状,预防疾病进一步恶化,预防急性事件的发生和复发,预防并发症和残疾的发生。到了疾病晚期,则主要通过早期发现和管理并发症,对已经发生的残疾进行康复治疗,最大限度的恢复个体的机体功能和社会功能,提高生活质量,延长寿命。

三级预防也可协调不同机构的力量,共同降低疾病和残疾给个体、家庭和社会带来的负担。一方面,增强患者及家属的疾病预防管理意识,增强病人接受治疗的依从性,配合治疗和康复工作,督促病人按时按量服药,给予病人心理支持,使患者在家庭和社会生活中能继续得到治疗,帮助病人创造良好的治疗和生活环境。另一方面,做好康复和管理工作。建立各种治疗站和作业站,对病人进行康复训练,结合进行健康教育和疾病咨询等,使病人早日恢复家庭生活和回归社会。指导并协助家庭成员为病人制定生活计划,努力解决病人的心理健康问题和日常生活中的实际困难。做好病人的医疗护理文件等的管理,分析社区服务对象的心理健康问题,制定出比较完善的社区医疗、护理、管理内容及相关制度,使整个社区的病人都能得到良好的服务。

二、传染病的预防

传染病的预防控制更是涉及法律法规、自然和社会环境、人际网络及个体行为等多个方面,所采用的防控策略主要包括传染病监测、消除或减少传染源的传播作用、切断传播途径、保护易感人群。

(一)传染病监测

传染病监测是公共卫生监测的一种,主要是对传染病的发生、流行以及影响因素等进行监测。传染病监测是预防和控制传染病的重要措施,世界各国根据自己的情况确定法定传染病的病种。世界卫生组织(WHO)规定的国际传染病为流行性感冒、脊髓灰质炎、疟疾、流行性斑疹伤寒和回归热。美国法定报告传染病为49种,我国法定报告传染病为3类39种,其中甲类2种、乙类26种、丙类11种。我国传染病监测的主要内容是:①人口学资料,年龄、性别、职业、文化程度等;②传染病发病情况、死亡情况和分布,这样有助于追踪溯源,找到传染源和病原体;③病原体的类别(病毒、细菌);④传播动力学及其影响因素的调查;⑤防制措施效果的评价;⑥疫情预测等。各级医疗机构,疾病预防控制中心等单位相关职位人员都是责任汇报人,当发现相关传染病或不明原因传染病的流行趋势时,相关责任人需要在24小时内进行汇报,以便卫生行政部门及时发出传染病预警。

(二)管理传染源

针对传染源采取措施主要是为了消除或减少其传播病原体的作用,有效遏制传染病传播。传染源包括病人、密切接触者、动物传染源。对病人的主要措施是早发现、早诊断、早报告、早隔离、早治疗。早发现和早诊断有利于病人及时接受治疗,有效控制传染源,阻止疾病的传播。值得注意的是,传染病传播途径的不同也决定是否需要对病人采取隔离措施。艾滋病是因感染了人类免疫缺陷病毒(HIV)所导致的获得性免疫缺陷综合征,其传播途径有母婴传播、血液传播和性传播,正常的日常交往并不会引起传播,因此并不需要对病人进行隔离。出现传染病首例确诊病例时,不仅需要对该病人采取措施,而且需要通过流行病学调查确认该病人的密切接触者,采取隔离措施,隔离的期限为从接触之日起,到整个潜伏期结束。密切接触者的判定标准是与疑似病例、确诊病例和阳性检测者有过密切接触,如共同居住、学习、工作或乘坐同一交通工具并有近距离接触等经历且未采取有效防护者。动物传染源的措施根据感染动物对人类的危害程度和经济价值,采取隔离治疗、捕杀、焚烧、深埋等措施。此外,还要做好家畜和宠物的预防接种和免疫。

(三)切断传播途径

针对传播途径的措施主要是对污染环境采取有效措施,消除或杀灭病原体。不同传播途径的传染病采用不同的措施,如粪口传播的传染病应对病人排泄物、污水等被污染的物品和周围环境等进行消毒处理;呼吸道传染病主要通过空气传播,可采取通风、空气消毒和个人防护等措施。例如,针对NCP,公共场所和家庭应该保持室内空气流通,定时定点消毒,杀灭公共物品的病毒残留;艾滋病病人应采取安全性行为(使用安全套),杜绝吸毒和共用注射器,加强血液及其制品安全;虫媒传染病则采取杀虫等方法进行控制。

（四）保护易感人群

1. 预防接种　在传染病流行之前，通过预防接种提高机体免疫力，降低人群易感性，从而有效地预防相应传染病。这是人类控制和消灭传染病的重要措施。人类社会上最大的医疗贡献排在首位的就是疫苗，流感疫苗预防流感的概率为 60%，儿童、老年人、免疫力低下、肥胖等重点人群应选择接种流感疫苗来预防流感。天花是最早被我国发明的人痘接种术、英国琴纳发明的牛痘接种术成功地控制，并最终于 1979 年消灭的烈性传染病。

2. 药物预防　对某些有效防治药物的传染病，在传染病流行时对易感人群可采取药物预防作为一种应急预防措施。如疟疾流行时，给易感者服用抗疟疾药，但药物预防作用时间短、效果不巩固，易产生耐药性。由于病毒易变异的特性，很多由病毒引起的传染病并无疫苗等针对性药物。如 SARS-CoV-2 感染目前无特效药，只能对症治疗。

3. 个人防护　在传染病流行时，易感者的个人防护措施对预防传染病有着重要的作用。对于新型冠状病毒肺炎，公众应该做好的个人防护措施：①尽量减少外出活动，必要情况下需要外出时，需要佩戴医用外科口罩或 N95 口罩；②减少到人员密集的公共场所活动，减少接触公共场所的公用物品和部位，从公共场所返回、咳嗽手捂后、饭前便后应使用洗手液或肥皂流水洗手，或者使用含酒精成分的免洗洗手液；③疾病流行期间减少走亲访友和聚餐，尽量在家休息；④不要接触、购买和食用野生动物，尽量避免前往售卖活体动物（禽类、海产品、野生动物等）的市场，禽、肉、蛋要充分煮熟后食用；⑤保持良好的卫生习惯，家庭成员不共用毛巾，不随地吐痰，口鼻分泌物用纸巾包好，弃置于有盖垃圾桶内；⑥注意营养，适度运动。接触传染病病人的医务人员和实验室工作人员应严格遵守操作规程，配置和使用必要的个人防护用品（如口罩、手套等）。

总之，传染病的防控是典型的社会医学模式，需要全社会通力协作。

第四节　案例分析：新型冠状病毒肺炎阻击战

2019 年 12 月，湖北省武汉市突然出现一系列不明原因肺炎。疫情初起，张继先医生正式上报武汉市卫健委，李文亮等 8 名医生通过微信群进行了预警。国家立即采取措施，派出专业人员进入武汉华南海鲜市场进行调研，结果显示，最初的新发病例都与该海鲜市场有关，武汉市市政府第一时间关闭了该海鲜市场，防止疾病进一步扩散。随后，国家派出专家组进入武汉进行实地调研及确认分析，确定此次肺炎由一种新型的冠状病毒引起，由此拉响新冠病毒肺炎阻击战（图 16-4）。

冠状病毒以其形状类似皇冠而得名，在自然界中广泛存在，迄今大约发现了 15 种冠状病毒株，能感染多种鸟类和哺乳动物如猪、猫、牛、鼠等，有一些可感染人。冠状病毒引起的人类疾病主要是呼吸系统疾病。不同型别病毒的致病力不同，病人表现为从普通感冒到中东呼吸综合征（MERS）和严重急性呼吸综合征（SARS）等轻重不一的疾病。2019 年暴发的 NCP 也由冠状病毒引起，其基因测序与 SARS-CoV 达到 79% 的一致性，因而命名为 SARS-CoV-2。NCP 临床上以发热、乏力、干咳为主要症状，有的还表现为腹泻、头痛、结

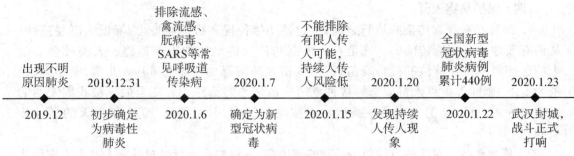

图 16-4 新型冠状病毒肺炎流行时间轴

膜炎等不典型症状。多数预后良好,死亡病例多见于老年人和有慢性基础疾病者。根据目前的证据,可以确定 NCP 可以持续人传人,已经确定的传播途径主要是呼吸道飞沫传播(喷嚏、咳嗽等)和接触传播。

NCP 疑似病例的诊断标准中除"发烧或下呼吸道症状(例如咳嗽、呼吸困难)"外,还包括"在症状发作前 14 天有中国武汉市旅行史;或在症状发作前 14 天与正在接受 SARS-CoV-2 调查的病人密切接触;或在症状发作前 14 天与病理实验室确认的 SARS-CoV-2 感染者密切联系"。这里强调的症状发作前 14 天接触史与传染性疾病的潜伏期有关。潜伏期是指病原体侵入机体到最早临床症状或体征出现的一段时间,不同的传染病潜伏期长短不等,有的只有数小时,如细菌性痢疾,长者可达数年或数十年,如艾滋病。NCP 的潜伏期一般为 3~7 天,潜伏期最长可达 24 天。

对传染病尤其是新发传染病的控制,从来都是公共卫生策略最为高效而经济,通过管理传染源、切断传播途、保护易感人群,人类一次又一次战胜了疾病。这些公共卫生措施在疫情早期最为有效。在 1 月 18 日,武汉百步亭社区曾举办"万家宴"活动,汇集了 11 个小区共计 4 万个家庭参加。这从侧面反映了当时未有效实施公共卫生策略,势必会造成传染病的进一步扩散。

截至 1 月 22 日 24 时,全国累计报告新型冠状病毒肺炎 440 例,其中湖北省 375 例,国外累计报告 5 例。因为正值春运,全国人口流动性非常大,导致疾病传播非常迅速。1 月 23 日,我国政府采取了前所未有的公共卫生措施,通过封锁湖北省 13 个城市来限制疫情,并通过终止大多数运输方式来防止其人口流动。总体而言,封锁可能会部分阻止 NCP 在湖北省的传播以及其向外传播。但据官方统计,在封城前,将近 500 万人已经离开武汉,这势必会引起新型冠状病毒肺炎全国性暴发。国家卫生健康委员会网站统计,累计确诊病例仍在增加,截至 2020 年 2 月 15 日 24 时,全国 31 个省市自治区累计报告确诊 NCP 病例 68 500 例,累计追踪到密切接触者 5 290 418 人,尚在医学观察的密切接触者 158 764 人,港澳台地区通报确诊病例 84 例(图 16-5)。

面对疫情,我国政府发挥了体制优势,10 天建起一座医院,20 天调动上百支医疗队、两万多名医护人员奔赴抗疫前线,全国各地快速拉起密集的防控网络。除了临床救治、药物和疫苗研发外,国家和政府采取了积极有效的公共卫生控制措施,主要包括以下几

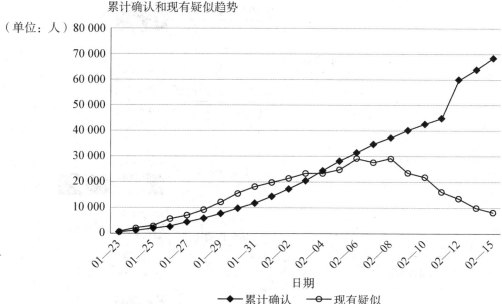

图 16-5 全国 NCP 累计确诊病例和现有疑似病例趋势图

* 现有疑似患者会随每日新增而增加,随转诊、转解除而减少。

个方面。

(1) 控制传染源,对确诊病人强制隔离。由于武汉疫情严重,采用了"封城"的手段,将可能已感染者局限在一城之内。相关文献估计,如果没有采取封城措施,总感染和死亡病例将分别达到 91 969 例(95% CI:47 982~135 960)和 10 613 例(95% CI:5 631~15 596),封城 14 天后与之相比,将减少 2/3 的感染和死亡数,说明封城是隔离传染源的有效措施。对于确诊病例"尽收尽治",安排尽快入院治疗,加快疑似病例的确诊,无法及时入院的病人和暂时无法确诊的病例实行严格的隔离措施,在床位不够的情况下,集中力量在 1 周时间内建成了"火神山"医院,安置病人。

(2) 切断传播途径。由于新型冠状病毒肺炎可以通过空气和接触传播,而且无论性别和年龄,几乎所有人都是易感者。全国各地关闭不必要的公共场所,采用封村、封小区的方式减少了人员流动。加强居民教育,尽量减少外出和聚会,外出时佩戴口罩,日常用消毒液洗手,做好家庭通风和消毒工作。

(3) 采取"一省包一市"的措施,解决湖北省各县市医疗人员及救治物资不足的问题。与此同时,全世界的华人华侨积极捐款捐物,支援武汉,全民参与,共同战"疫"。

NCP 阻击战还在进行之中,无论还需多长时间,随着我们对疾病认识的加深以及公共卫生措施的实施,人类一定会再次战胜病毒。需要反思的是,下一次疫情来临之时,我们仍然是措手不及还是如图 16-6 所示发挥专业人员的作用,全社会共同应对?

(黄国宝 肖千一)

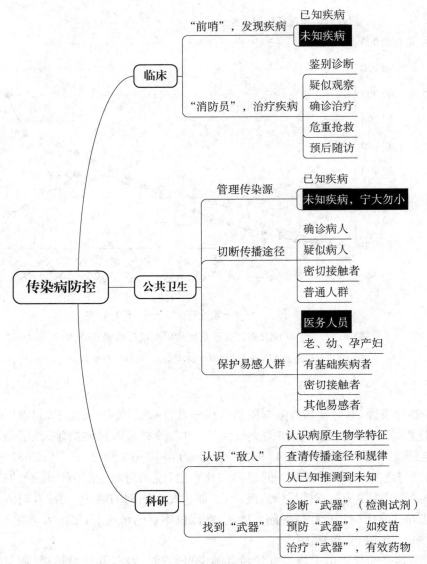

图 16-6 传染病防控中专业人员职责

🔖 思考题

1. 慢性非传染性疾病不包括下列哪个特点？

A. 发病隐匿，潜伏期长

B. 一因多果，一果多因

C. 发病呈年轻化趋势

D. 主要同遗传因素有关

2. 冠状病毒基因组具有重组、突变的特性，不仅可以感染多种动物与人，可具有入侵多种细胞的功能。随着现代生活方式的改变以及全球化的发展，预计今后还会不断出现新老传染病的流行。当你接触到新的不明原因的传染病时,你会采取什么样的措施来阻止传染病大规模流行?

3. 新型冠状病毒肺炎的基本再生数是 2.68,SARS 是 2.9,而现实情况是新型冠状病毒肺炎的感染人数已远超 SARS,查阅资料分析,与 2003 年相比,哪些因素导致了新型冠状病毒肺炎的感染人数高于 SARS?

主要参考文献

1. Roth G, Abate D, Abate K, et al. Global, regional, and national age-sex-specific mortality for 282 causes of death in 195 countries and territories, 1980 - 2017: a systematic analysis for the Global Burden of Disease Study 2017 [J]. Lancet, 2018,392(10159):1736 - 1788.

2. Zhou M, et al. Mortality, morbidity, and risk factors in China and its provinces, 1990 - 2017: a systematic analysis for the Global Burden of Disease Study 2017[J]. Lancet, 2019 Sep 28,394(10204): 1145 - 1158.

3. 詹思延.流行病学[M].北京:人民卫生出版社,2017.

4. Carlos W, Dela C, Cao B, et al. Novel Wuhan(2019 - nCoV)coronavirus [J]. Am J Resp Crit Care, 2020,201(4):7 - 8.

5. Nishiura H, Jung S, Linton N, et al. The extent of transmission of novel coronavirus in Wuhan, China, 2020[J]. J Clin Med. 2020,9(2):330 - 334.

6. Wu J, Leung K, Leung G. Nowcasting and forecasting the potential domestic and international spread of the 2019 - nCoV outbreak originating in Wuhan, China: a modelling study [J]. Lancet, 2020,395 (10225):689 - 697.

7. Geoffrey Rose, The Strategy of Preventive Medicine [M]. New York: Oxford University Press Inc, 1992.

8. Wu F, Narimatsu H, Li X, et al. Non-communicable diseases control in China and Japan [J]. Global Health, 2017,13(1):91.

9. Low WY, Lee YK, Samy AL. Non-communicable diseases in the Asia-Pacific region: prevalence, risk factors and community-based prevention [J]. Int J Occup Med Environ Health, 2015,28(1):20 - 6.

10. Hemminki K, Lonnstedt I, Vaittinen P, et al. Estimation of genetic and environmental components in colorectal and lung cancer and melanoma [J]. Genet Epidemiol, 2001,20(1):107 - 116.

11. Chen J. Pathogenicity and transmissibility of 2019 - nCoV—a quick overview and comparison with other emerging viruses [J]. Microbes Infect. 2020,22(2):69 - 71.

第十七章

如何撰写调查报告

调查报告是指运用科学的方法,有针对性地对某个事件、某项工作或某些问题进行系统、周密的调查,透过现象揭示本质,经过分析和归纳,得出调查研究结果,所形成的书面报告称为调查报告。人群调查报告比较偏重学术,要求在通过现场调查,描述真实情况后,进一步揭示蕴含在事实、情况、经验和问题背后的缘由以及事物发生、发展的规律。调查报告可以在报刊或杂志上发表,也可以作为政策简报为政府机构处理问题、制定政策提供依据或参考。

第一节　调查报告的基本结构及内容

从结构来看,现场调查报告主要由标题、前言、正文和结语四部分组成。一份完整的调查报告还包括封面、摘要、致谢和参考文献等内容。

一、报告封面

主要包括标题、指导老师、团队负责人、团队成员、完成时间等内容,要求简洁而美观。

二、标题

标题需简短而全面,将调查的内容和特点概括出来。标题字数不宜太多,一般不超过20个字,如有必要,可设置副标题。标题主要有以下几种形式。

(1)陈述式,直接标明调查的对象和主要问题,是一种规范化的标题格式,即"发文主题"加"文种",基本格式为《关于××××的调查报告》《××××调查报告》等,如《当前大学生睡眠质量调查报告》。这种标题的最大特点是调查内容一目了然,便于读者决定是否阅读全文;其缺点是千篇一律,难以激发读者的阅读兴趣。专业调查报告很少用这类标题。

(2)结论式,即用某种结论性语句作标题,表明作者的结论或观点,具有较强的针对性。理论味道较为浓厚,不够活泼,专业刊物上多用。例如,《网络游戏是大学生睡眠不足的重要原因》。

(3)提问式,即以一个问题作为标题,十分吸引眼球,挑起阅读兴趣。通常用于那些揭示社会现象,分析产生原因的社会调查报告。例如,《为什么大学生睡眠时间严重不足》。

（4）正副标题结合式，正标题陈述调查报告的主要结论或提出中心问题，副标题标明调查的对象、范围、问题。在这种形式里，主标题多以提问式或结论式表达，副标题则以陈述式表达。如《大学生睡得好吗？——上海大学生睡眠质量抽样调查》等。这种标题兼具陈述式、结论式和提问式的优点，是各类报刊最常见的一种调查报告标题。

研究性调查报告最好采用规范化的标题格式或正副标题结合式标题，概括调查报告的中心内容。

三、摘要

摘要应反映报告的主要内容，概括地阐述调查的背景、目的、方法、结果和结论。可采用结构式摘要逐条列出上述内容。摘要字数要适当，中文摘要一般控制在 300 字以内，英文摘要一般至少要有 100 个实词。

四、正文

正文一般包括前言、材料与方法、研究结果和讨论等几个部分。

（一）前言

调查报告的前言是文章的开场白，主要是为了引导读者进入该文的思路，同时也给论文作学术定位。前言回答的主要问题是"为什么要开展此次调查"。需要简要回顾该研究领域的现状，已解决了哪些问题，还有哪些问题没有解决。找到研究现状与现实需求之间的差距，基于差距提出本次研究拟解决的问题。前言中可写的内容大致包括：简要介绍研究的背景和依据，据此提出需要解决的问题；扼要说明研究的目的和意义；点明论文涉及的主要研究方法和内容，并点出研究的创新点。有些内容需详写，有些可略写，因文而异，灵活掌握。前言一般比较简短，有时寥寥数言，但在文字上需注重用词的专业性，基本不用图、表、公式。内容上注重客观证据，需避免主观自我评价。

需要注意的是，前言中回顾研究现状及最新进展时，需标注必要的参考文献，一方面体现作者的科学态度，提高报告的科学性，另一方面便于读者了解前人的观点及研究成果，对该研究的起点和关联情况有大致理解。标注参考文献也是对前人研究成果的尊重。引用文献时，需引用学术期刊的文献，不用非学术期刊文献；尽量引用最新文献，不宜过多引用早期发表的文献和专著；涉及相关领域发展进程的回顾时，尽量引用影响较大的标志性文献。

（二）材料与方法

材料与方法回答"怎样做"的问题。在调查研究中，该部分常使用"对象与方法"。该部分主要描述研究设计所采用的方法、研究对象的来源、数量及招募方式、调查方法、内容及时间。材料与方法部分还需描述质量控制过程及措施、数据的整理和统计分析方法等，必要时需说明统计分析使用的软件名称。

（三）研究结果

研究结果的展现除了采用文字进行描述外，还要学会制作表格和图，有时还需用现场拍摄的照片来说明问题，做到图文并茂，简洁清晰，让读者赏心悦目。图表的制作需具有一定的科学性和规范性。

统计表一般包括标题、标目、表线、数值和注释。标题要求简明扼要,写明表格编号、时间、地点等,列在表的上方。标目含横标目和纵标目,反映主要研究事物的标目安排在表的左侧。表线一般用三或四条横线,不允许用竖线和斜线。数值不应空格,同列数据取相同的小数点。注释:列在表下方,可用 ＊ 表示。表 17 - 1 是标准的统计表。

表 17 - 1　某市 2005 年和 2015 年 3 种消化道恶性肿瘤发病情况

疾病	2005 年		2015 年	
	病例数	构成比(%)	病例数	构成比(%)
胃癌	3 665	48.8	2 038	42.4
结直肠癌	1 253	16.7	1 163	24.2
肝癌	1 890	25.2	967	20.1
合计	7 506	100.0	4 810	100.0

统计图一般有标题、坐标轴和图例组成,标题列在图的下方。统计图有不同的类型,常用的有频数分布图、构成图(圆图、饼图、百分条图)、直条图、线图、散点图、箱式图等,需根据所描述资料的性质和研究目的选择不同类型的统计图(图 17 - 1)。

(四) 讨论

讨论部分主要是对研究结果进行概括总结和解读,即此次研究的主要发现是什么? 说明了什么问题? 是否支持此次提出的研究假设? 与既往研究相比有何新发现? 其意义及应用价值何在? 讨论部分与前言部分有一定的连续性和重叠性,例如,均会涉及对既往研究结果的回顾,但两部分内容的侧重点不同,前言部分主要回答为什么开展此次研究,讨论部分则侧重比较此次与既往研究结果的异同、原因及价值。在描述时需根据内容各有侧重,避免文字上的重复。讨论部分还可以对整个研究的优势及局限性进行总结概括,便于读者判断结果的可靠性和科学性。

五、结语

是调查报告的结尾部分,对整个调查结果进行归纳和综合,提出调查结果的意义及应用价值,也可以包括调查过程中发现的问题,提出相应的解决办法,以供决策部门参考。此部分需简明扼要,抓住调查结果中最关键、最有价值的结论,用明确、突出的形式和语言表达。

六、致谢

致谢通常用简短的文字,对在调查实施和报告撰写过程中给予指导和帮助的教师和其他人员表示谢意。对接受调查的被访者也应表达感谢。

七、参考文献

参考文献是调查报告不可缺少的组成部分,它反映调查报告基于和比较的前人研究成果,可反映调查结果的广度和可靠度,也是对他人知识成果的承认和尊重。根据参考资料

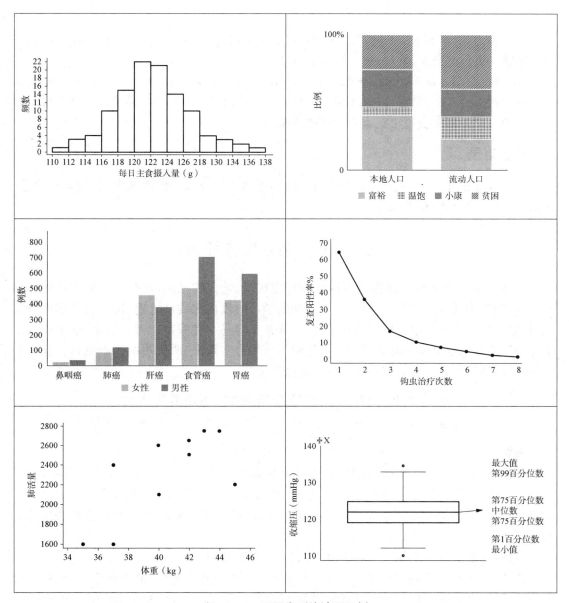

图 17-1　不同类型统计图示例

类型可分为专著[M]、会议论文集[C]、报纸文章[N]、期刊文章[J]、学位论文[D]、报告[R]、标准[S]、专利[P]、论文集中的析出文献[A]、杂志[G]等,最常引用的是专著和期刊文章。

专著、论文集和报告的参考文献格式为:[序号]主要作者. 文献题名[文献类型标识].出版地:出版社,出版年,起止页码(可选)。不同种类的参考文献格式可能有所不同。如:

[1]徐飚.流行病学原理[M].上海:复旦大学出版社,2007.

期刊论文的参考文献格式为:[序号]主要责任者. 文献题名[J]. 刊名,年,卷(期):起止

页码. 如:

[1] 林力孜,高爱钰,王迪,等. 小学生睡眠时间和视屏时间与儿童肥胖的关联研究[J]. 中国儿童保健杂志,2018,26(9):948 - 951.

[2] He D, Fang Y, Gunter MJ, et al. Incidence of breast cancer in Chinese women exposed to the 1959 - 1961 great Chinese famine [J]. BMC Cancer. 2017,17(1):824.

其他类型的参考文献格式也有相应的规范。

八、附录

不宜放在正文中,但又具有参考价值的内容可列入调查报告的附录中,包括调查问卷、访谈记录、调查方案、相关照片等。

第二节 调查报告样例

该研究报告由选修本课程的本科生撰写完成,虽然比较稚嫩,部分统计图表的使用尚不规范,但作为低年级本科生,在短短一学期的学习时段内完成从选题、研究设计到调查实施、数据整理和分析及报告撰写的整个过程,非常不容易。尤其难能可贵的是,学生能将刚学习到的流行病学基本概念和理论灵活地应用到调查实践中,所撰写的报告也符合基本的写作规范,达到了课程的培训要求。以下是报告全文。

“救命神器”AED,到底是众所周知,还是鲜为人知?
——上海市部分高校学生对 AED 的了解和掌握程度调查报告

摘要

背景:自动体外心脏除颤器(AED)是专为现场非急救人员设计的一种医疗设备,可以自动诊断特定的心律失常并给予心脏电击,使心脏节律恢复正常,从而挽救病人生命。2015 年 9 月,上海市红十字会与市应急办正式启动 AED 试点设置公益项目,目前全市的公共场所共配备了超千台 AED。

目的:了解上海市高校大一新生对 AED 的了解和掌握程度。

方法:采用横断面调查的方法,以网上问卷的形式向复旦大学、同济大学、上海交通大学、上海财经大学等高校学生投放自制问卷,投放时间持续两周,共回收 239 份有效问卷。

结果:知道 AED 这种医疗设备的学生不足 30%,男生了解 AED 的比例显著高于女生,但是否知道 AED 与年级及是否医学专业无显著关联。在知道 AED 这种医疗设备的学生当中,绝大部分有现场急救的意愿,但急救能力不足可能是一个很大的障碍。

结论:在高校开展校内急救培训,可能是普及 AED、提高学生急救能力的有效途径。

一、背景知识

心血管疾病是严重威胁人类健康的一大疾病,具有高致病率、高致残率和高死亡率的特点,全球每年死于心血管疾病的人数高达 1 500 万人,堪称人类健康第一杀手。心源性猝死是心血管疾病的主要死亡原因,占心血管疾病死亡总数的 50% 以上。由于心源性猝死具有发病急、进展快、病情凶险等特点，而且绝大多数的心源性猝死发生在医院外，其中还有过半的病例发生在睡眠中，患者的抢救率和生存率都非常低。心源性猝死的主要原因通常是致命性的心律失常。室性颤动和室性心动过速是两种典型的心律失常，在这种情况下，心脏由于跳动过快导致每次泵出的血液量不足，如果得不到及时矫正，大脑很快就会因为供氧量不足产生损伤甚至死亡。

医学上对心律失常的急救措施为通过紧急电击矫正心率。实践证明，每延迟 1 分钟电击，患者的生存率会降低 10%，在发病 1 分钟内进行电击，患者的生存率可高达 90%，然而如果发病超过 10 分钟才进行电击，患者的生存率已不足 5%。换言之，速度是提高抢救成功率的关键。然而通常情况下，特别是在交通拥堵的大城市，急救人员往往无法在 10 分钟内抵达现场进行抢救。虽然在急救人员抵达之前，公众可以对患者进行心肺复苏（CPR），维持其脑和心脏循环功能，然而心肺复苏仅能延长心律失常持续的时间，并不能让心率恢复正常。

这也正是 AED 诞生的原因，它让公众也能对患者及时进行电击除颤。在美国西雅图等城市的调查显示，在公共场所设置 AED 之后，院外心源性猝死的抢救成功率从 1.2% 提高到 30%。AED 可以说是继心肺复苏术后，使心脏急救可以推广至大众的最重要的发明，堪称"救命神器"！

二、前言

根据《中国心血管病报告 2017》，我国每年心源性猝死的发病人数超过 54 万，然而抢救的成功率却不足 3%。急救中心副主任医师陈志表示："我国心源性猝死的抢救率低，主要的原因是公众不知道现场（对心律失常患者）的识别，还有就是公众拿不到 AED，也叫作'傻瓜除颤器'这么一个设备。现在我们国内北京、上海、杭州、深圳，已经正式出台了'服务条例'了，已经明确认可了非医疗人员对其他人出现的紧急症状进行急救的这种行为，这种行为是受到法律保护的。"

与欧美等国相比，我国 AED 的普及量比较落后，绝大多数人对 AED 这种设备并没有概念，即使在配备有 AED 的地区，也有很多人没有注意到这种设备的存在。据统计，自 2011～2015 年，红十字会应急救护培训普及率仅有 1.5% 左右，接受过 AED 使用培训的人还要更少。普及程度低，是影响我国 AED 在心脏急救应用进程上的一大阻碍。

另外一个障碍是法律责任方面的顾虑，近年来我国讹人事件并不鲜见，很多人心中都有一层阴影。如果急救成功，可能还相安无事，可一旦急救失败，到底应该由谁来承担责任？2017 年 10 月 1 日，《中华人民共和国民法通则》正式实施，其中俗称为"好人法"的第 184 条规定："因自愿实施紧急救助行为造成受助人损害的，救助人不承担民事责任。"这在法律层面上打消了公众的顾虑，然而在观念层面上，公众是否会因此更加积极主动地参与到急救当中，这还是一个有待考究的问题。自 2016 年 11 月开始，深圳机场陆续配置了 85 台 AED，然而，半年多下来并没有使用过，除了因为突发病例极少之外，专家表示，更主要是因为市民不会用、不敢用。

2015 年 9 月，上海市红十字会与市应急办正式启动 AED 试点设置公益项目，在轨道交通、机场、大型商业中心、公交枢纽、体育场馆、旅游景点、星级酒店等场所均配置了 AED，配置数量和范围均超过北京、深圳等城市。2016年7月29日,上海市第十四届人民代表大会常务委员会第三十一次会议通过《上海市急救医疗服务条例》,这部被称为"好人法"的条例明确规定:"紧急现场救护行为受法律保护,对患者造成损害的,不承担法律责任。"在《上海市急救医疗服务条例》实施满1周年之际,上海市红十字会与上海市医疗急救中心联合发布AED地图,市民可以通过微信公众号"上海市红十字会"与"上海120"的置底菜单获取到AED地图,极大地方便了AED的获取。

2017年5月2日,一名加拿大籍旅客在浦东机场因心脏骤停突然倒地,经过第一时间心肺复苏以及AED除颤,该旅客得到了成功救治,这是上海市在公共场所配备AED以来实现的首例成功抢救!

在AED的普及数量比较多,AED的获取比较方便,并且有法律法规保护急救行为的背景之下,我们想通过调查,了解上海市高校学生对AED的了解和掌握程度,进而了解上海市高校学生实施现场急救的意愿。

三、材料与方法

采用横断面研究的方法,通过网上问卷的形式收集数据,问卷投放时间持续两周,共回收239份有效问卷。

我们一共设置了13个问题,以第5题"此前您是否了解过AED这种医疗设备"为分支点,如果选择"是",则继续回答剩余的问题,如果选择"否",则调查终止。在设置的问题中,第6题旨在调查高校学生接触到AED的途径,第7题旨在调查高校学生对AED的掌握程度,第8、9两题通过考察AED的一些基本知识来调查高校学生对AED的了解程度,第10题旨在调查高校学生对上海市推出的AED地图的了解与否。第11、12、13题,旨在调查高校学生实施现场急救的意愿,以及影响急救行为的主要顾虑。

四、调查结果

参与调查的学生中男生93名,女生146名,主要来自复旦大学,其次是上海交通大学,各高校人数分布如表1所示.

表1　各高校参与调查的学生人数

学校	人数	所占比例(%)
复旦大学	101	42.3
同济大学	38	15.9
上海财经大学	19	7.9
上海交通大学	58	24.3
华东师范大学	8	3.3
其他大学	15	6.3
合计	239	100

在年级组成上，由于小组 4 人中有 3 人为大一新生，接触到的同学中大一新生更多，回收到的问卷中，有 183 份为大一新生的数据，占比 79.1%（表 2），且多为医学专业学生（图 1）。

表 2　参与学生的年级组成

年级	人数	所占比例%
大一	183	79.1
大二	20	8.4
大三	11	4.6
大四	10	4.2
研究生	14	5.9
其他（五年制、八年制专业）	1	3.4
合计	239	100

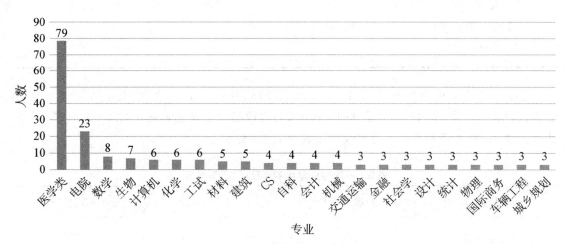

图 1　各专业的参与人数

注：其余专业参与人数均不足 3 人，图中未标出

在回收到的 239 份调查问卷中，仅有 71 人表示对 AED 有所了解，占比约为 30%，可见 AED 在上海市高校学生当中的知晓程度比较低。

146 名女生中，37 人知道 AED 这种医疗设备，占比 25%；93 名男生中 34 人知道 AED 这种医疗设备，占比 37%，有显著的性别差异（$\chi^2 = 3.423$），可以认为知道 AED 与否和性别有关系（表 3）。

表 3　不同性别高校学生对 AED 了解情况

性别	知道 AED	不知道 AED	合计
男生	34	59	93
女生	37	109	146
合计	71	168	239

以大一新生为一组,其他年级的学生为一组进行分析。183 位大一新生中,有 53 位知道 AED 这种医疗设备,占比 29%;56 位其他年级的学生中,有 18 位知道 AED 这种医疗设备,占比 32%,两组数据并无明显差异($\chi^2 = 0.210$),可以认为知道 AED 与否和年级没有关系(表 4)。

表 4　不同年级高校学生对 AED 了解情况

年级	知道 AED	不知道 AED	合计
大一	53	130	183
其他年级	18	38	56
合计	71	168	239

在医学类专业的学生当中,有 25 人知道 AED 这种医疗设备,占比 32%;非医学类专业学生人数为 160 人,仅 46 人知道 AED,占比 29%,两组数据无显著差异($\chi^2 = 0.212$),可以认为知道 AED 与否和是否为医学类专业没有关系(表 5)。

表 5　不同专业学生对 AED 的了解情况

专业	知道 AED	不知道 AED	合计
医学类专业	25	54	79
非医学类专业	46	114	160
合计	71	168	239

我们对知晓 AED 设备的 71 位同学进行了后续调查,结果显示有 60% 左右的同学通过校内急救培训接触到了 AED。此外,通过网络新闻媒体了解过 AED 的同学占比 46%,实地亲眼见过 AED 的同学同样占比 46%。由此结果可见,校内急救培训是高校学生了解 AED 的一条重要途径,同时网络新闻媒体和 AED 的大量配置,在 AED 的普及进程上同样发挥着重要作用,如图 2 所示。

在对 AED 的掌握程度上,我们设置了 4 个选项代表 4 个层次,调查结果大体成正态分布,有半数的同学不知道如何使用 AED 或者不能保证自己能够正确使用 AED(图 3),表明

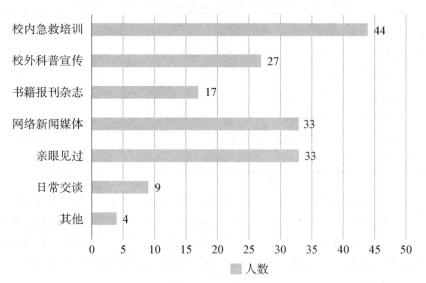

图 2　问题 6"您是通过哪些途径了解到 AED 这种医疗设备的呢"的调查结果

在 AED 的使用培训上还需要进一步落实。

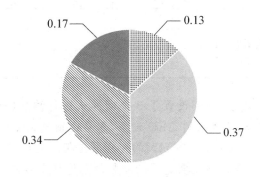

▒ 非常熟悉　▒ 知道大体步骤　▒ 仅了解一点　▒ 不会使用

图 3　受访者对 AED 的掌握程度的比例分布

在对 AED 的了解程度上,我们设置了两个问题来进行调查。第一个问题是 AED 的适用情况,调查结果显示,在 71 人当中,仅有 12 人知道 AED 适用于心律失常的矫正,占比 17％;有 57 人误认为 AED 能让骤停的心脏重新跳动,占比 80％;还有 3％ 的人不知道 AED 的适用情况。

第二个问题是使用 AED 时的注意事项。我们把注意事项一一列举出来,让同学们对自己所知道的注意事项进行勾选。结果显示,有 20％ 的同学对这些注意事项毫无了解,每一条注意事项的了解人数最高不超过 70％,最低仅有 40％(表 6),这表明 AED 的科普知识还有待进一步推广。

表6 问题9"以下注意事项您了解哪一些"的调查结果

注 意 事 项	了解人数占比（%）
不能对低于25公斤或小于8岁的病人使用AED	39.4
使用AED时要避免接触水源	46.5
AED自动分析心率时不可晃动病人	57.8
AED施加电击时不可接触病人	57.8
AED应和心肺复苏（CPR）结合使用抢救病人	67.6
之前都不清楚，现在知道了	19.7

关于上海市推出的AED地图，我们也设置了问题进行调查（表7），结果表明仅有17%的人知道这份AED地图，有30%的人表示虽然不知道AED地图但知道附近哪里有AED，剩余的人表示既不知道AED地图也不知道附近哪里可以获取到AED。这表明虽然AED地图极大地方便了公众快速获取AED，然而AED地图的宣传力度并不够，在高校学生当中的普及程度并不高。

表7 问题10"以下在上海市获取AED的途径您了解哪一些"的调查结果

AED的获取途径	人数
AED地图	12
不知道AED地图但知道附近AED的位置	21
都不了解	38

在实施现场急救的意愿上，我们设置了3个问题来进行调查（表8），第一个问题是"如果碰到突发情况并且可以及时获取到AED设备，您会上前施以急救吗？"调查结果显示，有38%的人愿意在第一时间挺身而出，有54%的存在顾虑但还是会挺身而出，剩余8%的人表示不会出手相救，结果表明高校学生实施现场急救的意愿还是挺高的。

第二个问题同样是"如果碰到突发情况并且可以及时获取到AED设备，您会上前施以急救吗？"但是与第一题不同的是，我们给出了上海市推出"好人法"的信息，调查结果显示有51人（72%）愿意在第一时间挺身而出，与第一题的结果相比明显有所增加。这表明上海市推出的"好人法"的确能有效地鼓励公众投入到急救工作当中，然而从另一个侧面来看，"好人法"在我们进行调查之前早已推出，这也表明了高校学生对"好人法"的了解程度不够高。

表8 问题11"如果碰到突发情况并且可以及时获取到AED设备，您会上前施以急救吗"的调查结果

态 度	人 数
会，果断施以救助	27
会，但前提是先有人站出来，我再加以协助	21
先观望，如果一直没人站出来，我会挺身而出	17
不会	6

对于保留原有想法、不愿意在第一时间挺身而出的 20 位同学,我们设置了第三个问题进行后续调查(表 9),了解影响实施现场急救的可能因素。调查结果显示,有 16 位同学表示对自己的急救能力不够自信,占比 80%,可见急救能力不足是一个很大的障碍,急救培训还有待进一步推广和落实。

表 9 问题 13"您不愿在第一时间挺身而出是出于什么原因?"的调查结果

顾　　虑	人　　数
讹人事件太多,就算有法律保护,被卷入其中也很麻烦	6
总会有其他人进行急救的,并不需要我出手	1
对自己的急救能力不够自信	16
不想成为公众关注的焦点,人怕出名猪怕壮	4
最好再出一个考急救证书的法规	1

五、讨论与分析

我们采用的调查方法是横断面调查,优势在于成本低、操作方便、可信度适中,调查所花费的时间比较短。由于采用的是网上问卷的形式,问卷均由小组成员进行转发并收集数据,抽样方法应当归类为方便抽样,方便抽样同样具有操作简便,节省人力物力的优势,然而劣势在于存在选择偏倚。

由于小组成员来自复旦大学,均为医学生,多数为大一女生,因此调查对象具有复旦大学学生占比大、女生多,大一新生多、医学生多的特点,存在较大的选择偏倚;此外,在数据收集上还可能存在有不应答偏倚的问题,了解过 AED 的同学更有可能会填写问卷,而没有听说过 AED 的同学可能会不太想填写问卷,导致最后得到的调查结果中,了解 AED 的人数比例可能会偏高;而且,本次调查的样本总量为 239 人,相对而言不够充足。因此,本次调查结果并不能反映上海市所有高校学生的真实情况,但在一定程度上能管窥上海市高校学生对 AED 的了解和掌握程度。

本次调查结果显示,没有听说过 AED 的学生人数占比约为 70%,见过且会使用 AED 的学生占比仅为 15%。该结果远低于在北京高校学生中开展的一项研究所报道的比例。2015 年贺礼兵等开展了一项"大学生心脏急救培训与相关法律意识调查及对策"的调查,对北京市内 10 所高校进行了调查,调查人数共计 882 人,其中医学专业院校学生占 234 人,非医学专业院校学生占 648 人。调查结果显示,有 43.7% 的学生没有听说过 AED,有 41.7% 的学生知道但没见过,有 7.6% 的学生见过但不会使用,仅有 7.0% 的学生见过且会使用 AED。尽管可能因地域和调查时间等因素的影响,本次调查与该项调查结果差异比较大,然而从总体上看,会使用 AED 的学生人数比例都比较低,这表明 AED 的使用培训还有待进一步普及和落实。

贺礼兵等的调查也对医学专业院校和非医学专业院校进行了比较,结果显示医学专业院校中有 26.5% 的学生没有听说过 AED,有 11.11% 的学生会使用 AED;非医学专业院校中有49.8%的学生没有听说过AED,有5.6%的学生会使用AED,两者之间的差异具有统计学意义。这与我们的调查结果也有差异,可能与我们的样本量比较小、研究对象多为大一新生,样本存在选择偏倚有关。

在实施现场急救的意愿上,贺礼兵等的调查显示,有73.5%的学生会选择采取急救措施,但其中有60%的学生需要有人证明该人发病与自己无关,另有3.9%的学生害怕被讹而不敢采取急救措施,有22.7%的学生由于没有操作经验担心产生过错而不敢提供帮助。这与我们的调查结果比较相近,都表明了学生有比较高的现场急救意愿,但急救能力不足是一个很大的阻碍。

本次调查的优势体现在问题的设计上,我们尽量避免了专业术语的使用,即使用到了专业术语,也用比较浅白的语言进行了注释,尽可能地降低问卷填写者的反感程度,提高配合程度,以得到更为真实的数据。同时,除了专业这一问题以外,其余的问题都设计成了选择题的形式,让问卷填写更为简便,以提高问卷填写者的配合程度。然而由于问题的选项或多或少都带有问卷设计者的主观意愿,可能并不能准确地反映问卷填写者的真实情况,可能存在一定的系统误差。

六、结论

总的来说,通过这次调查,我们发现AED在上海市高校学生当中的知晓程度比较低,AED地图并未普及,学生对AED的了解和掌握程度有待进一步提高。此外,上海市高校学生具有比较高的现场急救意愿,但急救能力不足是一个很大的阻碍!开展校内急救培训可能是在高校学生当中普及AED的有效途径。

小组分工:
资料收集:刘春楠　　常皓　　贺定贤　　陈佳欣
问卷设计:刘春楠　　常皓　　贺定贤　　陈佳欣
问卷发放:刘春楠　　常皓　　贺定贤　　陈佳欣
问卷分析:刘春楠　　常皓　　贺定贤　　陈佳欣
报告撰写:刘春楠
PPT制作与展示:刘春楠

参考资料

1. 急救救星. 急救救星的博客——浅谈AED(一)~(六)[BLOG]. : http://blog. sina. com. cn/u/2515514655,2012 - 01 - 12.

2. 贺礼兵,熊俊岚,邢琪琛,等. 大学生心脏急救培训与相关法律意识调查及对策 [J]. 医学教育管理,2018,4(05):424 - 428.

第三节 调 查 问 卷

上海市部分高校学生对 AED 的了解和掌握程度调查问卷

根据《中国心血管病报告 2017》，我国每年心源性猝死（SCD）的发病人数超过 54 万。心源性猝死是心血管疾病的主要死亡原因，由于发病急、进展快、病情凶险，且 80％发生在医院外，急诊医疗服务体系（EMSS）的专职急救人员往往无法及时抵达现场进行救治。自动体外心脏除颤器（AED），俗称傻瓜电击器，是专为现场非急救人员设计的一种医疗设备，可以自动诊断特定的心律失常并给予心脏电击，使心脏节律恢复正常从而挽救病人生命，堪称"救命神器"。上海市红十字会与市应急办于 2015 年 9 月正式启动了 AED 试点设置公益项目，目前全市公共场所共配备了 AED 超千台。为了解上海市部分大学生对 AED 这一"救命神器"的了解和掌握情况，我们恳请您在百忙中抽出宝贵的时间填写问卷，感谢您的配合，祝生活愉快，绩点满满！

1. 您所在的大学是［单选题］
   ○ 复旦大学
   ○ 同济大学
   ○ 上海财经大学
   ○ 上海交通大学
   ○ 华东师范大学
   ○ 其他_____
2. 您的性别［单选题］
   ○ 男
   ○ 女
3. 您的专业是［填空题］_____
4. 您的年级［单选题］
   ○ 大一
   ○ 大二
   ○ 大三
   ○ 大四
   ○ 研究生
   ○ 博士生
   ○ 其他_____
5. 此前您是否了解过 AED 这种医疗设备？［单选题］
   ○ 是
   ○ 否
6. 您是通过哪些途径了解到 AED 这种医疗设备的呢？［多选题］

　□校内急救培训
　□校外科普宣传
　□书籍报纸杂志
　□网络新闻媒体
　□亲眼见过
　□日常交谈
　□其他＿＿＿＿

7. 您对 AED 的掌握程度如何？［单选题］
　○ 已经非常熟悉 AED 的操作方法
　○ 知道大体步骤，但根据 AED 的语音指令和图例引导能正确操作
　○ 了解过一点，但不能确保自己能正确使用 AED
　○ 不知道怎么使用 AED

　　以下 8、9、10 三题请选出您心中的正确答案

8. AED 的适用情况是［单选题］
　○ 心室颤动与室性心动过速（临床表现为意识丧失、大动脉搏动消失、呼吸停止，有心跳但心律失常）
　○ 心搏骤停（临床表现为意识丧失、脉搏消失、呼吸停止，心跳停止）
　○ 心动过缓（临床表现常见有头晕、短暂性意识丧失，心悸、心衰、心绞痛，心跳过慢）
　○ 以上情况均适用
　○ 并不清楚

9. 以下注意事项您了解哪一些［多选题］
　□不能对低于 25 公斤或小于 8 岁的病人使用 AED
　□使用 AED 时要避免接触水源
　□AED 自动分析心率时不可晃动病人
　□AED 施加电击时不可接触病人
　□AED 应和心肺复苏（CPR）结合使用抢救病人
　□之前都不清楚，现在知道了

10. 以下在上海市获取 AED 的途径您了解哪一些？［多选题］
　□微信公众号"上海市红十字会"置底菜单 AED 地图
　□微信公众号"上海 120"置底菜单微网站 AED 导航
　□不知道如何获取 AED 地图，但知道附近 AED 的位置
　□之前没有关注过这个问题

11. 如遇到突发情况且可及时获取 AED 设备，您会上前施救吗？［单选题］
　○ 会，果断施以救助
　○ 会，但前提是先有人站出来，我再加以协助
　○ 先观望，如果一直没人站出来，我会挺身而出
　○ 不会

12. 2016年,《上海市急救医疗服务条例》正式实施,这部"好人法"明确规定"紧急现场救护行为受法律保护,对患者造成损害的,不承担法律责任",在此基础上,您是否会在第一时间挺身而出施以急救?[单选题]
    ○ 会,果断挺身而出
    ○ 不会,保留原有想法

13. 您不愿意在第一时间挺身而出是出于什么原因呢?[多选题]
    □ 讹人事件太多,就算有法律保护,被卷入其中也很麻烦
    □ 总会有其他人进行急救的,并不需要我出手
    □ 对自己的急救能力不够自信
    □ 不想成为公众关注的焦点,人怕出名猪怕壮
    □ 其他_____

（徐望红）

思考题

1. 调查报告的前言与讨论的侧重点有何异同?
2. 调查报告为什么需要引用他人的研究结果?
3. 调查报告的结果有哪些主要的展现形式?

主要参考文献

1. 赵耐青. 临床医学研究设计和数据分析[M]. 上海:复旦大学出版社,2005.

2. Kallestinova ED. How to write your first research paper [J]. Yale J Biol Med, 2011,84(3):181-190.

3. 王波,詹思延. 如何撰写高质量的流行病学研究论文第一讲:观察性流行病学研究报告规范——STROBE介绍[J]. 中华流行病学杂志,2006,27(6):547-549.

图书在版编目(CIP)数据

流行病学常识与解读/徐望红主编. —上海：复旦大学出版社，2020.8
ISBN 978-7-309-15064-3

Ⅰ.①流…　Ⅱ.①徐…　Ⅲ.①流行病学-高等学校-教材-教材　Ⅳ.①R18

中国版本图书馆 CIP 数据核字(2020)第 088937 号

流行病学常识与解读

徐望红　主编
责任编辑/宫建平

复旦大学出版社有限公司出版发行
上海市国权路 579 号　邮编：200433
网址：fupnet@ fudanpress.com　http://www.fudanpress.com
门市零售：86-21-65102580　　团体订购：86-21-65104505
外埠邮购：86-21-65642846　　出版部电话：86-21-65642845
上海华业装潢印刷厂有限公司

开本 787×1092　1/16　印张 14.25　字数 329 千
2020 年 8 月第 1 版第 1 次印刷

ISBN 978-7-309-15064-3/R·1817
定价：45.00 元